D1671798

Verlag Hans Huber, Programmbereich Pflege

Bücher aus verwandten Sachgebieten

• **Pflegeausbildung**

Arets/Obex/Vaessen/Wagner
Professionelle Pflege 1
Theoretische und praktische Grundlagen
1999. ISBN 3-456-83292-3

Arets/Obex/Ortmans/Wagner
Professionelle Pflege 2
Fähigkeiten und Fertigkeiten
1999. ISBN 3-456-83075-0

Holoch/Gehrke/Knigge-Demal/Zoller
Kinderkrankenpflege
2000. ISBN 3-456-83179-X

Georg/Frowein (Hrsg.)
PflegeLexikon
1998. ISBN 3-456-83287-7

• **Pflegepraxis**

Donna C. Aguilera
Krisenintervention
2000. ISBN 3-456-83255-9

Susanne Hofmann-Dörwald
Praxishandbuch OP
1999. ISBN 3-456-83262-1

Marianne Peters-Gawlik
Praxishandbuch - Stomapflege
1998. ISBN 3-456-83278-8

Jenny Philipps
Dekubitus und Dekubitusprophylaxe
2000. ISBN 3-456-83324-5

Mave Salter
Körperbild und Körperbildstörungen
1998. ISBN 3-456-83274-5

Matthias Soyka
Rückengerechter Patiententransfer
2000. ISBN 3-456-83329-6

Rein Tideiksaar
Stürze und Sturzprävention
2000. ISBN 3-456-83269-9

• **Pflegeprozeß**

Ruth A. Brobst
Der Pflegeprozeß in der Praxis
1997. ISBN 3-456-82738-5

Garms-Homolovà/Gilgen (Hrsg.)
Resident Assessment Instrument (RAI)
2000. ISBN 3-456-83260-5

Doenges/Moorhouse
Pflegediagnosen und Maßnahmen
3., vollst. überarb. u. erg. Auflage
2000. ISBN 3-456-82960-4

Mary C. Townsend
Pflegediagnosen und Maßnahmen für die psychiatrische Pflege
2000. ISBN 3-456-83411-X

• **Pflegeexperten**

Patricia Benner
Stufen zur Pflegekompetenz
1994. ISBN 3-456-82305-3

Benner/Tanner/Chesla
Pflegeexperten
2000. ISBN 3-456-83294-X

Christa Olbrich
Pflegekompetenz
1999. ISBN 3-456-83145-5

• **Pflegemanagement**

Annabel Broome
Change Management in der Pflege
2., überarbeitete und erweiterte Auflage
2000. ISBN 3-456-83402-0

Thomas Jendrosch
Projektmanagement
1998. ISBN 3-456-83283-4

Weitere Informationen über unsere Neuerscheinungen finden Sie im Internet unter:
http://Verlag.HansHuber.com oder per
e-mail unter: verlag@hanshuber.com

Pauline Ford / Mike Walsh

Pflegerituale

2., überarbeitete und erweiterte Auflage

Aus dem Englischen von Heide Börger

Deutschsprachige Ausgabe herausgegeben von Angelika Abt-Zegelin

Verlag Hans Huber
Bern · Göttingen · Toronto · Seattle

Pauline Ford RGN, DHSM, CMS. Beraterin des Royal College im Bereich Pflege und alte Menschen, Royal College of Nursing, London
Mike Walsh BA, PGCE, RGN, DipN, Leiter der Abteilung für Pflege- und Hebammenforschung, St. Martin's College, Lancester

Herausgeberin der deutschsprachigen Ausgabe:
Angelika Abt-Zegelin
Universität Witten/Herdecke
Institut für Pflegewissenschaft
Stockumerstrasse 12
D-58453 Witten

Die Deutsche Bibliothek –
CIP Einheitsaufnahme
Walsh, Mike:
Pflegerituale / Mike Walsh/Pauline Ford. Aus dem Engl. von Heide Börger. Dt.-sprachige Ausg. hrsg. von Angelika Abt-Zegelin. – 2., überarb. und erw. Aufl., – Bern ; Göttingen ; Toronto ; Seattle : Huber, 2000
(Hans Huber Programmbereich Pflege)
ISBN 3-456-83332-6

Das vorliegende Buch ist eine Übersetzung aus dem Englischen von «Nursing Rituals – Research and Rational Actions» und Auszügen aus «New Rituals for Old» von Mike Walsh und Pauline Ford.

© 1992 und 1994. Butterworth-Heinemann Ltd., Oxford, UK

1. Auflage 1996. Ullstein Mosby, Berlin / Wiesbaden
2. Auflage 2000. Verlag Hans Huber, Bern

© 2000. Verlag Hans Huber, Bern

Anregungen und Zuschriften an:
Verlag Hans Huber
Lektorat: Pflege
Länggass-Strasse 76
CH-3000 Bern 9
Tel: 0041 (0)31 300 45 00
Fax: 0041 (0)31 300 45 93
E-Mail: georg@hanshuber.com

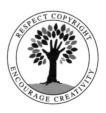

Lektorat: Jürgen Georg, Jacqueline Vitacco, Michael Herrmann
Bearbeitung: Detlef Kraut
Titelillustration: Monika Neumann, Osnabrück
Illustration: Kipper Williams
Herstellung: Daniel Berger
Satz: Sbicca & Raach sagl, Lugano
Druck und buchbinderische Verarbeitung:
AZ Druck und Datentechnik GmbH, Kempten
Printed in Germany

Inhaltsverzeichnis

6

Geleitwort

Im Jahre 1989 forderten Pauline Ford und Mike Walsh uns mit ihrem Buch Pflegerituale auf, Abschied zu nehmen von der bequemen Selbstzufriedenheit, zu der Routine und Rituale verleiten, und die Pflegepraxis aus einem völlig neuen Blickwinkel zu betrachten.

Sie legten auf ungeschminkte, zum Nachdenken anregende, aber nichtsdestoweniger lesenswerte Art und Weise dar, in welchem Maß die Pflegepraxis von Routine bestimmt wird, deren Grundlage nicht etwa fundierte Forschungsergebnisse sind, sondern der Leitsatz: «Das wurde schon immer so gehandhabt.»

Fünf Jahre danach fordern uns die Autoren nun auf, innezuhalten und darüber nachzudenken, ob wir nicht Gefahr laufen, alte Rituale durch neue zu ersetzen. In den letzten zehn Jahren hat es eine Reihe von Veränderungen in der Pflege gegeben, die teils administrativ, teils politisch und teils praktisch motiviert waren.

Die meisten dieser Veränderungen wurden «von oben» angeordnet; sie kamen nicht von den Pflegenden selbst. Die Autoren vertreten den Standpunkt, daß eine Pflege, die ihr Schicksal nicht in die eigenen Hände nimmt, die Pflegenden verleitet, neue Pflegeansätze zu ritualisieren, so daß Pflegepläne bzw. der Pflegeprozeß zu sinnentleerten Handlungen werden, die ebenso überflüssig sind wie die alte Badeliste.

Die Pflege ist keine gute Disziplin, wenn es darum geht, unterschiedliche Meinungen gelten zu lassen, und Menschen, die alte oder neue Grundsätze in Frage stellen, werden als unbequeme Kollegen empfunden. Die Autoren wagen es, relativ neue, aber fest etablierte Überzeugungen einer kritischen Überprüfung zu unterziehen.

Bezugspflege, Qualitätssicherung, Pflegepläne sowie Pflegemodelle werden allesamt scharfsichtig untersucht und analysiert. Dabei wird eine Menge wirres Denken und ritualisiertes Handeln aufgedeckt. So wird die Frage gestellt: «Was verstehen wir eigentlich unter Bezugspflege?» Handelt es sich dabei um eine bestimmte Organisationsmethode, um eine patientenzentrierte Pflegephilosophie oder um ein willkürlich zusammengestelltes Bündel von Ansätzen für eine gute Praxisarbeit? Sind der Pflegeprozeß und das Ausfertigen von Pflegeplänen für erfahrene Pflegende und für Pflegeexperten eine Belastung, die nur wenig spürbaren Nutzen für den Patienten hat?

Es geht den Autoren in keiner Weise darum, die Pflegenden zu kritisieren, sie wollen vielmehr die Machtlosigkeit der Pflege, die seit jeher besteht, einer nachhaltigen kritischen Betrachtung unterziehen. Dabei gehen sie auf feministische Aspekte sowie auf die Ansichten des Sozialwissenschaftlers Paolo Freire ein, um aufzuzeigen, inwieweit unterdrückte Gruppen selbst an ihrer Unterdrückung mitwirken. Darüber hinaus legen sie dar, was sie unter Mündigkeit und Emanzipation der Pflege verstehen, und greifen dabei auf den Arbeiten von Freire, Schon und Benner zurück.

Sie zeigen auf, wie die Pflege lernen kann, den Wert ihrer eigenen Wissensgrundlagen zu schätzen, wie die Pflegenden sich selbst zur Mündigkeit befähigen und so dauerhafte Veränderungen herbeiführen können. Mündigkeit bewirkt, daß wirklich wertvolle Konzepte, wie der vom «Royal College of Nursing» entwickelte Ansatz der Standardfestsetzung, die Bezugspflege und die Ausbildung der Pflegepraktiker zu einer befreienden Kraft und nicht zu einer neuen Belastung werden.

Es ist eine Freude zu erleben, daß die beiden Autoren erneut bei dem Versuch zusammenarbeiten, die Welt der Pflege aufzurütteln. Pauline Ford und Mike Walsh fanden durch eine sehr einflußreiche Institution – das Royal College of Nursing – zusammen, die Wert auf Mündigkeit legt und den Pflegenden ein einzigartiges Forum für Diskussionen und Unterstützung, für persönliche und berufliche Weiterentwicklung bietet und darüber hinaus als Plattform fungiert, von der aus sie daran arbeiten können, die Pflege zur Mündigkeit zu befähigen.

Ich empfehle dieses Buch allen Pflegenden, die die komplexe Natur der Pflege verstehen und an einer Verbesserung mitarbeiten wollen.

Christine Hancock
General Secretary, Royal College of Nursing

Geleitwort zur deutschen Ausgabe

Der Pflegeschleier fällt

Achtung, Sie halten ein Buch in den Händen, welches in der Lage ist, in ein geordnetes Pflegedasein höchste Unordnung zu bringen. Nicht nur, daß es mit einigen Pflegehandlungen aufräumt, es stellt auch das eigene Pflegeverständnis und -wissen in Frage. Ein Buch, welches zum Ziel hat, ritualisierte Pflege zu hinterfragen, wird auch schmerzende Wunden bewirken.

Warum, werden sich einige fragen, kommt das Buch erst jetzt? Es kommt zu spät! Zu spät für all die Jahre, in denen wir Pflege anders gelernt oder vermittelt haben. Das Buch kommt jedoch auch für viele zu früh. Unruhe verbreitend, tagtägliches Tun in Frage stellend und dabei nicht immer Patentlösungen bietend.

Nein, das Buch kommt genau zur richtigen Zeit! Pflege hat sich aufgemacht, das eigene Tun professionell zu hinterfragen, Erfahrungswissen mit Fakten zu untermauern. Nun beginnt eine Phase, die durch die deutliche Zunahme an Unsicherheit im pflegerischen Tun gekennzeichnet ist. Es geht auf dem Weg der Qualifizierung kein Weg daran vorbei. Wir alle müssen hindurch, wenn Pflege auch in der Zukunft ihre berufliche Berechtigung behalten will.

Werden Sie nach der Lektüre des Buches bitte nicht depressiv oder reagieren mit Schuldzuweisungen wie: «Ich habe ja so viel falsch gemacht.» Sie haben die Pflege gegeben auf der Grundlage des Wissens, welches Ihnen zur Verfügung stand. Es ist völlig normal, daß sich berufliches Wissen weiterentwickelt, warum sollte das in der Pflege nur deshalb anders sein, weil es Jahrzehnte so aussah, als gäbe es keine neueren Erkenntnisse?

Wir haben nun die Chance, uns von den geliebten Ritualen zu trennen. Vielleicht müssen wir auch in einigen Jahren die jetzt neu gewonnenen Erkenntnisse bereits wieder überarbeiten. Es sollte uns jedoch nicht davon abhalten, den Weg der Weiterentwicklung einzuschlagen. Dieser muß nicht überhastet gegangen werden, sondern so, daß er leistbar ist.

Es ist allemal besser, in Bewegung zu sein, als zu Stein zu erstarren. Das Buch von Walsh und Ford wird Ihnen dabei erfrischend zur Seite stehen.

Christel Bienstein
Bregenz, im Juni 1996

Vorwort der deutschen Herausgeberin
zur zweiten Auflage

Die erste Auflage des Buches «Pflegerituale» wurde 1995 bearbeitet. Seitdem hat sich in der deutschen Pflege eine Menge verändert.

Pflegende sind sehr viel kritischer geworden in Bezug auf Althergebrachtes, immer mehr Routinen werden identifiziert. Ich denke zum Beispiel an die interessante Arbeit von U. Weiler zur Nabelpflege bei Neugeborenen, unzählige Möglichkeiten werden praktiziert, die naheliegendste und einfachste, offenes und trockenes Abheilen, scheint die beste zu sein. Überzeugt hat mich auch der Beitrag von E. Seit und R. Schäfer über das «Stecklaken» in Krankenbetten – ein überflüssiges Relikt aus früheren Tagen, als noch Gummitücher die mittleren Matratzen schützten.

Nicht selten werden Pflege-Routinen auch einfach durch neue Bedingungen der Gesundheitsversorgung «gekippt», so hat das ambulante Operieren viele prä- und postoperative Zeremonien überflüssig gemacht.

Gleichzeitig ist eine Gegenbewegung zur Verteidigung von Pflegeritualen entstanden, dabei wird das Verschwinden vieler Rituale beklagt und Walsh und Ford ein falsches Verständnis von Ritualen vorgeworfen.

Hier zeigt sich das Dilemma: in der Diskussion wird alles «in einen Topf geworfen» und wahrscheinlich wäre es wirklich besser gewesen, wenn Walsh und Ford einen anderen Begriff, vielleicht Methodismen oder Stereotypien gewählt hätten.

In vielen Wissenschaftsbereichen hat es in den letzten Jahren einen Boom in der Ritualforschung gegeben und viele Kritiker stellen eine fragwürdige Begriffsinflation fest.

Sie weisen darauf hin, daß nicht jede kleine Gewohnheit gleich ein Ritual ist. Händeschütteln, Zähneputzen, Sitzplatzordnungen sind eher Alltagsroutinen – ihnen fehlen Glauben und Erhabenheit und sie markieren auch keinen Übergang. Durch die Ausweitung des Ritualbegriffes ist auch eine Trivialisierung eingetreten.

Rituale und Routinen sind wichtig, gerade in unserer überaus rationalen Welt entlasten sie unseren «kognitiven Apparat». Philosophie, Ethnologie, Psychologie und andere Wissenschaften bescheinigen Ritualen durchweg positive Funktionen., in der Heilkunde sind Rituale unverzichtbar.

Walsh und Ford wollen diese Funktionen sicher nicht in Frage stellen – vielmehr geht es ihnen darum, tradierte und nicht hinterfragte Pflegehandlungen anzuprangern, Handlungen, die deswegen gemacht werden, «weil es schon immer so war», und davon gibt es in der Pflege immer noch reichlich. Auch heute noch lese ich die Texte der beiden Autorinnen mit Gewinn und wundere mich, wie leichtfertig Pflegende Verhaltensweisen akzeptieren und wie oberflächlich unsere Berufsgruppe mit manchen Tätigkeiten umgeht.

Offensichtlich gibt es viele Mechanismen, die in der Pflege Routinen und Traditionen stabilisieren. Als erstes soll hier die mangelnde wissenschaftliche Bearbeitung der Pflege genannt werden, Pflege war und ist als tradierter, helfender Frauenberuf konstituiert. Forschung in der Pflege rief in Deutschland noch Mitte der achziger Jahre Erstaunen hervor. So verfügt die Pflege hierzulande nur über wenige gesicherte Erkenntnisse, stattdessen wurde über Jahrzehnte immer wieder dasselbe «Lehrbuch-Wissen» präsentiert und Pflegende übernahmen in Bildungsgängen rezeptiv «verdünnte» Inhalte aus Medizin, Psychologie, Pharmazie, Ernährungswissenschaft und anderen Bereichen.

Hinzu kommt der unterentwickelte fachliche Diskurs, «in Pflege nichts Neues» denken immer noch viele Berufsangehörige und pflegeorientierte Fall-Besprechungen sind noch die Ausnahme. Stattdessen wird auf Übergaben und Stationsbesprechungen überwiegend Organisatorisches mitgeteilt. Die Entwicklung der Mikrostandards zu Pflegehandlungen allerorten hat vielleicht eine bescheidene Fachdiskussion angeregt. Neue Erkenntnisse werden viel zu langsam weitergegeben und es ist gut möglich, daß Pflegende seit Jahrzehnten mit einem veralteten Wissensstand arbeiten.

Auch dabei ist wieder aufgefallen, daß die Lesekultur in den Pflegeberufen nicht ausreichend ist. Während es in anderen Berufen normal ist, mehrere Fachzeitschriften zu lesen und Journal-Clubs eingerichtet werden, gilt der lesende, denkende und fragende Mensch im Pflegeberuf immer noch als Exot, als Störenfried - oder noch schlimmer: als Theoretiker!

Pflege ist ein praktischer Beruf, es muß stets «gehandelt», d. h. mit den Händen agiert werden – aus diesem Bild heraus denken viele Menschen, daß Pflege ein Anlernberuf , zwar mit großem Herz, aber mit wenig Verstand ist.

Dabei ist eine Theorie etwas überaus Praktisches, denn wenn ich die Zusammenhänge verstanden habe, also eine Theorie «über etwas habe», kann ich Praxis sinnvoll verändern.

Die Theorieabstinenz der Pflege ist ein Nährboden für tradierte und unsinnige Pflegehandlungen.

Leider sagen viele Pflegende selbst, daß eine routinehafte «Versorgung» in der täglichen Arbeitshetze Zeit und Nachdenken spart – ein erstklassiges Argument zur Beseitigung der Pflegeberufe!

Routinen und Methodismen werden auch durch die institutionelle Verortung gefördert. Jahrzehntelang wurde berufliche Pflege hauptsächlich in Krankenhäusern ausgeführt und größere Einrichtungen/Organisationen folgen nun einmal eigenen Handlungslogiken mit zahlreichen ritualisierten Abläufen. Nun haben sich die Orte beruflicher Pflege in den letzten Jahren erheblich differenziert und werden sich noch weiter entwickeln und siehe da, durch Orientierung am Nutzer, etwa in der häuslichen Pflege oder durch Einführung des ambulanten Operierens fallen liebgewordene Verhaltensweisen einfach weg.

Pflegenutzer erleben das Gesundheitswesen eher als demütige «Opfer», eine wirkliche Qualitätskontrolle durch die Konsumenten ist in weiter Ferne – darüber dürfen Schlagworte wie Kundenorientierung nicht hinwegtäuschen.

Gemeinsam mit anderen Heilberufen erleben Pflegende auch Hilflosigkeit angesichts menschlichen Leidens – auch dies trägt dazu bei, Methodismen zu entwickeln und zu stabilisieren. Nach dem Motto, «Hauptsache, es wird überhaupt etwas getan», werden unnütze Behandlungsstrategien fortgeführt oder Patienten halten Röntgenaufnahme oder Elektrokardiogramm für therapeutische Maßnahmen.

Es gibt eine Menge Gründe für das hartnäckige Überleben seltsamer Strategien. Oft fallen diese eher berufsfremden «Gästen» auf, so etwa die Nachfrage, warum sich Patienten im Krankenhaus im Schlafanzug ins Bett legen sollen oder warum pflegebedürftige Menschen keine Unterwäsche tragen. Beispiele zeigen, daß selbst wenn der Unsinn einer Handlung belegt ist, die liebe Gewohnheit trotzdem nicht verschwindet. Viele Studien zeigen die Gefährlichkeit der präoperativen Rasur in Bezug auf spätere Wundkomplikationen, dennoch wird weiter rasiert – wahrscheinlich muß das Rasieren ausdrücklich verboten werden.

Wir sollten das «Selbstverständliche» mehr in Frage stellen. Dabei muß sicher nicht jede Frage einer wissenschaftlichen Bearbeitung zugeführt werden, der wissenschaftliche Weg ist der mühsamste und teuerste Weg des Erkenntnisgewinns. Durch Hinterfragen und durch Problemlösungsstrategien, durch kritisches Denken, können Methodismen entzaubert werden.

Die Diskussion um überkommene Pflegehandlungen ist noch in vollem Gange, deshalb haben wir es für sinnvoll gehalten, eine zweite Auflage herauszugeben. Diese zweite Auflage ist ergänzt um einige Kapitel, die aus einem weiteren Buch über Pflegerituale von Walsh und Ford entnommen sind. Dabei haben wir schwerpunktmäßig Texte zum Pflegeprozeß, zu Pflegeplänen und einen Text zu Veränderungen in der Pflege übernommen.

In den ergänzenden Texten zum Pflegeprozeß finden sich hier interessante Gedanken. Während im ursprünglichen Kapitel ja eher die Ausübung und Umsetzung des Pflegeprozesses kritisch beleuchtet wird, äußern die Autorinnen hier eine viel substantiellere Skepsis und schlagen auch andere Überlegungen vor. Gut verständlich wird auch die dünne Datenlage zum Pflegeprozeß begründet. Durch methodische Probleme gibt es nur wenige und sehr widersprüchliche Studien.

Ich hoffe nun, daß auch dieses Werk eine gute Verbreitung findet und gehe davon aus, daß eine dritte Auflage um deutsche Forschungsberichte aus der Pflegepraxis ergänzt werden kann.

Witten Herdecke im Frühjahr 2000

Angelika Abt- Zegelin
Pflegewissenschaftlerin
Universität Witten-Herdecke

Literatur

Biley, F. C.; Wright, S. G.: Towards a defence of nursing routine and ritual. In: Journal of Clinical Nursing, 1997 6: 115–119.

Seit, E.; Schäfer, R.: Der Durchzug (das Stecklaken) – gefährlicher Luxus? In: Die Schwester/Der Pfleger, 38 (1999) 1: 38–42.

Weiler, U.: Nabelpflege bei Neugeborenen – tausend und eine Möglichkeit. In: Die Schwester/DerPfleger, 37 (1998) 11: 937–945.

Vorwort der Herausgeberin zur ersten Auflage

Es mag sein, daß die Pflege in Großbritannien strengeren Vorschriften und Hierarchien unterliegt, als die Pflege in Deutschland. Einige der thematisierten Vorgehensweisen weichen von Gepflogenheiten hierzulande ab, doch dies als Anglizismus abzutun wäre zu einfach. Über die Grenzen hinweg scheinen Pflegende an Routinen und Ritualen zu hängen. Pflegehandlungen werden durchgeführt, «weil dies immer schon so war». Für die Pflege im deutschsprachigen Raum trifft dies zweifellos auch zu.

Zwar hat auch die Medizin einige Rituale, wie z. B. die Visite, bewahrt – doch würden etwa Chirurgen vorwiegend Methoden der zwanziger Jahre einsetzen – es wäre nicht nur merkwürdig, sondern auch strafbar.

Zahlreiche Pflegestrategien entstammen noch viel früheren Traditionen, bis heute wurden sie nicht geprüft. Es ist Aufgabe der Pflegewissenschaft alte Bestände zu untersuchen und Unsinniges von Sinnvollem zu trennen. Dabei birgt die Entwicklung von Transfer- und Umsetzungsprogrammen in die Pflegepraxis eine immense Herausforderung in sich.

Erstaunlich rasch verschwand vor einigen Jahren die Methode des «Eisens und Fönens» zur Dekubitusprophylaxe und -therapie. Die Pflegeforschung konnte nachweisen, daß dieses Vorgehen nicht nur unwirksam ist, sondern möglicherweise schädlich sein kann (Neander, 1989).

Das «Eisen und Fönen» trug viele Züge eines klassischen Rituals, es wurde praktisch in allen Einrichtungen durchgeführt und in den gängigen Lehrbüchern als probate prophylaktische Maßnahme präsentiert. Interessanterweise war dieses Vorgehen nur im deutschsprachigen Raum üblich – bei der weltweiten Vernetzung wissenschaftlicher Kenntnisse ist dies schon fast ein Beleg für die Unhaltbarkeit dieser Methode.

In der Pflege werden unter Ritualen tradierte und oft unsinnige Handlungen verstanden, möglicherweise trifft die Bezeichnung «Pflegeroutinen» diesen Umstand genauer. Rituale haben aus Sicht von Anthropologen, Psychologen und Sozialwissenschaftlern im menschlichen Miteinander nämlich durchweg positive Eigenschaften. Rituale integrieren, stabilisieren und stiften gemeinsamen Sinn in menschlichen Gemeinschaften.

Dies trifft für Pflegerituale auch zu, wenn nur die Gruppe der professionell Pflegenden betrachtet wird – aus der Sicht des Patienten wirken diese Pflegerituale jedoch zweifelhaft. Mitunter verhindern Pflegerituale nämlich angemessene, wirksame und menschenorientierte Lösungen. Ein Beispiel: das Anziehen eines entwürdigenden, hinten offenen «Flügelhemdes», ein Ritual mit dem pflegeabhängige Menschen etikettiert und sprichwörtlich in die Patientenrolle «gekleidet» werden, könnte sicher angemessen ersetzt werden.

Rituale sind Handlungen, die «an sich» wirken, Form und Inhalte entziehen sich einer rationalen Betrachtungsweise. In einem therapeutischen Kontext sind Rituale gut wirksam, sofern der Betroffene daran glaubt – der «Placebo-Effekt» und die «sich selbst erfüllende Prophezeiung» sind bekannte Beispiele.

Es wäre vorstellbar, daß Pflegewissenschaft auch eine Menge nützlicher Rituale identifiziert, andere Rituale vorschlägt. Es ist also nicht nur denkbar, Rituale einfach abzuschaffen, vielmehr könnten rationale Vorgehensweisen durchaus mit ritualisierten Formen verbunden werden. Rituale sind Strategien einer Problemlösung, sie sollten auf begründbare Anteile geprüft werden.

Gesellschaftswissenschaftler weisen darauf hin, daß Rituale bei Veränderungen einen sicheren Orientierungsrahmen bieten, im Lebenslauf sind Taufe, Konfirmation, Hochzeit oder Trauerfeier notwendige Übergangszeremonien. Auch im Jahreslauf sind eine Menge Rituale gebräuchlich, etwa das Osterritual oder Silvesterbräuche, auf das Christkind oder den Weihnachtsmann würden die meisten Menschen nicht gern verzichten

Unser Alltag wäre ohne Rituale nicht denkbar, die Rituale des Grüßens und Abschiednehmens begleiten unseren Tageslauf. Die Erfahrung, einen Menschen freundlich zu grüßen, ohne wieder gegrüßt zu werden, hat nachhaltige Wirkung.

In diesem Sinn fehlt es im Krankenhaus und in der Pflege sogar an vertrauten Ritualen. Völlig normale Verhaltensweisen, z. B. Unterwäsche zu tragen, werden im Klinikbetrieb oft außer Kraft gesetzt. Wie oft wird ein Zimmer ohne Anklopfen betreten, das Essen gedankenlos serviert oder die Bettdecke plötzlich weggezogen. Verstorbene werden eilig, ohne einen Augenblick des Verharrens oder Abschiednehmens von der Station gebracht.

Übrigens unterliegen nicht nur Organisationsanforderungen oder Althergebrachtes einer Ritualisierung, auch relativ neue Ansätze können sehr schnell in Formeln erstarren: die Pflegeplanung ist mancherorts dafür ein gutes (schlechtes!) Beispiel.

In den folgenden Kapiteln werden viele Tatsachen bekannt vorkommen, an den Anfang soll hier ein typisches Ritual der deutschen Pflege gestellt werden:

Die morgendliche Versorgung der Patienten

Allein der Begriff «Bettenmachen» legt schon nahe, daß es hier mehr um das Herrichten des Liegemöbels als um Patientenbedürfnisse geht, in der Tat wurden früher auch die Betten der Aufstehpatienten zweimal täglich akribisch neu gerichtet. Dem Bettenmachen voraus ging häufig eine eilige «Ganzkörperwäsche», auch hier drückt der Begriff durchaus die Realität aus. Das Waschen fand nicht selten im Morgengrauen statt, oft schliefen Patienten danach wieder ein. Mit Wohlbefinden und einem gepflegten Aussehen für den ganzen Tag hatte diese Aktion wenig zu tun. Das Diktat der Uhrzeit bestimmte, wie so oft in der Pflege, Ausmaß und Tiefe des morgendlichen «Frischmachens».

Über viele Jahre begannen diese Tätigkeiten mit verschiedenen Messungen, z. B. Temperatur und Pulsfrequenz. Eine Untersuchung über die Situation im Nachtdienst ergab noch 1988, daß diese Messungen der häufigste Anlaß waren, Patienten in ihrem wohlverdienten Schlaf zu stören, durchaus zwischen 3 und 5 Uhr morgens (Bartholomeyczik, 1993). Die Notwendigkeit dieser Messungen stammte zum Teil aus der Ära von Pasteur und Koch, um z. B. typische Fieberverläufe zu bestimmen; Meßergebnisse in dieser Form werden im klinischen Betrieb unserer Tage kaum mehr beachtet. Puls und Temperatur wurden gemessen, weil dies immer schon so war und weil die «Kurven» (!) ordentlich geführt sein sollten.

Die Waschschüsseln wurden «eingeweicht», oft mit Steckbecken, Urinflaschen und Blumenvasen zusammen, – möglicherweise in Desinfektionslösungen von ungewisser Konzentration und mit unbestimmter Einwirkzeit. Hygienemaßnahmen tragen oft Züge von Ritualen, das unsachgemäße Absprühen mit PVP-Jodlösung ist nur ein kleines Beispiel.

Das «Eimerchen» zur Wischdesinfektion gehörte jahrzehntelang zur Ausstattung der morgendlichen Versorgung, zumindest dann, wenn KrankenpflegeschülerInnen unter Aufsicht der LehrerInnen tätig wurden. Neben einem riesigen Berg vorbereiteter Materialien störte das Eimerchen oft und wackelte bedenklich. Die abschließende Wischdesinfektion der Stühle und Tischplatten markierte in ritueller Weise das Ende der morgendlichen Versorgung.

Als Anfangsrituale wurden in Prüfungen oft Anweisungen wie «Zellstoff richten, Abwurf bereitstellen, Fenster schließen» heruntergeleiert. Der Zeitpunkt des «Waschwasserwechsels» hat viele Jahre die Gemüter bewegt, so sehr, daß andere Fragen oder Strategien glatt vergessen wurden. Seltsam, daß erst in den letzten Jahren klar wurde, wie wichtig das Abspülen von Seifenresten für die Haut ist. Unter diesem Aspekt kann das Waschwasser nicht oft genug gewechselt werden, es sei denn, man entschließt sich, von vornherein auf Seife zu verzichten. So kann der selbstproduzierte Hauttalg sich ausbreiten, übrigens das beste bekannte Hautpflegemittel. Nur bei trockener Altershaut ist eine zusätzliche Anwendung von W/Ö-Lotionen sinnvoll.

Zur Versorgung gehörten auch die klassischen Prophylaxen. Ein bettlägeriger Mensch bedarf wahrscheinlich weit mehr vorbeugender Maßnahmen als gemeinhin durchgeführt werden, etwa Prävention von Desorientierung, Obstipation, Exsikkose u. a. m. Über sehr lange Zeit hat sich der traditionelle «Guß» mit Franzbranntwein und das Abklopfen des Rückens von unten nach oben gehalten (Döschl, 1995). Bei mobilen Patienten im Sommer ist diese erfrischende Maßnahme durchaus sinnvoll, bei bettlägerigen Menschen entfettete der Alkohol die Haut und sammelte sich in der Gesäßfalte. Rötung, Schuppung und wunde Haut waren in Verbindung mit Scherkräften und Scheuerbewegungen die Folge.

Es wäre zu untersuchen, welche Gefühle und Einstellungen mit diesem «Ritterschlag des Kranken» verbunden sind. Für eine begründete Atelektasen- und Bronchitisprophylaxe reicht der Guß nicht aus, hier wären gezieltes, tiefes Richtungs- und Dehnatmen, verbunden mit Hustenübungen sicher besser geeignet.

Auch in der Mundpflege wurden viele Jahre unkritisch Lösungen eingesetzt, die die Mundflora zerstörten – nun zeichnet sich ab, daß die Förderung der Speichelproduktion eine gute Vorgehensweise ist.

Etliche Jahre beschränkte sich die Thromboseprophylaxe auf das morgendliche Anziehen von Antithrombosestrümpfen – abgesehen von der ärztlich angeordneten Heparinspritze. Beim gehenden oder stehenden Menschen ist jedoch der Andruck der Strümpfe zu gering; alle Studien zur Wirksamkeit wurden bei liegenden und völlig immobilen Patienten durchgeführt. Überhaupt nützen die AT-Strümpfe nur bei exakter Paßgenauigkeit. Die Versorgung mit Strümpfen diente wohl eher der Gewissensberuhigung, andere Maßnahmen zur Steigerung des venösen Rückflusses entfielen (Zegelin, 1995).

Zum «Blasentraining» wurden über einen langen Zeitraum hinweg Dauerkatheter abgeklemmt, diese Pflegemaßnahme verschwand aus dem pflegerischen Handlungsrepertoire, nachdem Studien eine deutliche Zunahme der Keimzahlen belegen konnten. Nebenbei bemerkt läßt sich der Blasenschließmuskel gar nicht trainieren, solange ein Schlauch hindurchtritt.

Auch Lagerungen wurden eher ritualisiert vermittelt und durchgeführt, das Repertoire umfaßte zwei bis drei Lagerungen. Erst durch die Erfindung der 30°-Lage ist «Bewegung» in die starren Schemata gekommen, eine Vielzahl an Lagerungen ist möglich. Mobile Menschen nehmen allnächtlich unterschiedliche Körperlagen ein. Selbst minimale Veränderungen der Körperlage wirken sich auf den Druck der gesamten anfliegenden Körperfläche aus.

Nach der anstrengenden morgendlichen Versorgung gönnen sich Pflegende oft eine wohlverdiente Pause, Herauszögern und Beenden der Pause wird häufig ritualisiert angezeigt. Erst wenn die Schichtleitende wirklich zur allerletzten Zigarette greift, kündigt sich der Aufbruch an. In diesem Zusammenhang ist auch ein anderes, fast witziges Ritual manchmal zu beobachten: die Schicht muß ordnungsgemäß beendet und übergeben werden.

Selbst wenn bei großem Arbeitsanfall die Kolleginnen des Frühdienstes noch jede Menge Aufgaben auf der Station zu erledigen haben und sich beeilen, das Team der Spätschicht sitzt im Dienstzimmer in Ruhe versammelt und harrt der Dinge.

Die Pflege scheint durch so viele Rituale geprägt, daß mitunter einfaches Nachdenken, Nachlesen, Diskutieren und etwas Mut zur Veränderung ausreichen, um einen anderen Weg zu beschreiten. Mit anderen Worten: oft ist eine wissenschaftliche Bearbeitung, etwa durch aufwendige Forschung nicht erforderlich. Der erste Schritt sollte sein, Rituale zu identifizieren, sinnvolle und fragwürdige Anteile zu prüfen. Nicht alles, was Pflegende routinemäßig durchführen, ist Unsinn, auch könnten tradierte Maßnahmen durchaus wiederbelebt werden. Vermutlich liegen wertvolle Anteile zwischen einzelnen «Maßnahmen», ein mitfühlender Blick, eine tröstende Berührung, ein richtiges Wort oder eine wesentliche Beobachtung.

Angelika Abt-Zegelin

Literatur

Bartholomeyczik, S. et al. (1993): Die Nacht im Krankenhaus aus der Sicht der Pflegenden. Eschborn: DBfK-Verlag.

Döschl, Sr. E. (1995): Franzbranntwein – ein Gußritual? *Pflege aktuell* 10.

Imber-Black, E. et al. (1995): *Rituale in Familien und Familientherapie.* Heidelberg: Carl Auer.

Neander, K. D. (1989): Welchen Einfluß hat die Methode «Eisen und Fönen» auf die Hautdurchblutung als Dekubitusprophylaxe? *Krankenpflege* 10.

Weidmann, R. (1996): *Rituale im Krankenhaus.* Berlin/Wiesbaden: Ullstein Mosby.

Zegelin, A., Gerlach, A. (1995): Thromboseprophylaxe. Dreiteilige Serie in *Pflege aktuell,* Heft 11/95–1/96, DBfK Verlag, Eschborn.

Vorwort

In der ersten Auflage von Pflegerituale haben wir Kritik an der Pflegepraxis geübt, weil diese sich weiterhin gedankenloser Rituale anstatt wissenschaftlich abgesicherter, fundierter Maßnahmen bediente. Allerdings haben in den letzten zehn Jahren auch viele neue Konzepte Eingang in die Pflege gefunden. Die Autoren sehen mit Besorgnis, daß viele dieser schönen neuen Ideen unkritisch und bereitwillig angenommen wurden; infolgedessen besteht die Gefahr, daß sie ebenso zu einem Ritual werden wie das Salz im Badewasser oder die Runde mit dem Steckbecken.

In diesem Buch nehmen wir Konzepte wie Bezugspflege und Pflegeprozeß kritisch unter die Lupe. Dabei werden Forschungsbefunde benutzt und analysiert. Die Ergebnisse ziehen die offizielle Meinung über die neueren Entwicklungen in der Pflege in Zweifel und werfen eine Reihe von Fragen auf, die es zu beantworten gilt. Nur wenn die Befürworter dieser neuen Ideen in die kritische Auseinandersetzung einbezogen werden, kann verhindert werden, daß die Pflege die Fehler der Vergangenheit wiederholt und viele potentiell sinnvolle und nützliche Ideen ritualisiert.

Wir haben darüber hinaus den Versuch unternommen, die Konzepte aus verschiedenen Bereichen so zu verbinden, daß die klinische Pflege fähig wird, sich zu emanzipieren und mündig zu werden. Die Arbeit von Donald Schon, die sich mit kritischen Praktikern befaßt, knüpft an die Arbeit von Patricia Benner über Pflegeexperten an. Werden diese sinnvollen Konzepte in einen Zusammenhang mit den emanzipatorischen Ausführungen gestellt, die auf den Arbeiten kritischer Sozialwissenschaftler wie Paolo Freire und verschiedener feministischer Autoren basieren, dann entsteht ein neuer Pflegeansatz, den wir als «emanzipatorische Pflege» bezeichnen.

Das Buch stellt somit eine doppelte Anforderung für den Leser dar. Zum einen setzen wir uns darin kritisch mit den Ansichten über die neuen Ideen auseinander, und zum anderen fordern wir den Leser auf, den Weg weiterzugehen, damit die Pflege mündig wird und sich befreien kann. Das neue Jahrtausend steht bevor und wir hoffen, daß das klinische Pflegepersonal bereit ist, sich ein für allemal aus der durch Tradition und Autorität entstandenen Unterdrückung zu befreien und den Weg der professionellen Autonomie zu Ende zu gehen.

Pauline Ford
Mike Walsh

Einleitung

Die Pflegeperson ist und bleibt in erster Linie Fürsprecher des älteren Menschen und nicht der Institution, für die sie oder er arbeitet («Royal College of Nursing», Vereinigung für die Pflege älterer Menschen, 1988).

Diese Worte beziehen sich eigentlich auf die Pflege älterer Menschen, aber sie gelten zweifellos auch für die Pflege aller PatientInnen, und zwar unabhängig vom Alter. In diesem Buch geht es um die Verantwortung des Pflegepersonals gegenüber PatientInnen, nicht um die Verantwortung gegenüber Institutionen und Einrichtungen.

Den LeserInnen sind sicherlich Bücher bekannt, in denen Handlungsanweisungen gegeben werden, wie z. B. die Pflege älterer Menschen oder die von PatientInnen der Chirurgie auszusehen hat. In solchen Büchern geht es um Idealvorstellungen. In diesem Buch steht jedoch ein anderer Ansatz im Vordergrund: die Situation in der Klinik und ihre Gegebenheiten. Es geht nicht darum, wie die pflegerische Arbeit sein sollte, sondern wie sie wirklich ist. Nach den Erfahrungen der Autoren ist der Unterschied oft beträchtlich.

Wir beschäftigen uns mit bestimmten Aspekten aus dem Alltag der klinischen Pflege, vergleichen die übliche Praxis mit Forschungsbefunden und zeigen dadurch auf, daß ganz wesentliche Bereiche der Pflege den Standards, die wir für das neue Jahrtausend erwarten, nicht gerecht werden. Daraus folgt, daß die pflegerische Arbeit die PatientInnen enttäuscht, weil sie auf die jeweilige Institution anstatt auf die PatientInnen ausgerichtet ist. Bei den in diesem Buch untersuchten Institutionen handelt es sich um Krankenhäuser, medizinische Einrichtungen sowie um die Geschichte der Pflege und ihre Traditionen. Wo immer diese Institutionen im Vordergrund stehen, muß die Pflege die PatientInnen und auch sich selbst enttäuschen.

Wir vertreten die Auffassung, daß die Quelle dieser Enttäuschungen die zahlreichen traditionellen Rituale und Mythen sind, die auch heute noch auf Stationen und in Abteilungen von Krankenhäusern zu finden sind. Chapman (1983) beschrieb in ihrer Studie über fünf große Krankenhäuser im Süden Londons eindrucksvoll ritualisierte Pflegepraktiken im Zusammenhang mit Geburt, Tod, Status und Macht. Sie setzte sich mit diesen Praktiken nicht nur unter dem Aspekt des Schutzes vor arbeitsbedingtem Streß (Menzies, 1970) auseinander, sondern auch unter dem Aspekt sozialer Handlungen, in denen sich für andere Pflegende eine bestimmte Bedeutung ausdrückt.

Rituelle Handlungen zeichnen sich dadurch aus, daß sich damit Aufgaben durchführen lassen, ohne daß Problemlösungsstrategien oder Logik dabei eine Rolle spielen. Die Pflegeperson tut etwas, weil es schon immer so gemacht wurde. Vielleicht sind solche Handlungen in den heiligen Steintafeln, den Dienstvorschriften, verewigt, oder vielleicht hat auch bloß der Satz «Die Oberschwester hätte es gern so» diese Wirkung. Wie auch immer, die Pflegeperson muß nicht über das Problem nachdenken und eine adäquate Lösung finden, denn die Handlung ist ein Ritual.

Die irrigen Auffassungen in der Pflege basieren auf Geschichten, die sich wenig oder überhaupt nicht faktisch begründen lassen; dennoch geht von diesen Auffassungen in der alltäglichen Pflege eine eindrucksvolle Macht aus. Da sind zum einen die Märchen über praktische Dinge wie z. B. das Anziehen, die zu überaus bizarren Praktiken führen; zum anderen beziehen sich solche Legenden, die nichts als klischeehafte Vorstellungen sind, auf PatientInnen und andere Menschen. Alle klischeehaften Vorstellungen haben eins gemeinsam: Sie haben wenig Ähnlichkeit mit der Wirklichkeit (Hildgard et al., 1978).

Warum also verbringt eine Pflegekraft trotz aller Forschungsergebnisse, die bewiesen haben, daß ein feuchtes Milieu die beste Voraussetzung für die Wundheilung ist, zweimal täglich 20 kostbare Minuten damit, eine Wunde mit Sauerstoff zu behandeln und auszutrocknen? Warum richten sich Pflegende bei ihrer Einschätzung der Schmerzen von PatientInnen und der entsprechenden Menge an Schmerzmitteln, die sie verabreichen, nach Geschlechtszugehörigkeit, Nationalität oder Art der Operation und nicht nach den Angaben der PatientInnen (siehe Kapitel 3)?

Die Pflegekraft, die sich einer Sauerstoffsonde bedient, hat entweder keine Forschungsarbeiten über Wundheilung gelesen, oder, falls dies doch der Fall sein sollte, hat es vorgezogen, diesen zugunsten eines althergebrachten Rituals bzw. der auf der Station vorherrschenden irrigen Auffassungen keinen Glauben zu schenken. Wie wir noch sehen werden, basiert die traditionelle Pflege auf einer Vielzahl nicht begründeter Überzeugungen, nicht aber auf Fakten. Qualifizierte Pflegekräfte, die den neuesten Stand der Forschung nicht kennen, können bei ihrer praktischen Arbeit kaum auf etwas anderes als auf Intuition, veraltetes Wissen, Rituale und Legenden zurückgreifen!

Eine andere Perspektive zeigt die Rolle der Pflegeperson auf, die lediglich Anweisungen ihrer Vorgesetzten in der unangefochtenen Tradition des Gehorsams ausführt, die Teil des viktorianischen Erbes ist, mit dem die Pflege auch heute noch zu kämpfen hat. Dieses Erbe verlangt Beachtung der Hierarchie und auch den Gehorsam gegenüber Männern, die nach viktorianischen Wertvorstellungen von Natur aus den Frauen überlegen sind. Nicht zufällig sind die meisten Pflegenden Frauen und die meisten Ärzte Männer. Wir werden später noch einmal auf dieses Thema zurückkommen.

Bei der Erörterung der pflegerischen Arbeit und der Anwendung von Theorie und Forschung hören wir die LeserInnen förmlich fragen: «Was ist mit dem gesunden Menschenverstand?» Der gesunde Menschenverstand verlangt nach einer Problemlösung, nicht aber nach ritualisierten Handlungen; um jedoch eine richtige Lösung zu finden, muß die Pflegeperson sich an Fakten, nicht an Legenden halten. Gesunder Menschenverstand ist ritualisierten Handlungen unbedingt vorzuziehen.

Wenn es um das Thema Schmerzen geht, sollte man PatientInnen als Individuen betrachten und von Klischeevorstellungen Abstand nehmen. Aussagen wie «Männer sind richtige Schwächlinge, sie stellen sich wirklich furchtbar an» oder «Nach einem kleinen Eingriff wie einer Appendektomie dürfen die PatientInnen nur eine oder zwei schmerzlindernde Injektionen bekommen» lassen die Individualität der PatientInnen völlig außer acht – es handelt sich hier um Klischeevorstellungen, die Teil der Mystifizierung der Pflege geworden sind. Wir hoffen, in den folgenden Kapiteln die Rituale in der Pflege durchleuchten zu können, die sich zu einem wirksamen System von Überzeugungen entwickelt haben.

Diesen irrigen Auffassungen möchten wir unsere Sichtweise gegenüberstellen, die davon ausgeht, daß in der Pflege Menschlichkeit, therapeutisches Bemühen, Demokratie und Wagemut im Vordergrund stehen sollten. Die Pflege sollte die Grundrechte des Menschen- Freiheit und Auswahlmöglichkeit – anerkennen, und wir vertreten außerdem die Meinung, daß eine sinnvolle Auswahl nur dann getroffen werden kann, wenn der Patient alle Fakten kennt. Der Patient hat ein Recht auf Aufklärung und Information und auf Beteiligung an der Planung der Pflege, damit seine Zustimmung auch wirklich eine informierte Zustimmung ist.

Wir treten für eine innovative Pflege ein – das bedeutet, Pflegende müssen erkennen, daß sie eine wesentliche Rolle bei der wirksamen Rehabilitation der PatientInnen spielen, während diese noch stationär behandelt werden. Dieser Gedanke schlägt sich auch in der Philosophie der Selbstpflege nieder, die von TheoretikerInnen wie z. B. Dorothea Orem formuliert wurde. Die Pflege muß bereit sein, sich zugunsten einer stärkeren Beteiligung von PatientInnen und ihren Familien aus Bereichen zurückzuziehen, die sie traditionell als ihr eigenes Territorium verteidigt hat.

Es ist unser Anliegen, eine Reihe von klinischen Settings zu untersuchen und zu zeigen, in welcher Weise die Praxis durch die Forschung herausgefordert wird. Wir werden vor dem Hintergrund der Forschung Vorschläge zur Verbesserung der Pflege machen und abschließend erörtern, wie es zu dieser Sachlage kommen konnte. Sollten die LeserInnen bei einigen unserer Vorstellungen ein gewisses Unbehagen empfinden, dann sollten sie innehalten und sich fragen, warum dies so ist. Uns geht es um die grundlegende Frage: «Weshalb verhält sich eine Disziplin so wenig professionell?»

Bitte bedenken Sie, daß sich die Erfahrungen der Autoren und demzufolge auch dieses Buch auf Situationen in Allgemeinkrankenhäusern beschränken. Allerdings gibt es auch in den Bereichen der psychiatrischen Pflege und der Gemeindepflege die gleichen Probleme mit gedankenlosen Ritualen und Mythen.

Literatur

Association for Care of the Elderly (1988): *Standard of Care Project*. RCN. Nicht veröffentlicht.

Chapman, G. E. (1983): Ritual and rational action in hospitals. *Journal of Advanced Nursing* 8: 13–20.

Hildgard, E., Atkinson, R., Atkinson, R. (1987): *An Introduction to Psychology*. New York: Harcourt Brace and Janovitch.

Menzies I. (1970): *The Functioning of Social Systems as a Defence against Anxiety*. London: Pamphlet no. 5. Tavistrock.

Orem D. (1985): *Concepts of Practice*. New York: McGraw Hill.

Turner T. D. (1985): Which dressing and why? In *Wound Care* (Westaby S., ed). Oxford: Heinemann.

Teil 1

Rituale in der Pflegepraxis

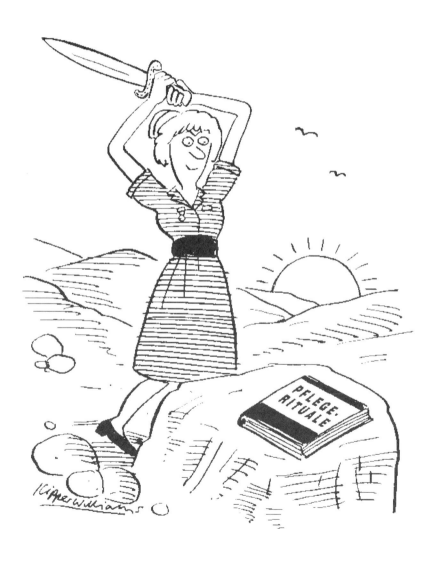

1. Die Vorbereitung des Patienten auf einen chirurgischen Eingriff

Bei einem chirurgischen Eingriff handelt es sich um eine medizinische Intervention, mit der ein Mensch irgendwann zwischen dem ersten und dem letzten Tag seines Lebens rechnen kann. Nach den Fähigkeiten des Chirurgen und des Operationsteams ist die Pflege vor und nach der Operation der nächstwichtigste Faktor, der sich auf das Ergebnis des chirurgischen Eingriffs auswirkt. Aus diesem Grunde müssen wir untersuchen, wie viele Anteile der präoperativen Vorbereitung sich an Forschungsbefunden und an individueller Patientenpflege orientieren, und wie viele Anteile von Ritualen und Mythen bestimmt werden.

Die präoperative Vorbereitung kann in zwei große Bereiche eingeteilt werden – in den physiologischen Bereich (z. B. Ort des chirurgischen Eingriffs, Gastrointestinaltrakt) und in den psychosozialen Bereich (z. B. Information des Patienten und der Familie).

Der physiologische Bereich

«Ich weiß, Sie werden erst morgen früh operiert, aber Sie dürfen heute abend nichts mehr essen oder trinken.»

Die Anästhesisten bestehen darauf, daß die PatientInnen nüchtern sind, um das Risiko des Erbrechens und der Inhalation während der Einleitung der Narkose und der endotrachealen Intubation auszuschalten. Aus dieser notwendigen Voraussetzung hat sich das Ritual entwickelt, den Patienten vor der Operation über einen beträchtlichen Zeitraum hungern zu lassen, was den physiologischen Erfordernissen kaum entspricht. Diese Praxis wurde erforscht, und die Probleme, die dadurch für die PatientInnen entstehen, wurden bereits im Jahre 1972 in einer der ersten Studien des «Royal College of Nursing» dargelegt (Smith, 1972).

Ein typischer Operationsplan für den Morgen könnte so aussehen, daß mehrere PatientInnen in der Zeit von 8.30 bis 13.00 Uhr oder später operiert werden. Alle PatientInnen auf diesem Operationsplan hungern vermutlich seit Mitternacht. Demzufolge beträgt die kürzeste «Hungerzeit» $8^1/_2$ Stunden, bei anderen PatientInnen kann sie mehr als 13 Stunden ausmachen. Für den Operationsplan am Nachmittag sind ähnlich lange «Hungerzeiten» eingeplant. Wird die Operation eines Patienten, der am Ende des Operationsplans aufgeführt ist, aufgeschoben, dann kommt am nächsten Tag auf sie oder ihn eine ähnlich lange «Hungerzeit» zu.

In der Traumachirurgie dagegen, wo die Operationspläne nicht so rigide sind wie in der Allgemeinchirurgie, an der Chirurgenteams beteiligt sind, kann es vorkommen, daß ein Patient, beispielsweise eine ältere Dame mit einer Hüftfraktur, ganz einfach auf den nächsten Operationsplan gesetzt wird, wodurch sich ihre Fastenzeit auf ca. 20 Stunden verlängert. In Anbetracht der Unberechenbarkeit von Traumata lassen sich solche Verzögerungen bei Operationen nicht vermeiden.

Dieses ritualisierte Aushungern der PatientInnen über einen Zeitraum von 8 bis zu 20 Stunden wirft einige Fragen auf:

1. Wie lange müssen PatientInnen wirklich hungern, damit der Magen leer wird?

2. Sollen alle PatientInnen auf einem Operationsplan vom selben Zeitpunkt an hungern, wenn dies bedeutet, daß der letzte Patient bis zu fünf Stunden länger hungert als der erste?

3. Wirkt sich diese überaus lange «Hungerzeit» physiologisch nachteilig aus?

4. Welche psychologischen Auswirkungen ergeben sich daraus für die Patient-Innen?

5. Gibt es vernünftigere Methoden, die sicherstellen, daß der Magen leer ist?

Wenden wir uns der ersten Frage zu. Nimmo et al. (1983) fanden heraus, daß eine leichte Mahlzeit aus Tee und Toast, die nur 2 bis 3 Stunden vor dem chirurgischen Eingriff eingenommen wurde, keine Auswirkungen auf das Volumen oder den pH-Wert des Mageninhalts hatte. Die Arbeit von Bateman und Whittingham (1982) belegte, daß 500 ml Flüssigkeit eine Halbwertszeit von $22 \pm 2{,}5$ Minuten, eine normale Mahlzeit von 300 ml eine Halbwertszeit von 64,7 Minuten hat. Der Ausdruck Halbwertszeit bedeutet, daß die Hälfte der Flüssigkeit den Magen innerhalb von 22 Minuten verläßt, so daß nur 250 ml übrig bleiben. Nach weiteren 22 Minuten bleiben noch 125 ml übrig. Bezogen auf die Einnahme einer Mahlzeit von 300 ml heißt dies, daß nach 65 Minuten nur noch 150 ml im Magen sind. Abschließend möchten wir auf die Arbeit von Summerskill (1976) verweisen, in der gezeigt wurde, daß innerhalb der ersten Stunde nach der Nahrungsaufnahme die Magentätigkeit und die Säureproduktion maximal sind. Solche Befunde über grundlegende physiologische Vorgänge legen den Schluß nahe, daß eine maximale «Hungerzeit» von 4 Stunden für einen Patienten ausreicht.

Nach den Erfahrungen der Autoren sind 8 Stunden die kürzeste «Hungerzeit», die normalerweise einzuhalten ist, es sind jedoch viel längere Zeiten üblich. Läßt sich unser Eindruck mit Hilfe quantitativer Forschungsarbeiten belegen? Wir haben bereits auf die Studie von Smith (1972) verwiesen, in der tatsächlich bestätigt wurde, daß solch lange Zeiträume die Regel sind; da ihre Arbeit vor den anderen, oben zitierten Studien durchgeführt wurde, stellt sich die Frage, ob sich die Situation seit den frühen siebziger Jahren verbessert hat. Eine von Thomas (1987) durchgeführte Replikation der Studie von Smith läßt erkennen, daß sich nichts geändert hat.

Thomas stellte in ihrer Studie fest, daß die PatientInnen auf dem Operations-plan für den Vormittag mindestens 10 Stunden nichts gegessen hatten, ein Patient hungerte sogar 18,2 Stunden. Den PatientInnen auf dem Nachmittagsplan erging es nicht besser – am schlimmsten traf es einen Patienten, der 22 Stunden gehun-gert hatte!

Zweifellos haben wir es hier mit dem Fall einer gedankenlosen, ritualisierten Maßnahme, nicht aber mit vernunftgeleitetem Handeln zu tun. Dies ist um so interessanter, als es in dem betreffenden Krankenhaus vorgeschrieben war, eine sechsstündige Fastenzeit einzuhalten - hierbei handelt es sich um das erste von den vielen der noch folgenden Beispiele für eine Vorschrift, die für die Praxis eigentlich kaum von Bedeutung ist. Bei der hier beschriebenen Situation handelt es sich um eine pauschale Regel, die für alle PatientInnen auf dem Operationsplan Gültigkeit hat, unabhängig von der Position des Patienten auf dem Operations-plan und der voraussichtlichen Zeit des chirurgischen Eingriffs. Durch For-schungsarbeiten konnte gezeigt werden, daß die vorgeschriebene Zeit wahr-scheinlich 2 Stunden zu lang ist; am meisten Sorgen bereitet jedoch die Tatsache, daß die praktische Anwendung dieser pauschalen Vorschrift dazu führt, daß die PatientInnen extrem lange hungern müssen.

Zwar kann man der Ansicht sein, daß ein Tag ohne Nahrung den PatientInnen nicht schadet – obwohl dies aus psychologischer Sicht höchst unangenehm sein und den Streß und die Angst vor der Operation noch verstärken kann – ein Tag ohne die Aufnahme von Flüssigkeit ist ganz sicher schädlich, insbesondere für ältere PatientInnen. Es ist möglich, daß die PatientInnen regelrecht ausgetrocknet sind, wenn sie dann in den Operationssaal kommen.

Üblicherweise werden intravenöse Infusionen im Narkoseraum gegeben. Dies kann auch während der Operation und der Genesung geschehen, um das Stoff-wechselgeschehen des Patienten aufrechtzuerhalten. Allerdings wird bei diesen intravenösen Infusionen vermutlich nicht die Exsikkose berücksichtigt, die einge-treten ist, weil der Patient auf der zentral beheizten Station 24 Stunden vor der Operation keine Flüssigkeit aufgenommen hat; der Flüssigkeitsverlust hat sich also aufgrund von Flüssigkeitsabgabe durch die Haut noch beträchtlich erhöht. Die Folge davon ist, daß der Patient in ausgetrocknetem Zustand den Operations-saal verläßt, wo die vor der Operation eingetretene Exsikkose bei der intravenösen Infusion nicht berücksichtigt wird, ganz gleich, wie sorgfältig auf Faktoren wie z. B. Blutverlust während des Eingriffs geachtet wird. Könnte hierin der Grund für die verringerte Harnausscheidung, die Verwirrung und für den gestörten Elektro-lythaushalt liegen, die speziell bei älteren Menschen nach einer Operation zu beobachten sind?

Ganz abgesehen davon, daß unnötiges Fasten dem Patienten vermeidbare phy-siologische Schäden einträgt, gilt es außerdem als Faktor, der den präoperativen Streß verstärkt, insbesondere dann, wenn niemand sich die Mühe gemacht hat, den PatientInnen zu erklären, wie lange und warum sie nichts essen dürfen! Die Studie von Thomas (1987) ergab, daß 76 % der PatientInnen nicht wußten, warum sie nicht essen durften, und 62 % wußten nicht, wie lange sie zu fasten hatten. Statt dessen mußten sie zusehen, wie ihnen ihre Becher und Gläser für Wasser weggenommen wurden, als ob sie ungezogene Kinder wären, die bestraft werden, weil man ihnen nicht zutraut, daß sie sich den Anweisungen fügen. Es mutet schon geheimnisvoll an, wenn die Pflegenden, nachdem sie die Becher weggenommen haben, regelmäßig das Obst und die Kekse auf dem Nachttisch des Patienten liegenlassen. Kann es sein, daß man den PatientInnen zwar zutraut, daß sie nicht essen, daß sie sich aber das Trinken nicht verkneifen können?

Die Arbeiten vieler ForscherInnen, wie z. B. die von Hayward (1975), haben gezeigt, daß Streß und Angst der PatientInnen durch Information abgebaut werden können. Dies hat wiederum positive Auswirkungen auf postoperative Schmerzen und auf die Genesungszeit. Es ist nur allzu wahrscheinlich, daß wir den PatientInnen die von Hayward definierten Informationen vorenthalten, wenn wir ihnen grundlegende menschliche Bedürfnisse wie Essen und Trinken verweigern, ohne ihnen eine angemessene Erklärung zu geben, warum und wie lange dieser Zustand anhält. Dieses Vorenthalten von Informationen kann die Genesung ebenso behindern wie die auffälligere physiologische Exsikkose, die die PatientInnen erleiden müssen.

Einen weiteren Aspekt dieses Problems gilt es zu beachten. Wenn den PatientInnen nicht mitgeteilt wird, warum und wie lange sie fasten müssen, dann kann die Pflegekraft wahrscheinlich nicht mit ihrer Mitarbeit rechnen – es kann passieren, daß die PatientInnen innerhalb der kritischen sechs Stunden essen oder trinken. Bemerkt das Pflegeteam, daß ein Patient sich nicht an die Vorschrift gehalten hat, dann wird der Anästhesist den Eingriff nicht vornehmen bzw. ihn aufschieben, da die Einleitung der Narkose dann zu gefährlich wäre. Aber was ist, wenn niemand etwas merkt und der Patient in den Narkoseraum geht und gerade heimlich ein Glas Milch und einen Keks zu sich genommen hat?

In der Tat entbehrt ein Entzug von Nahrung und Flüssigkeit über einen Zeitraum von mehr als 6 Stunden jeder Grundlage. Die Auffassung, ein solch langer Zeitraum sei nötig, ist ein Irrglaube. Bei dem pauschalen Fasten für alle PatientInnen, ganz gleich, welche Stelle auf dem Operationsplan sie einnehmen, handelt es sich um ein Ritual, das dem Wohl der PatientInnen schadet. Der in der Studie von Thomas (1987) befragte Anästhesist trat dafür ein, bei der Berechnung der Fastenzeit die Zeit auf dem Operationsplan zugrunde zu legen. Sollten wir als Fachleute, deren Kredo eine individuell ausgerichtete, rationale und problemorientierte Pflege ist, diese Lösung des Problems nicht annehmen?

Es muß auch gewährleistet sein, daß die PatientInnen wissen, warum und wie lange sie nicht essen und trinken dürfen. Wenn, aus welchem Grund auch immer, eine Verzögerung eintritt, die es erforderlich macht, daß ein Patient länger als 8

Stunden fasten muß, dann sollte das Operationsteam gebeten werden, sofort eine intravenöse Infusion anzulegen, um sicherzugehen, daß der Patient vor der Operation ausreichend mit Flüssigkeit versorgt wird.

Empfehlungen für eine gute Pflegepraxis

1. Die Nüchern- oder Fastenperiode sollte 4–6 Stunden betragen.

2. Die Zeit sollte von der Zeit zurückgerechnet werden, die für den Eingriff auf dem Operationsplan festgelegt wurde.

3. Die PatientInnen müssen davon unterrichtet werden, daß sie nichts essen und trinken dürfen. Sie müssen auch wissen, warum und wie lange nicht. All dies muß gut erklärt und im Anschluß daran überprüft werden, um feststellen zu können, ob die PatientInnen alles verstanden haben. Es kommt nicht darauf an, was gelehrt, sondern was gelernt wird.

4. PatientInnen, die 8 Stunden gefastet haben, sollten eine intravenöse Infusion bekommen.

5. Während der Fastenperiode sollte regelmäßig ein (Mineral)wasser angeboten werden, um den Mund ausspülen und erfrischen zu können

«Herr Braun, ich rasiere Sie vor ihrer Operation noch eben.»

Um das Risiko einer Wundinfektion so gering wie möglich zu halten, muß das Operationsfeld möglichst frei von Mikroorganismen sein. Dieses grundlegende chirurgische Prinzip ist Anlaß für viele ritualisierte Maßnahmen bei der Vorbereitung der PatientInnen für die Operation.

Ein herausragendes Beispiel ist das Abrasieren der Haare von größeren Bereichen des Körpers um das Operationsfeld herum.

Diese Aufgabe wird manchmal einer Operationshelferin, manchmal einer Pflegekraft übertragen. Das Pflegepersonal verwendet folglich viel Zeit darauf, die PatientInnen zu rasieren, häufig in intimen Bereichen, was oft sehr peinlich ist. Die Haut der PatientInnen könnte dabei versehentlich Schnitte abbekommen oder nach der Rasur abgeschürft und wund sein. In einer Studie von Winfield (1986) wurde festgestellt, daß 22 % der rasierten PatientInnen Schnitte oder größere Hautabschürfungen durch die präoperative Rasur davontrugen.

Über die Auswirkungen der Rasur auf die Haut wurden verschiedene Studien veröffentlicht. In den Stunden vor der Operation können sich in den bei der Rasur entstandenen Abschürfungen und Schnitten sehr schnell Mikroorganismen ansiedeln, infolgedessen wird das Infektionsrisiko erhöht anstatt gesenkt. Dieser Verdacht wurde durch viele Arbeiten bestätigt (Lancet editorial, 1983; Winfield, 1986), und es konnte gezeigt werden, daß die Verwendung einer Creme zur Entfernung der Haare mit einer niedrigeren Infektionsrate nach der Operation einhergeht.

Das «*American Operating Room Nursing Journal*» hat bei einer Zusammenstellung der neuesten Vorschläge für die Vorbereitung von PatientInnen (*American Operating Room Nursing Journal*, 1987) festgestellt, daß eine Rasur nur dann zu akzeptieren ist, wenn keine Zeit für die Anwendung einer Enthaarungscreme bleibt oder ein elektrischer Haarschneideapparat nicht verfügbar ist. Wenn ein Patient rasiert werden muß, dann muß es eine Naßrasur sein, weil dabei die Haut weniger verletzt wird als durch eine Trockenrasur.

In der Studie von Winfield (1986) äußerten sich die PatientInnen, bei denen die Haare nicht durch eine Rasur, sondern durch eine Enthaarungscreme entfernt worden waren, sehr zufrieden. Diejenigen, die bereits vorher Erfahrungen mit der üblichen präoperativen Rasur gemacht hatten, sprachen sich eindeutig für die Creme aus. Winfield fand heraus, daß für eine Vollrasur pro Patient oft mehrere Einwegrasierer zum Durchschnittspreis von 20 bis 25 Pence (ca. 2,70 DM) benötigt wurden. Die durchschnittlichen Kosten für die Enthaarungscreme lagen dagegen bei 50 Pence (ca. 75 Pfennige). Wenn man jedoch die Zeiteinsparung und darüber hinaus den größeren Komfort sowie die Vermeidung von peinlichen Situationen für die PatientInnen berücksichtigt, dann ist es in ökonomischer Hinsicht und auch sonst sinnvoller, eine Enthaarungscreme zu verwenden. Wenn durch die Verwendung der Creme auch nur eine postoperative Wundinfektion pro Jahr verhindert wird, dann wäre ihr Einsatz in ökonomischer Hinsicht und auch mit Blick auf das Wohlbefinden der PatientInnen mehr als gerechtfertigt.

In Anbetracht der überwältigenden Anzahl von Beweisen hat die herkömmliche Rasur der Haut als Teil der Operationsvorbereitung keine Berechtigung mehr. Es ist lediglich ein Ritual, dem eine irrige Auffassung zugrunde liegt.

Wir gestehen zu, daß die Vorbereitung der PatientInnen gewöhnlich von den Chirurgen vorgeschrieben wird. Wo solche Praktiken fortgesetzt werden, haben die Pflegenden, wenn sie sich wirklich als Fachleute verstehen, jedoch die Pflicht, Beweise zusammenzutragen, die für eine Abhilfe sprechen, und sich an die für medizinische Fragen zuständige Kommission des Krankenhauses zu wenden, oder, wenn ein Alleingang sinnvoller erscheint, sich mit der Bitte um Abhilfe an die für Operationen zuständige fachärztliche Beratung zu wenden.

Wir haben uns hier ziemlich eingehend mit zwei herausragenden präoperativen Ritualen befaßt. Es gibt jedoch noch andere. Warum werden den PatientInnen alle Ringe abgenommen, nur der Ehering nicht? Sind Eheringe im Gegensatz zu einfachen Metallringen etwa bakterienabweisend? Angenommen, der Ring befände sich schon seit 50 Jahren am Finger eines Menschen und wäre niemals entfernt worden, weshalb wird er dann vor der Operation umwickelt, als wenn zu befürchten wäre, er würde beim Anblick des Skalpells vom Finger abspringen? Wenn das (nicht sterile) Pflaster dem Infektionsrisiko vorbeugen soll, warum wird der Ring dann nicht einfach zusammen mit dem anderen Schmuck entfernt? Wir werden uns in einem späteren Kapitel (Kapitel 15) der Frage der Pflegeplanung zuwenden. In diesem Abschnitt müssen wir jedoch noch das paradoxe Ritual erwähnen, bei dem das Ausfüllen einer detaillierten Pflegeanamnese für einen Patienten, der sich einen eingewachsenen Zehennagel entfernen läßt, ebensoviel Zeit in Anspruch nimmt wie für einen Patienten, der sich wegen einer bösartigen Erkrankung einer größeren Darmoperation unterziehen muß. Bei diesem Ausfüllen der Pflegeanamnese bzw. des Aufnahmeformulars, wie es üblicherweise genannt wird, handelt es sich oft um ein Ritual ohne jede Bedeutung. Wie läßt sich solch ein Paradoxon erklären? Eine ausführliche Diskussion dieses paradoxen Sachverhaltes – es werden bei PatientInnen mit kleinen Eingriffen ebenso umfangreiche Informationen aufgezeichnet wie bei PatientInnen mit schwierigen Operationen – folgt in Kapitel 15.

Ob diese Informationen einen Einfluß auf die Pflege eines Patienten haben, ist eine andere Frage. Wie ist es sonst zu erklären, daß Pflegende einen Patienten mehrere Tage für einen Ungarn halten, der kein Englisch spricht, ihn mit ungarisch/englischen Karten bombardieren und sogar mit einem verblüfften ungarischen Übersetzer konfrontieren, wenn auf dem Aufnahmeformular unter «Geburtsland» Ukraine vermerkt ist? Wer hat die Daten auf dem Aufnahme- bzw. Anamneseformular vor Durchführung der Pflege eigentlich gelesen?

Der psychosoziale Bereich

«Aber vor der Operation hat mir das niemand gesagt!»

Wir haben bereits darauf hingewiesen, daß der Information der PatientInnen (Hayward, 1975), die wegen einer Operation oder aus anderen Gründen ins Krankenhaus eingeliefert werden, große Bedeutung zukommt. Wenn Pflegende ihre Arbeit an Ritualen ausrichten, ist es fraglich, ob sie den PatientInnen Gelegenheit geben, Fragen zu stellen. Werden Fragen gestellt, wird die Pflegerin vermutlich einer Antwort ausweichen oder nur ganz allgemein darauf eingehen bzw. auf eine andere Autoritätsperson verweisen, etwa: «Fragen Sie doch den Arzt.»

Viele Belege sprechen dafür, daß Pflegende in der Tat zu einem solchen Verhalten tendieren. In einer bedeutenden Studie von Lisbeth Hockey wurde ausgewertet, wie viele Informationen Patientinnen über eine Mastektomie erhielten. In ihrem Bericht über diese Arbeit schrieb Anderson (1988) über die großen Ängste von Frauen vor der Operation und der Prognose in der Zeit vor der Einlieferung ins Krankenhaus. Aus der Stichprobe von 117 Frauen in drei Krankenhäusern gaben lediglich 19 % an, daß sie über die körperlichen Aspekte ihrer Operation informiert worden waren. Ebenso viele Frauen waren der Ansicht, daß sie angemessen vorbereitet wurden, um mit den emotionalen Reaktionen umgehen zu können, die mit einem solch schweren, verstümmelnden Eingriff verbunden sind. Die Frauen in der Studie von Hockey sprachen am häufigsten von fehlenden Informationen, wenn es darum ging zu erfahren, wie sie sich nach dem Eingriff fühlen würden und wozu all die Tropfinfusionen und Drainagen nötig seien.

Nur 11 % der Frauen berichteten, daß sie mit dem Pflegepersonal Gespräche über die Mastektomie anstatt über soziale und allgemeine Themen geführt hatten. Weniger als ein Drittel der Verwandten dieser Patientinnen gaben an, überhaupt mit dem Pflegepersonal gesprochen zu haben; nur 6 Verwandte der 117 Patientinnen redeten tatsächlich mit dem Pflegepersonal über den Zustand der Patientin.

Wenn wir uns von dieser Studie nun dem Bereich der Allgemeinchirurgie zuwenden, dann stellen wir fest, daß dieses Muster sich wiederholt. Summers (1984) untersuchte eine Gruppe von 40 PatientInnen der Allgemeinchirurgie und erforschte ihr Wissen auf den Gebieten, die nach Hayward dazu beitragen, Angst und postoperative Schmerzen zu verringern (Information über die Operation, voraussichtliche Verweildauer im Krankenhaus, präoperative Vorbereitung). Summers stellte fest, daß 80 % der PatientInnen bei einem Test über ihr Wissen 40 % der Punkte bzw. weniger erreichten. Dies bedeutet laut Summers, daß die PatientInnen etwa drei Fünftel dessen, was sie wissen sollten, entweder vergessen hatten oder daß ihnen dieses Wissen gar nicht vermittelt wurde. Bei den Interviews mit den PatientInnen hatte sie den Eindruck, daß es dem Pflegepersonal leicht möglich gewesen wäre, viele der Bereiche, in denen Wissenslücken aufgedeckt wurden, vor der Operation anzusprechen.

Bei ihrer Untersuchung einer Stichprobe von 40 Pflegenden der gleichen Einheit fand Summers heraus, daß nur 27,5 % der Beteiligten der Zusammenhang zwischen Information, Angstabbau, Schmerzen und Genesungsraten bekannt war; lediglich 10 % hatten die Arbeit von Hayward wirklich gelesen. In diesem Fall ist man versucht zu fragen, auf welche Grundlage 90 % der Pflegenden ihre präoperative pflegerische Arbeit stellen. Könnte diese Grundlage die irrige Auffassung sein, daß man den PatientInnen besser nichts sagen sollte oder daß sie die Wahrheit lieber nicht wissen wollen?

Dem Märchen, daß PatientInnen ins Krankenhaus kommen und gar nicht wissen wollen, was passiert, wurde durch Hockeys Arbeit weitgehend die Grundlage entzogen. In ihrer Studie sagte nur ein Viertel der PatientInnen aus der großen Stichprobe, daß sie nichts wissen und alles lieber den Fachleuten überlassen wollten. Die jüngeren Frauen (unter 50 Jahren) in der Studie von Hockey wollten besonders gut Bescheid wissen.

Der Wert des präoperativen Unterrichts und die Informationsvermittlung bei PatientInnen, die ein Stoma angelegt bekommen, wird von Model (1987) hervorgehoben. Sie beschreibt, wie Pflegende, wenn sie mit heiklen Situationen und Fragen konfrontiert werden, in Schwierigkeiten geraten, weil sie irgend etwas sagen möchten, um den PatientInnen zu helfen. So lobenswert dies auch ist, so unangemessen ist es oft, da die PatientInnen zunächst dabei unterstützt werden müssen, mit den eigenen Gefühlen und Ängsten fertig zu werden.

Die fast schon reflexartige Antwort von Pflegenden, wenn sie auf besorgte PatientInnen angesprochen werden, lautet: «Den Patienten beruhigen.» Dies besteht gewöhnlich aus leeren Tröstungen wie: «Es wird schon alles gut werden.» Man kann die PatientInnen verstehen, daß sie von einer solch banalen Antwort nicht sonderlich beeindruckt sind, wenn es um eine Krebserkrankung geht und ihnen klar ist, daß ihnen ein Teil ihres Darms entfernt werden muß und der Darminhalt durch ein Loch in der Haut nach außen gelangt und in einen auf dem Unterleib angebrachten Beutel fließt. Schwierige Situationen sind nicht dazu angetan, daß sich die Pflegerin hinter ritualisierten Aufgaben verschanzt, sehr beschäftigt tut und dadurch den Patienten abschreckt, Fragen zu stellen oder, wenn doch eine Frage gestellt wird, als Entschuldigung anführt: «Tut mir leid, ich habe gerade sehr viel zu tun, aber ich werde den Arzt bitten, später nach Ihnen zu sehen.» Dieses «Beschäftigtsein» der Pflegenden wurde von vielen Frauen in der Studie von Hockey thematisiert und als Vorwand für die Unfähigkeit der Pflegenden gesehen, ein Gespräch mit ihnen zu führen.

Ein wichtiger Teil der Hilfe für den Patienten, mit der Krankheit fertig zu werden, besteht darin, darüber zu reden. Der Irrglaube, daß man das Thema wechseln muß, um den Patienten abzulenken – «Schauen Sie sich etwas im Fernsehen an, dann müssen Sie nicht immer daran denken» – oder das Ritual nichtssagender Beruhigungen und das Umgehen von Fragen sind auf den Stationen leider immer noch an der Tagesordnung.

Die Pflegerin hilft dem Patienten nur dann, wenn sie sich ernsthaft auf ein Gespräch einläßt und ehrliche Antworten gibt. Den Überlebenden einer Katastrophe hilft man am besten, wenn man sie von ihren Erfahrungen erzählen läßt (Haslum, 1989); eine Patientin, die eine Mastektomie vor sich hat, erlebt ihre ganz eigene Katastrophe. Es muß ihr erlaubt sein, ihre Gefühle zu äußern und das zu bewältigen, was auf sie zukommt.

Die Vorstellungen von Model (1987) über die Verbesserung der postoperativen Funktionen durch Information vor dem Eingriff sind die logische Konsequenz aus vielen Studien, die dieses Gebiet der Pflege erforscht haben. Felton et al. (1976) wiesen in einer Studie mit 62 PatientInnen, die sich zum ersten Mal einer größeren Operation unterziehen mußten, nach, daß durch ein strukturiertes präoperatives Schulungssprogramm die Angst reduziert und, gemäß den Messungen mit drei verschiedenen Skalen, ein beträchtlich höheres psychologisches Wohlbefinden erreicht werden konnte.

Wenn man sich mit den körperlichen Auswirkungen der präoperativen Schulung beschäftigt, sollte man die Studie von Fortin und Kirouac (1976) nicht außer acht lassen. Diese beiden Autorinnen stellten einen Paarvergleich mit einer Stichprobe von 29 Paaren an, die sich zu einer Operation entschlossen hatten. Die PatientInnen, die an einem präoperativen Schulungsprogramm teilgenommen hatten, erlangten ihre körperliche Funktionsfähigkeiten viel schneller wieder als die Kontrollgruppe, und zwar auf eine Art und Weise, die nicht nur statistisch signifikant, sondern auch klinisch relevant war. Wie die PatientInnen von Hayward verlangten auch diese PatientInnen signifikant weniger Schmerzmittel nach der Operation, und sie wurden im Durchschnitt 2 Tage eher nach Hause geschickt.

Johnson et al. (1978) fanden bei ihrer Studie von 81 PatientInnen mit Cholezystektomie ebenfalls heraus, daß präoperative Schulung zu einer verkürzten Verweildauer im Krankenhaus führte und bewirkte, daß die PatientInnen nach der Entlassung ihre normale Tätigkeit viel schneller wieder aufnehmen konnten.

Studien wie diese zeigen, daß präoperative Betreuung nicht nur darin bestehen sollte, Information im Zusammenhang mit Fragen von PatientInnen zu geben, sondern sie zeigen auch, daß wir ein sorgfältig zusammengestelltes, präoperatives Schulungsprogramm anbieten sollten, um die postoperative Genesung zu erleichtern.

Allerdings ist ein solches Programm nicht so simpel, wie es klingt. Die Befunde von Nyamathi und Kashiwabara (1988) können uns sagen, weshalb, und sie können uns auch eine Erklärung für die an früherer Stelle erörterten Befunde von Summer (1984) geben. Nyamathi und Kashiwabara bewerteten die Auswirkungen der präoperativen Angst auf die Fähigkeit der PatientInnen, Informationen zu behalten und konstruktiv zu denken. Sie schlossen in ihrer Studie KrebspatientInnen und solche PatientInnen aus, die innerhalb der davorliegenden 6 Monate schon einmal im Krankenhaus gewesen waren. Sie bewerteten lediglich solche, die wegen einer ambulanten Operation ins Krankenhaus kamen. Trotz dieser günstigen Voraussetzungen, erzielten 25 % der PatientInnen hohe Angstwerte auf einem Fragebogen. Bei einem Test, in dem es um kritisches Denkvermögen ging, stellte sich heraus, daß die Fähigkeit der PatientInnen, Informationen zu behalten und Probleme zu lösen, abnahm, je mehr die Angst zunahm. Diese Arbeit impliziert, daß PatientInnen, die ins Krankenhaus kommen, sehr ängstlich sind, und daß sie die durch das Pflegepersonal vermittelten Informationen kaum behalten, wenn nicht gleichzeitig Maßnahmen zum Abbau der Angst eingeleitet werden.

Wir sehen also, daß es sich bei der Annahme, daß PatientInnen nicht wissen wollen, was mit ihnen geschieht, meistens um einen Irrglauben handelt, speziell wenn es sich um jüngere PatientInnen unter 50 Jahren handelt. Wir haben auch gesehen, daß Pflegende eher zurückschrecken, wenn sie Fragen beantworten und sich auf problematische Gespräche mit PatientInnen einlassen sollen, indem sie sich hinter einem Nebelschleier von ritualisierten Handlungen und leeren Beruhigungsformeln verstecken. Es gibt eine Vielzahl von Beweisen dafür, daß dieses Verhalten dem Wohl der PatientInnen zuwiderläuft. Die Zeit, die man auf Gespräche mit PatientInnen, auf die Beantwortung ihrer Fragen und auf die Arbeit mit einem abgestimmten präoperativen Schulungsprogramm verwendet, trägt ganz im Gegenteil dazu bei, daß die PatientInnen sich schneller erholen. Pflegende sagen häufig, sie hätten keine Zeit für Gespräche mit den PatientInnen. Wir behaupten, daß Gespräche, die die Genesungszeit verkürzen, auch dazu dienen, das Arbeitspensum zu verringern und so für die benötigte Zeit sorgen. Wir werden jedoch später noch darauf eingehen, wie das Pflegepersonal seine Zeit einsetzt.

Empfehlungen für eine gute Pflegepraxis

1. Eine Station sollte über ein präoperatives Schulungspaket verfügen, welches individuell auf die Bedürfnisse des einzelnen Patienten abgestimmt werden kann. Dieses Schulungspaket sollte als wesentlicher Bestandteil der präoperativen Betreuung implementiert werden.

2. Die Pflegenden sollten ermutigt werden, sich Zeit für Gespräche mit jedem Patienten zu nehmen, den sie betreuen. Information und Angstabbau sollten grundlegende Bestandteile der Pflege sein.

3. Pflegende sollten gute ZuhörerInnen und gute LehrerInnen sein. Sie müssen ermutigt werden, PatientInnen über ihre Probleme und Ängste sprechen zu lassen.

4. Überprüfen Sie regelmäßig auf ihrer Station, wie viele Informationen die PatientInnen nach der Operation behalten haben. So kann das Stationsteam die Wirksamkeit der präoperativen Schulung einschätzen.

Literatur

American Operating Room Nursing Journal (1987): Proposals for recommend practices preoperatively. *American Operating Room Nursing Journal* 10: 719–23.

Anderson, J. (1988): Facing up to mastectomy. *Nursing Times* 84: 3, 36–9.

Bateman, D. N., Whittingham, T. A. (1982): Measurement of gastric emptying by real time ultrasound. *Gut* 23: 524.

Elsbernd, A.: *Ich bin doch nicht aus Holz.* Ullstein Mosby, Berlin/Wiesbaden 1996.

Felton, G. et al. (1976): Preoperative nursing intervention with the patient for surgery; outcomes of three alternative approaches. *International Journal of Nursing Studies* 13: 83–96.

Fortin, E., Kirouac, S. (1976): A randomized controlled trial of preoperative patient education. *International Journal of Nursing Studies* 13: 11–24.

Haslum, M. (1989): The psychology of disaster. In: M. Walsh (Ed.), Disaster: *Current Planning and Recent Experience.* London: Edward Arnold.

Hayward, J. (1975): *Information*: A prescription against pain. London: RCN.

Hockey, L., Clark, M. O. (1984): Nursing research in Scotland. Annual Review of Nursing Research. Vol. 2, New York: Springer.

Hofmann-Dörrwald, S. (1999): *Praxishandbuch OP*. Huber, Bern.

Klug-Redman, B.: *Patientenschulung und -beratung.* Ullstein Mosby, Berlin/Wiesbaden 1996.

Lancet editorial (1983): *Lancet* 8337, 1311.

Model, G. A. (1987): Preoperative and postoperative counselling. *Nursing* 21: 800–2.

Nimmo, W.S. et al. (1983): Gastric contents at induction of anaesthesia, is a 4 hour fast necessary? *British Journal of Anaesthesiology* 55: 1185–7.

Nyamathi, A., Kashiwabara, A. (1988): Pre-op anxiety. *American Operating Room Nursing Journal* 1: 164–9.

Osterbrink, J. (1999): *Tiefe Atementspannung.* Einfluss auf Angst, Leiden und Inzisionschmerz in der postoperativen Frühphase. Huber, Bern.

Panknin, H. T. (1998): Perioperative Probleme Teil 1. Präanästhesiologische Flüssigkeits- und Nahrungskarenz. *Heilberufe* 12: 22–23.

Salomon, F.: *Nüchternheit vor Narkosen und Operationen.* In: Bienstein, Ch.; Zegelin, A. (Hrsg.) Pflegekalender '96. Ullstein Mosby, Berlin/Wiesbaden 1995.

Sitzmann, F.: God shave the queen – *Präoperative Körperrasur.* In: Bienstein, Ch.; Zegelin, A. (Hrsg.) Pflegekalender '98. Ullstein Mosby, Berlin/Wiesbaden 1996.

Sitzmann, F.: *Hygiene.* Springer, Berlin/Heidelberg 1999.

Smith, S.H. (1972): *Nil by mouth.* London: Royal College of Nursing.

Summers, R. (1984): Should patients be told more? *Nursing Mirror* 159: 7, 16–20.

Summerskill, H. (1976): Measurements of gastric functions during digestion of ordinary solid meals in man. *Gastroenterology* 70: 203.

Thomas, E. A. (1987): Pre-op fasting: a question of routine. *Nursing Times* 83: 49, 46–7.

Winfield, U. (1986): Too close a shave. *Nursing Times* 82: 10, 64–8.

2. Die Infektionsprophylaxe

Seit der Zeit Florence Nightingales war der Kampf gegen Mikroorganismen ein Hauptbestandteil der Pflege; dies ist auch heute noch so, insbesondere angesichts der alarmierenden Entwicklung resistenter Bakterienstämme und des Auftretens des AIDS-Virus. In diesem Kapitel werden wir drei Aspekte der Patientenpflege untersuchen und versuchen, die Rituale und irrigen Auffassungen aus der alltäglichen klinischen Praxis zu entwirren und den Weg zu einem sinnvolleren Ansatz aufzuzeigen. Die Themen, die wir behandeln, sind Methoden des Verbindens, Katheterpflege und die Pflege von PatientInnen mit intravenösen Zugängen.

«Schwester, nehmen Sie bitte bei Frau Wilhelms den Verband ab, damit ich eben nachsehen kann, wie es aussieht.»

PatientInnen, die mit einem Okklusivverband über ihrer aseptisch genähten Wunde aus dem Operationssaal kommen, sind immer noch dem Ritual unterworfen, daß man ihren Verband entfernt, «nur um schnell mal nachzusehen». Glücklicherweise ist diese Praxis nicht so verbreitet wie zur Zeit der Ausbildung der Autoren (das ist noch gar nicht so lange her!), aber es gibt sie immer noch.

Es gibt keinen vernünftigen Grund für diese Handlung, da man Anzeichen für eine Infektion feststellen kann, ohne den Verband zu entfernen, besonders dann, wenn es sich um einen transparenten Verband handelt. Fieber, ein roter Bereich um die Wunde, Verschmutzung des Verbandes, Schmerzen und Empfindlichkeit des Wundbereichs, all dies sind verräterische Anzeichen für eine Infektion, die sich feststellen lassen, auch wenn der Verband in situ bleibt.

Thomlinson (1987) hat darauf hingewiesen, daß eine Operationswunde 48 Stunden benötigt, um so weit zu heilen, daß die Haut eine Schutzbarriere gebildet hat. Eine Exposition der Wunde innerhalb von 48 Stunden nach der Operation erhöht somit das Risiko einer Wundinfektion, und nach der 48-Stunden-Frist, wenn die Wunde vorschriftsmäßig heilt, gibt es keinen Grund, den Verband abzunehmen, weil die Wunde von selbst heilt.

Wunden ohne irgendwelche Anzeichen für eine Infektion sollten also in Ruhe gelassen werden, damit sie heilen können. Das Abnehmen des Verbandes und Betupfen mit verschiedenen aseptischen Lotionen, bevor dann ein neuer Verband angelegt wird, ist eine ritualisierte Zeitverschwendung. Möglicherweise handelt es sich bei diesem Verhalten um fixe Ideen im Zusammenhang mit den Aufgaben der Pflege und der Vorstellung, daß ständiges Beschäftigtsein eine gute Pflegeperson auszeichnet.

Im Falle einer Infektion muß der Wundverband allerdings unter einem anderen Aspekt betrachtet werden. Eine eiternde Wunde wird üblicherweise mindestens einmal am Tag mit einer aseptischen oder normalen physiologischen Kochsalzlösung gereinigt und neu verbunden, manchmal auch häufiger. Die Techniken des Anlegens des Wundverbandes unterscheiden sich ganz enorm von Krankenhaus zu Krankenhaus, dennoch lehrt jedes Krankenhaus seine Methode auf eine orthodoxe, fast routincmäßige Art und Weise, die zeigt, daß man dies für die einzig richtige Methode hält, einen Verband anzulegen. Die logische Schlußfolgerung daraus ist, daß alle anderen es falsch und nur wir richtig machen – was ganz zweifellos Unsinn ist!

Aseptische Methodik muß in Form von Grundsätzen vermittelt werden. Während des Verbindens versuchen wir, Sekundärinfektionen der Wunde zu verhindern. Daraus läßt sich die logische Forderung ableiten, daß während dieser Prozedur nur sterile Objekte mit dem Wundbereich in Kontakt kommen dürfen. Da die Hände der Pflegeperson nicht steril sind, ergibt sich daraus die Notwendigkeit, nichts zu berühren, solange keine sterilen Handschuhe getragen werden.

Die beiden anderen Grundsätze lauten, daß die Übertragung von Mikroorganismen von einem Patienten auf den anderen – Kreuzinfektionen – zu verhindern sind und daß das Pflegeteam sich selbst vor Infektionen durch die PatientInnen, speziell vor durch Blut übertragbaren Mikroorganismen, schützen muß.

Viele unnötige Rituale ranken sich um die Art und Weise der Vermittlung aseptischer Methoden. Kennzeichnend für die Pflege ist deren Anzahl, nicht so sehr ein professioneller, problemorientierter Ansatz, der auf logischen Prinzipien basiert. Es ist nicht nötig, Zeit zu verschwenden, indem man vor jedem Verbinden den Wagen abwäscht. Wenn das sterile Feld der Verbandspackung die obere Fläche des Wagens abdeckt und die Instrumente nur damit in Berührung kommen, was hat es dann für einen Sinn, die obere Fläche auch noch abzuwaschen, ganz zu schweigen von den Seiten um den unteren Teil.

Die Pflegepersonen sind verpflichtet, während des Verbindens ihre Hände mehrmals zu waschen; dreimaliges Waschen ist nicht unüblich. Wenn aber die Hände der Pflegeperson mit der Wunde gar nicht in Kontakt kommen sollen, ist dann die ganze Händewäscherei wirklich erforderlich? Wäre es das Ziel, die Hände der Pflegeperson von Mikroorganismen zu befreien, dann müßte die ganze Desinfektionstechnik, wie sie von Chirurgen und Operationsschwestern verlangt wird, vorgeschrieben sein. Reicht ein geringerer Aufwand für die Desinfektion aus, dann genügt einmaliges Abreiben der Hände mit Alkohol anstatt des mehrmaligen zeitaufwendigen Händewaschens.

Wenn wir uns der Praxis des Reinigens der Wunde mit einer aseptischen Lösung zuwenden, dann stehen wir insofern vor einem Problem, als die aseptische Lösung gar nicht lange genug mit den Mikroorganismen in Kontakt ist, um sie abzutöten. Die Lösung hat somit die Funktion, Bakterien und andere Wundrückstände wegzuwischen, die ein Nährboden für Bakterien sein können; deshalb ist der Einsatz einer aseptischen Lösung unnötig.

Die Frage, ob die Baumwolltupfer zur Reinigung infizierter Wunden mit einer Pinzette oder mit den Fingern angefaßt werden sollen, wurde von Thomlinson (1987) in einer Studie über 74 eiternde Wunden in der Bauchregion untersucht. Sie verglich die Wirksamkeit folgender Reinigungsmöglichkeiten: mit Pinzette zum Anfassen der Baumwolltupfer, mit der Hand und sterilen Handschuhen, mit der durch Hibisol® gereinigten Hand ohne Handschuh. Die Ergebnisse zeigten keinerlei Unterschiede in den Auswirkungen der drei verschiedenen Methoden, woraus Thomlinson schließt, daß oberflächlich eiternde Wunden bedenkenlos von der Pflegekraft gereinigt werden können, wenn sie die Baumwolltupfer ohne Handschuh mit den Fingerspitzen hält, vorausgesetzt, daß eine gute Handwaschmethode eingesetzt wurde und ein Abreiben der Hände mit Hibisol® erfolgt ist. Bestimmt beklagen sich viele Pflegepersonen sehr über den schwierigen Umgang mit den Einweg-Plastikpinzetten, insbesondere wenn sie aus ökonomischen Gründen der Wiederverwertung zugeführt werden. Eine billigere und angenehmere Methode ist der Einsatz der Hände der Pflegepersonen. Wir weisen darauf hin, daß die Pflegepersonen bei tieferen Wunden oder wenn das Risiko einer durch Blut übertragbaren Infektion besteht, zum Schutz sterile Handschuhe tragen müssen.

Es gibt viele Untersuchungen auf dem gesamten Gebiet der Wundheilung, und die Befunde zeigen immer wieder, daß es sich bei vielen Theorien um irrige Auffassungen und bei den praktischen Maßnahmen um Rituale handelt (siehe Kapitel 3). Nachdem bereits festgestellt wurde, daß Aseptika, wie z. B. Chlorhexidin-Glukonat, Polyvidon-Jod, oder wundreinigende Mittel wie Hypochlorit-Lösungen (z. B. Eusol®) bei den herkömmlichen Methoden des Wundverbands nicht erforderlich sind, liefert die Arbeit von Brennan et al. (1984) den Beweis, daß wundreinigende Aseptika den Blutfluß in der heilenden Wunde nachteilig beeinflussen. Der durch die Abtötung der Bakterien erzielte Gewinn wird durch die Verluste bei der Störung des Wundheilungsprozesses mehr als aufgewogen.

Es ist nicht leicht, von veralteten, auf irrigen Auffassungen und ritualisiertem Verhalten fußenden Verbandsmethoden abzulassen, die die Pflegepersonen durchführen, ohne darüber nachzudenken bzw. ohne wirklich zu verstehen, was sie tun. Ingleston (1986) hat jedoch solch einen Wandel beschrieben, der sich über 27 Monate vollzog und durch Beratungen und Versuche und nicht durch selbstherrliche Anordnungen herbeigeführt wurde. In dem von Ingleston beschriebenen Fall bestand das Ritual aus dem Tragen von Gesichtsmasken und OP-Kitteln, dem Abwaschen des Wagens vor jedem Verbinden, dem Gebrauch von alkoholischen Mitteln für die Wundreinigung und dreimaligem Händewaschen. Durch einen konstruktiven Ansatz, bei dem Beratung im Vordergrund stand, wurde schließlich eine sinnvollere Methode eingeführt, was allerdings mehr als 2 Jahre in Anspruch nahm. Es scheint jedoch, als wären einige der von Ingleston eingeführten Veränderungen schon kurze Zeit nach ihrer Einführung durch die moderne Forschung überholt worden.

Wenn man sich mit den Wundverbandmethoden befaßt, stößt man auf eine weitere irrige Auffassung, die entschlossen ausgerottet werden muß – die falsche Annahme über das Baden in salzhaltigem Wasser. In den frühen Arbeiten von Watson (1984) und Sherman (1979) wurde die Anwendung von Salzbädern für heilende bzw. infizierte Wunden ernsthaft in Zweifel gezogen. Beide WissenschaftlerInnen fanden heraus, daß es immense Variationsmöglichkeiten sowohl bei der Menge als auch bei der Art des verwendeten Salzes gab, aber sie konnten keine wie auch immer gearteten Beweise finden, um diese Praxis zu stützen.

Austin (1988) führte eine Erhebung in einem großen Allgemeinkrankenhaus durch. Diese ergab, daß auf 26 von 35 Stationen Salzbäder für die Behandlung einer Reihe von Leiden eingesetzt wurden, deren Bandbreite von infizierten bzw. eiternden Wunden bis hin zu inkontinenzbedingten Ausschlägen und Dekubitalgeschwüren reichten. Die Menge des Salzes variierte von einer halben Tasse bis zu drei Tassen pro Bad. Trotz der unterschiedlichen Wassermenge, die die Pflegepersonen dazugegeben haben mögen, läßt sich sofort erkennen, daß es kein vernünftiges Maß für die Dosierung bzw. Konzentration gab.

Trotz dieser in der Pflege gängigen Praxis ist Salz kein Aseptikum. Aycliffe et al. (1975) wiesen nach, daß der Zusatz von 250 g Salz zum Badewasser keinen antibakteriellen Effekt hatte, und sie drängten in Anbetracht dieser Tatsache darauf, die Praxis dieser Salzbäder abzuschaffen. Austin (1988) weist darauf hin, daß Salz in Lösungen von bis zu 10 % tatsächlich als selektives Medium benutzt wird, um *Staphylococcus aureus*, eine der häufigsten Ursachen für Wundinfektionen, zu züchten! Es besteht außerdem die Möglichkeit einer Kreuzinfektion. Würden Sie gerne als nächste(r) baden, wenn vor Ihnen jemand mit einer eiternden Wunde am Rektum gebadet worden ist?

Austin und andere WissenschaftlerInnen sind der Ansicht, daß Salzbäder mehr mit dem psychologischen Bedürfnis von Pflegepersonen zusammenhängen, ständig geschäftig etwas zu tun – ganz egal was – selbst wenn dies keinen therapeutischen Wert hat. Wir schließen uns dieser Ansicht an und fordern Pflegepersonen auf, ihr Handeln professionell zu überdenken. Kein Wunder, daß Pflegepersonen, die viel Leid mit ansehen müssen, ein starkes Bedürfnis entwickeln, irgend etwas zu tun mit der Begründung, daß es funktionieren könnte. Pflegepersonen schätzen das Gefühl gar nicht, daß sie nichts tun können, um den PatientInnen zu helfen. Wir müssen dieses Gefühl jedoch gegen die Beweise abwägen. Gibt es Forschungsarbeiten, die die von uns geplante Intervention stützen? Könnten schädliche Nebenwirkungen den Nutzen zunichte machen? Erst wenn Pflegepersonen sich solche Fragen stellen, können sie den Anspruch erheben, professionelle Pflegepersonen zu sein. Eine solche Analyse muß dazu führen, daß Salzbäder als ein weiteres, auf einem Irrglauben basierendes Ritual abzulehnen sind.

Bevor wir das Thema «Verbände» abschließen, soll noch kurz auf die Verarmung des «National Health Service» (Staatlicher Gesundheitsdienst) eingegangen werden, die uns zwingt, einen Blick auf die Praxis werfen, unbenutztes steriles Verbandmaterial aufzubewahren. Roberts (1987) untersuchte in einer Studie diese Praxis auf zwei chirurgischen Stationen – mit interessanten Ergebnissen. Auf den betreffenden Stationen wurde unbenutztes Verbandmaterial aus sterilen Verpackungen in Kästen untergebracht, um von dem Pflegepersonal nach Gutdünken wiederverwendet zu werden. Nach einer Woche nahm Roberts insgesamt 38 Gazetupfer aus den Schachteln. Bei 11 (29 %) dieser Tupfer wurde *Staphylococcus aureus* isoliert; zwei der Tupfer waren resistent gegen Penicillin und Erythromycin, die restlichen 9 waren nur gegen Penicillin resistent. Roberts weist darauf hin, daß *Staphylococcus aureus* die Ursache für 18 % aller im Krankenhaus erworbenen Infektionen ist.

Beängstigend an dieser Studie ist die Tatsache, daß dieses aufbewahrte, nicht sterile Verbandmaterial normalerweise dazu benutzt wurde, die Bereiche intravenöser Infusionen abzudecken, zu schützen und auch, um Lotionen oder Cremes auf die Haut aufzutragen. Daher besteht ein beträchtliches Risiko, daß die unangemessene Verwendung dieses Verbandmaterials zu größeren Problemen mit Kreuzinfektionen führt, insbesondere bei dem penizillinresistenten *Staphylococcus aureus*. Die Studie kam zu dem Schluß, daß auf den beiden Stationen vielleicht £ 60 pro Jahr (ca. 140 DM) auf diese Art und Weise eingespart werden könnten, die Kosten für die Behandlung der wahrscheinlich folgenden Fällen von Kreuzinfektionen diese minimalen Einsparungen jedoch bei weitem übertreffen. Die Vorstellung, daß durch die Aufbewahrung von unbenutztem Verbandmull Geld eingespart werden könnte, wird somit als irrige Auffassung und als ernsthafte Gefahr für die Gesundheit der PatientInnen entlarvt.

Empfehlungen für eine gute Pflegepraxis

1. Anstelle rigider, ritualisierter Methoden sollten Grundsätze der Asepsis vermittelt werden. Jede Maßnahme sollte logisch begründet sein.

2. Die Praxis, den ganzen Wagen vor jedem Verbinden abzuwaschen, ist Zeitverschwendung, ebenso wie der Einsatz von Masken und OP-Kitteln. Wenn eine infizierte Wunde verbunden werden muß, sollte zum Schutz der Berufskleidung eine Plastikschürze verwendet werden, die nach der Benutzung zu entsorgen ist.

3. Gibt es keine Anzeichen für eine Infektion, dann sollten Wunden bedeckt bleiben und die Verbände erst abgenommen werden, wenn das Nahtmaterial entfernt werden darf.

4. Aseptische Lösungen sollten nicht mehr zur Reinigung infizierter Wunden verwendet werden; sie sollten durch sterile normale physiologische Kochsalzlösungen ersetzt werden.

5. Für die Reinigung oberflächlicher Wunden sind keine Pinzetten nötig.

6. Ein Verbandsraum sollte nur dann für das Anlegen von Verbänden genutzt werden, wenn er gut belüftet ist und ein achtmaliger Austausch der Luft pro Stunde gewährleistet ist. Andernfalls können sich Mikroorganismen ansiedeln, und es besteht die Gefahr einer Kreuzinfektion (O'Brien, 1986).

7. Die Praxis, Verbandmaterial für die Wiederverwendung als unsterile Gaze aufzubewahren, muß abgeschafft werden.

«Die Katheterpflege muß gemäß den Dienstvorschriften durchgeführt werden.»

Viele KrankenhauspatientInnen haben aus den verschiedensten Gründen einen Blasenkatheter. Allerdings sollte die Behandlung der Inkontinenz mittels Katheter nur als letzter Ausweg angesehen werden. Crow (1988) hat eine umfangreiche Studie über die Katheterisierung von KrankenhauspatientInnen durchgeführt. Ihre Arbeit zeigt, daß Faktoren wie der exakte Flüssigkeitsausgleich bei stark pflegeabhängigen PatientInnen und die Erleichterung bei größeren chirurgischen Eingriffen zwei Hauptgründe für das Anlegen eines Katheters sind.

Der Katheter bietet Mikroorganismen leichten Zugang zu der normalerweise sterilen Harnblase und begünstigt eine Infektion des Harntrakts, die sich im fortgeschrittenen Stadium auf die Nieren ausweiten kann. Bei der pflegerischen Arbeit muß dann nicht nur die Katheterdrainage streng überwacht und das Offenbleiben des Katheters sichergestellt werden, sondern es muß dabei auch so weit wie möglich verhindert werden, daß sich eine Infektion des Harntraktes entwickelt.

Vor diesem Hintergrund wurden von den Gesundheitsbehörden umfangreiche und rigide Dienstvorschriften für die Katheterpflege entwickelt. Leider basieren diese Vorschriften selten auf Forschungsergebnissen, sondern sie geben lediglich die Auffassungen des Verfassers solcher Vorschriften wieder – keine sehr fundierte Grundlage für den Kampf gegen Infektionen des Harntrakts. Die Situation wird noch weiter durch die Tatsache getrübt, daß das Personal die Dienstvorschriften normalerweise sowieso ignoriert! Die sorgfältig durchgeführte Studie von Crow über die Pflege in verschiedenen Einrichtungen hat gezeigt, daß Pflegepersonen, die sich an die Dienstvorschriften hielten, eher die Ausnahme als die Regel waren.

Die regelmäßige Reinigung des Harnröhreneingangs ist ein Eckpfeiler der Katheterpflege in den Dienstvorschriften. Was die Häufigkeit der Reinigung, die Art der Lösung und den Grad der Asepsis anbelangt, gibt es bei diesen Maßnahmen einen breiten Spielraum. Leider lassen sich keine Beweise für den Wert solcher Interventionen anführen, wenn es darum geht, die Infektionsrate zu senken. Crow hat in ihrer Studie zu diesem Punkt Stellung genommen.

Conti und Eutropius (1987) überwachten vier größere Versuche in den USA, an denen 2021 PatientInnen beteiligt waren, und kamen zu dem Schluß, daß durch keines der vier Reinigungsverfahren die Infektionsrate gesenkt werden konnte. In zwei Studien waren die Infektionsraten bei PatientInnen, deren Harnröhreneingang regelmäßig gereinigt wurde, höher als bei PatientInnen, bei denen überhaupt keine derartigen Maßnahmen durchgeführt wurden; glücklicherweise waren die Zahlen statistisch nicht signifikant.

Die gleichen Autorinnen überprüften auch den Nutzen von Latex- und Silikonkathetern. Silikon wird für den Langzeitgebrauch empfohlen, da Mineralien und anderes Material sich nicht an den Wänden des Katheters absetzen und so einer Verstopfung entgegenwirken. Man hoffte auch, daß damit das Infektionsrisiko geringer wäre, weil sich auf den Belägen der Katheterwand leicht pathogene Keime ansiedeln. Allerdings ergab ein randomisierter Versuch keinen statistisch signifikanten Unterschied im Hinblick auf die Infektionsraten. Silikonkatheter sind viel teurer als Katheter aus Latex, aber sie halten dafür auch erheblich länger als Latexkatheter und sind deshalb für den Langzeitgebrauch der Katheter erste Wahl. Aber sie mit der Begründung einzusetzen, daß sie das Infektionsrisiko senken, entbehrt wirklich jeder Grundlage – es ist ein Irrglaube.

Eine Praxis, die langsam ausstirbt, ist das Spülen der Blase zur Infektionsprophylaxe. Es hat keinerlei positive Auswirkungen und erhöht vermutlich das Risiko einer Harnwegsinfektion infolge des häufigen Eingreifens in etwas, das ein geschlossenes Drainagesystem darstellt. Blasenspülungen können allerdings erforderlich sein, wenn der Katheter verstopft ist. Eine neue Entwicklung, die darauf abzielt, eine Kontamination zu vermeiden, ist das Uro-Trainer-System. Es besteht aus einem steril verpackten geschlossenen Spülsystem, das nach Angaben der Hersteller beträchtlich die Infektionsgefahr reduziert, wenn eine Katheterverstopfung durch Ausspülen beseitigt werden soll. Die Hersteller behaupten, daß das System auch zur Behandlung von Harnwegsinfekten eingesetzt werden kann. Im Hinblick auf die Qualität der Patientenpflege und die finanziellen Einsparungen durch eine Senkung der Harnwegsinfekte wäre eine unabhängige Erforschung der Effektivität dieser neuen Entwicklungen von großem Nutzen für PatientInnen und Pflegepersonal.

Die Verhütung von Komplikationen bei der Verwendung von Kathetern kann sehr gefördert werden, wenn der Katheter korrekt in die Harnröhre eingeführt wird. Dazu muß ein Katheter der geeigneten Größe und Länge mit einer streng aseptischen Methode eingeführt werden. Die von manchen Ärzten angewandte Technik läßt viel zu wünschen übrig, daher sollte sich das Pflegepersonal bei der Katheterisierung von PatientInnen stets am höchsten Standard orientieren.

Die ritualisierte Messung der Urinausscheidung, die die Bedeutung der Flüssigkcitszufuhr außer acht läßt, wird dem Patienten wenig nutzen. Wenn der Katheter in situ ist, muß die Pflegeperson bedenken, daß die Ausscheidung von der Aufnahme abhängt; sie sollte deshalb ein Ziel für die Flüssigkeitsaufnahme festsetzen, die eine gute Diurese sicherstellt. Bei einem Flüssigkeitsvolumen von 2 bis 3 Litern pro Tag kann man davon ausgehen, daß eine Stase des Urins in der Blase – eine Situation, die bekanntermaßen das Risiko einer Harnwegsinfektion erhöht – verhindert wird.

Empfehlungen für eine gute Pflegepraxis

1. Eine Infektion kann am besten verhindert werden, wenn eine gute aseptische Methode bei der Einführung des Katheters angewandt wird.

2. Die Reinigung des Harnröhreneingangs hat keine nachgewiesenen günstigen Auswirkungen und ist für die PatientInnen peinlich. Die Fortsetzung dieser Praxis ist somit höchst fragwürdig.

3. Das Spülen der Blase mit aseptischen Lösungen sollte nicht zur Infektionsprophylaxe durchgeführt werden, da damit vermutlich der gegenteilige Effekt erzielt wird. Die Kosteneffizienz von geschlossenen Systemen wie dem Uro-Trainer zur Beseitigung von Verstopfungen des Katheters sollte untersucht werden.

4. Die Katheterbeutel sollten regelmäßig geleert werden, und jeder Patient sollte sein eigenes Gefäß haben, um der Gefahr von Kreuzinfektionen vorzubeugen. Diese Prozedur stellt eine potentielle Infektionsquelle für Pflegepersonal und Patientinnen dar und sollte mit äußerster Sorgfalt durchgeführt werden.

5. Eine gute Versorgung mit Flüssigkeit, die eine Urinausscheidung von 2 bis 3 Litern pro Tag gewährleistet, verhindert eine Stase des Urins und minimiert somit das Infektionsrisiko.

6. Silikonkatheter sollten nur für den Langzeiteinsatz verwendet werden. Wenn ein Patient nur für wenige Tage katheterisiert werden soll, ist Latex ebenso gut geeignet und viel billiger.

«Halten Sie jetzt eine Sekunde still, es ist nur ein kleiner Stich in den Handrücken, wenn ich die Nadel reindrücke.»

Das Anlegen einer intravenösen Kanüle ist in Krankenhäusern eine verbreitete Praxis. Wahrscheinlich wird bei allen PatientInnen irgendwann venöses Blut für die Analyse abgenommen. Eine Studie von Krakowska (1986) ergab, daß 38 % der PatientInnen entweder eine intravenöse Infusion bekamen oder eine heparinisierte intravenöse Dauerkanüle hatten. Eine intravenöse Kanüle gewährt direkten Zugang zum Blutkreislauf des Patienten, aber sie ist auch für Mikroorganismen ein leichter Weg, was zu einer Sepsis und zum Tod des Patienten führen kann.

In einer großen europäischen Studie (Nystrom, 1983) konnte gezeigt werden, daß 3,7 % von 1000 PatientInnen durch den Einsatz von Kanülen in den peripheren Venen eine Bakteriämie bekamen und sich bei 15,1 % eine Thrombophlebitis entwickelte. In dieser Studie wurde außerdem festgestellt, daß 39,9 % der PatientInnen in der Chirurgie eine intravenöse Kanüle hatten – eine ähnliche Anzahl wie in der Studie von Krakowska. Die Verhütung solcher Infektionen stellt sowohl für Pflegepersonen als auch für Ärzte eine wichtige Aufgabe dar.

Auch hier zeigt sich wieder, daß in den Dienstvorschriften der Gesundheitsbehörden ausführliche, jeden Schritt beschreibende Angaben für die Reinigung der intravenösen Zugänge zu finden sind, und wie bei den Kathetern muß man auch hier nach der wissenschaftlichen Grundlage solcher Maßnahmen fragen und, was noch entscheidender ist, ob diese Maßnahmen denn auch in Übereinstimmung mit den Vorschriften durchgeführt werden.

Krakowska gibt uns mit ihrer Studie über eine Änderung der Vorschriften für das Anlegen intravenöser Kanülen bei einer Gesundheitsbehörde einen aufschlußreichen Einblick in dieses Gebiet. Sie fand heraus, daß ein Jahr nach Einführung einer neuen Vorschrift für das Anlegen von intravenösen Kanülen 40 % der Pflegepersonen zugaben, diese Vorschriften nicht gelesen zu haben. Aus einer Stichprobe von 18 Ärzten, von denen manche schon registriert waren, kannte niemand die Krankenhausrichtlinien für das Anlegen intravenöser Kanülen. Die Beobachtung des Pflegepersonals und der Ärzte beim Anlegen intravenöser Kanülen ergab, daß die Vorschriften kaum eingehalten wurden; nur 8 % der Ärzte wuschen von sich aus ihre Hände vor dem Anlegen einer intravenösen Kanüle. Diese Beobachtung wird durch die Tatsache bestätigt, daß in einem Fragebogen, der den 18 Ärzten in dieser Studie vorgelegt wurde, nur 2 Ärzte (11 %) angaben, daß sie sich immer die Hände vor dem Anlegen einer intravenösen Kanüle waschen.

Wahrscheinlich ist eine solche Situation nicht untypisch. Sie stellt den Wert von Dienstvorschriften in Frage, die der Durchführung ritualisierter, gedankenloser und unprofessioneller Pflegemaßnahmen Vorschub leisten und vom Pflegepersonal kaum beachtet werden. Lediglich ein Drittel der interviewten Pflegepersonen in der Studie von Krakowska fanden die neuen Vorschriften praktisch. Wir werden später noch auf den Wert von Dienstvorschriften zurückkommen.

Das Anlegen einer intravenösen Kanüle ist in Großbritannien noch weitgehend die Aufgabe der Ärzte, aus diesem Grunde geht eine ausführliche Diskussion über korrekte Techniken über den Rahmen dieses Buches hinaus. Häufig werden Pflegepersonen jedoch gebeten, dabei zu helfen, und dann ist es wichtig, daß die Pflegeperson ihren Teil der Arbeit gemäß den Grundsätzen der Asepsis (z. B. Händewaschen) ausführt, nicht nur um der guten pflegerischen Praxis willen, sondern auch, um den jungen Ärzten, die oft mit dem Anlegen intravenöser Kanülen betraut werden, mit gutem Beispiel voranzugehen. Die Pflegeperson sollte auch dafür sorgen, daß die für eine aseptische Methode notwendige Ausrüstung zur Verfügung steht. Ein gut bestückter Wagen mit einer großen Auswahl von Kanülen, Röhrchen für Blutproben, Mitteln für die Vorbereitung der Haut etc. verhindert, daß der Arzt eine Entschuldigung für die Anwendung einer unzulänglichen Methode hat. Das Pflegepersonal auf einer Station könnte erwägen, beim Anlegen von intravenösen Kanülen das Auftreten von Infektionen und Thrombophlebitis sowie die Begleitumstände zu überwachen, wodurch die Ärzte ein wertvolles Feedback im Hinblick auf ihre Kompetenz bekämen. Wir dürfen die Tatsache nicht außer acht lassen, daß die Beobachtungen von Krakowska sie zu der Bemerkung veranlaßten: «Ärzte gelten beim Anlegen intravenöser Infusionen als kompetent. Wie die Ergebnisse zeigen, gibt es keinen Grund für diese Annahme.»

Nach dem Anlegen einer intravenösen Kanüle ist die Pflegeperson für deren Pflege verantwortlich, unabhängig davon, ob es sich um einen peripheren oder um einen zentralen Zugang handelt. Wegen der idealen Wachstumsbedingungen für Bakterien ist bei zentralen Zugängen die Möglichkeit von nachteiligen Auswirkungen auf die PatientInnen größer, insbesondere wenn die Zugänge der vollständigen parenteralen Ernährung dienen. Die oben zitierte Arbeit von Nystrom ergab, daß die Infektionsraten bei zentralen Zugängen 12mal höher als bei peripheren Zugängen waren (44,8 pro 1000 gegenüber 3,7 pro 1000).

Eine Studie von Clayton et al. (1985) zeigte, daß Staphylococcus epidermidis für 87,1 % der Infektionen der inneren Jugularvenen verantwortlich war. Hauptursache für die Kontamination war eine mangelhafte Pflege der Injektionsstellen sowie der Dreiwegekanülen an den intravenösen Zugängen. Speechley (1986) fordert, daß Dreiwegekanülen mit Verschlußstöpseln in Anbetracht dieses Infektionsrisikos vermieden werden müssen, und eine großangelegte Arbeit von Brosnan et al. (1988) unterstreicht die von Kanülenstöpseln ausgehende Infektionsgefahr und führt Kontaminationsraten von 46 bis 58 % an.

Wenn es um die Pflege intravenöser Zugänge geht, zeigt sich der Bedarf an wissenschaftlich fundierten, sinnvollen Maßnahmen. Maßnahmen dürfen nicht bloß durchgeführt werden, weil dies immer schon so war oder weil irgend jemand es für eine gute Idee hält. Grundlage der Pflege sollte die Vermeidung von Gefahren sein, die auch klar als solche erkannt wurden, wie im Fall der oben erwähnten Dreiwegekanülen mit Verschlußstöpseln. Zum Wohl der PatientInnen darf hier kein Platz für ritualisierte Maßnahmen sein, besonders deshalb nicht, weil viele dieser PatientInnen sich auf Intensivstationen befinden oder nach einem chirurgischen Eingriff sehr krank sind.

Ein weiterer Faktor ist der zeitliche Aspekt bei einer intravenösen Kanüle. Speechley (1986) weist darauf hin, daß angesichts der Forschungsbefunde im Zusammenhang mit der Ansiedlung von Bakterien und dem Anstieg ihrer Wachstumsrate in Abhängigkeit von der Zeit, die die Kanüle in situ ist, eine intravenöse Kanüle alle 48 bis 72 Stunden ausgewechselt werden muß. In der Studie von Krakowska (1986) schrieben die Krankenhausrichtlinien ein Auswechseln nach 72 Stunden vor. Da jedoch keiner der Ärzte von der Existenz der Richtlinien wußte, dürfte es nicht überraschen zu erfahren, daß 61% der Ärzte angaben, sie würden eine intravenöse Kanüle an ihrem Platz lassen, bis sie herausfällt oder bis der gesundheitliche Zustand des Patienten es erlaubt, sie ganz zu entfernen. Ein Großteil der übrigen befragten Ärzte meinte, daß eine intravenöse Kanüle innerhalb eines Zeitraums von weniger als einer Woche auszuwechseln sei.

Wie sehr ist das Pflegepersonal eigentlich bemüht, wenn es darum geht, die Zeitspanne zu dokumentieren, die eine intravenöse Kanüle in situ ist, und die Ärzte darauf hinzuweisen, daß nun ein Wechsel fällig ist? Dies wäre vor dem Hintergrund der Forschungsbefunde eine sinnvolle Maßnahme, ganz besonders deshalb, weil man von den Ärzten, wenn man fair sein will, nicht erwarten kann, daß sie wissen, wie lange jede(r) ihrer PatientInnen schon eine intravenöse Kanüle hat.

Neben der Kanüle muß auch das Infusionssystem als mögliche Infektionsquelle in Betracht gezogen werden. In den meisten Krankenhäusern gibt es Richtlinien, die vorschreiben, wie oft dieses auszuwechseln ist, obwohl es keine Anzeichen für die Annahme gibt, daß man sich an die vorgegebene Häufigkeit hält, besonders nicht auf Allgemeinstationen. Hier könnte sich ein ergiebiges Feld für Untersuchungen eröffnen, da wir den Verdacht haben, daß viele intravenöse Infusionssysteme überhaupt nicht ausgewechselt werden.

Gemäß den Empfehlungen des «Department of Health and Social Services» (1973) (Ministerium für Gesundheit und Soziales) sollten alle Infusionssysteme täglich ausgewechselt werden. Die Arbeit von Band und Maki (1979) legt nahe, daß ein Zeitraum von 48 Stunden bei peripheren Zugängen ebenso sicher ist. Diese Empfehlung hat sich auf die Politik ausgewirkt, besonders wegen der damit verbundenen finanziellen Konsequenzen. Das «American Center for Disease Control» (Amerikanisches Zentrum für die Überwachung von Krankheiten) empfahl im Jahre 1980 für die USA einen Zeitraum von 48 Stunden. Jüngste Berichte deuten darauf hin, daß ein Wechsel nach 72 Stunden ebenso sicher ist (*American Journal of Nursing News*, 1987). Eine Studie mit 479 PatientInnen soll bei einem Austausch des peripheren intravenösen Infusionssystems nach 72 anstatt nach 48 Stunden keine statistischen Unterschiede in bezug auf die Infektionsraten ergeben haben. Die ForscherInnen fordern jedoch einen häufigeren Austausch bei Gabe von Blutprodukten, bei totaler parenteraler Ernährung, bei der Überwachung des arteriellen Blutdrucks sowie der Verdachtsfälle von Bakteriämie. Sie schätzen, daß sich durch diesen Wechsel in ihrem 450-Betten-Krankenhaus pro Jahr $ 100 000 einsparen lassen.

Die finanziellen Konsequenzen solcher Einsparungen dürften den Druck für einen Änderung in Richtung größerer Abstände beim «National Health Service» (Staatlicher Gesundheitsdienst) erhöhen. Es bleibt jedoch zu hoffen, daß vor einer solchen Änderung entsprechende Forschungsbefunde in angemessener Form berücksichtigt werden.

Die Palette des Verbandmaterials für intravenöse Zugänge reicht von industriell vorgefertigt bis selbstgemacht. Es steht zwar eine große Auswahl von industriell hergestelltem Verbandmaterial zur Verfügung, aber in weiten Bereichen werden noch immer trockener Verbandmull und Pflaster benutzt, mit potentiell verhängnisvollen Ergebnissen, wie bereits früher in diesem Kapitel erwähnt wurde. Im Fall der letzteren Methode muß alles, was mit der Injektionsstelle der Kanüle in Kontakt kommt, steril sein. Dies ist vernünftig. Rituale, bei denen ausrangierter trockener Verbandmull aus anderen Paketen verwendet oder klebriges Pflaster direkt über die Injektionsstelle geklebt wird, schaden jedoch der Gesundheit der PatientInnen. Wir brauchen unabhängige Forschungsarbeiten, die sich mit der Effektivität industriell vorgefertigter Sets befassen: es kostet in der Tat mehr, einen Zugang auf diese Art und Weise abzudecken, aber diese zusätzlichen Kosten werden vielleicht um ein Vielfaches aufgewogen, wenn man mit einer Senkung der Infektionsrate rechnen kann.

Empfehlungen für eine gute Pflegepraxis

1. Intravenöse Kanülen sollten alle 48 bis 72 Stunden ausgewechselt werden.

2. Intravenöse Infusionssysteme sollten alle 48 Stunden ausgetauscht werden. Forschungsbefunde belegen, daß längere Zeiträume der Überwachung bedürfen.

3. Intravenöse Injektionsstellen sollten mit einem sterilen Okklusivverband abgedeckt werden.

4. Bei der Unterbrechung von geschlossenen intravenösen Systemen muß zur Vorbeugung einer Kontamination sehr sorgfältig vorgegangen werden.

5. Die Verwendung von Dreiwegekanülen und Verschlußstöpseln sollte nach Möglichkeit vermieden werden.

6. Zur Fixierung einer intravenösen Kanüle dürfen keine gewöhnlichen, unsterilen Pflaster, sondern nur maßgefertigtes steriles Verbandsmaterial verwendet werden.

Literatur

Austin, L. (1988): The salt bath myth. *Nursing Times* 84: 9, 79–83.

Aycliffe, G., Babb, J. R., Collins, B. J. (1975): Disinfection of baths and bathwater. *Nursing Times* 71: 37, 22–3.

Band, Maki D. (1979): Safety of changing intravenous delivery systems at longer than 24 hr intervals. *Ann. Internal Medicine* 91: 173–8.

Brennan, S. S., Foster, M.R, Leaper, D. J. (1984): Adverse effects of antiseptics on the healing process. *Journal of Hospital Infection* 5 (Suppl. A): 122.

Brosnan, K., Parham, A. M., Rutledge, B., Baher, D., Redding, J. (1988): Stopcock contamination. *American Journal of Nursing*, 320–3.

Clayton D. G., Shanahan A. L, Simpson J. C. (1985): Contamination of internal jugular cannulae. *Anaesthesia* 40: 523–8.

Conti, M. I., Eutropius, L. (1987): Preventing urinary tract infections. What really works? *American Journal of Nursing* 87: 307–9.

Crow, R., Mulhall, A., Chapman, R. (1988): Indwelling catheterization and related nursing practice. *Journal of Advanced Nursing* 13: 489–95.

Ingleston, L. (1986): Make haste slowly. *Nursing Times* 82: 37, 28–31.

Kühne-Ponesh, S. (1999): Einfluss verschiedener Verbandmaterialien auf die Einstichstelle eines ZVK. *Pflege* 5: 315-321.

Krakowska, G. (1986): Practice versus procedure. *Nursing Times* 82: 49, 64–6.

O'Brien, D. (1986): Post operative wound infections. *Nursing* 5: 178–82.

Roberts, J. (1987): Penny wise pound foolish. *Nursing Times* 83: 37, 68–70.

Sherman, L. A. (1979): A pinch of salt. *Nursing Times* 75: 45, 355–8.

Sitzmann, F.: Hygiene. Springer, Berlin/Heidelberg 1999.

Speechley, V. (1986): Intravenous therapy, peripheral and central lines. *Nursing* 3: 95–100.

Thomlinson D. (1987): To clean or not clean? *Nursing Times* 83: 37, 71–5.

Watson M. (1984): Salt in the bath. *Nursing Times* 80: 46, 57–9.

3. Lotionen und Verbandmaterial

Im vorigen Kapitel haben wir Maßnahmen zur Infektionsprophylaxe diskutiert. Nun geht es um das Material, das sowohl bei Dekubitalgeschwüren als auch bei Operationswunden benutzt wird. Im ersten Abschnitt beschäftigen wir uns mit Mitteln zum Reinigen von Wunden, danach mit Verbandmaterial.

«Verbinden Sie Herrn Bergmanns Dekubitus mit Eusol® und Verbandmull, Schwester.»

Im vorigen Kapitel ging es um geschlossene Operationswunden, die entweder sauber oder infiziert waren und Eiter absonderten. Offene Wunden (wie z. B. ein Dekubitus) mit schwarzem nekrotischem Gewebe und tiefe Wunden, die eitern, erfordern verschiedene Behandlungsmethoden. Um eine effektive Wundheilung zu fördern, muß das nekrotische Gewebe entfernt und die Infektion beseitigt werden. Eine weitere Bedingung für eine vollständige Wundheilung besteht darin, daß die Wunde sich von unten nach oben schließt.

Im Laufe der Jahre haben Pflegende eine große Anzahl von Lotionen und Agenzien eingesetzt, um nekrotisches Gewebe zu entfernen, Infektionen zu bekämpfen und die Heilung zu fördern. Einige dieser Mittel können in die Nähe von Hexerei gerückt werden und haben mit einer professionellen Pflege der neunziger Jahre ebenso viel zu tun wie ein Kessel voll mit Wassermolchleber und Fledermausfüßen! Diese Batterie von Mitteln geht auf die Mystifizierung der Pflege zurück. In der Vergangenheit wurde einer Pflegeperson gesagt, daß ein bestimmtes Mittel wirkt, und sie glaubte blind, was man ihr sagte. So sah (sieht?) die Ausbildung der Pflegenden aus. Die Folge davon ist, daß sich über die Jahre bis auf den heutigen Tag der Einsatz bestimmter Methoden und Lotionen verbreitet hat, deren Wert nicht nachgewiesen ist. Schlimmer noch, einige dieser Lotionen haben sich als eindeutig schädlich erwiesen, dennoch werden sie immer noch benutzt.

Die Pflegeausbildung hat es versäumt, Pflegekräfte mit Forschergeist heranzubilden, die fragen: «Warum? Woher weiß ich, daß Lösungen irgendeinen Wert haben?» Die Oberschwester sagt: «Nehmen Sie Eusol?» Also benutzt es die Pflegeperson und damit wird ein weiteres gedankenloses Ritual weitergegeben. Weshalb sagt die Oberschwester: «Nehmen Sie Eusol?» Weil sie es entweder nicht besser weiß, oder weil die Ärzte den Gebrauch angeordnet haben. Rituale und Tradition sind nicht das alleinige Privileg von Pflegenden.

Eusol® ist eine Hypochloritlösung (weitere sind Chloramine T, Chlorasol, Milton), die zur Entfernung von totem Gewebe verwendet wird. Es gibt eine Vielzahl von Arbeiten (Johnson, 1987; Ferguson, 1988), die belegen, daß der Gebrauch aus folgenden Gründen verboten werden sollte:

1. Wegen der toxischen Auswirkungen auf die Fibroblasten wird die Kollagensynthese ernsthaft gestört. Diese ist jedoch ein wichtiger Schritt bei der Wundheilung.

2. Die Mikrozirkulation wird stark behindert; dies verzögert die Wundheilung.

3. Die Zellwände der koliformen Mikroorganismen setzen Endotoxine frei, wenn sie von Hypochloritlösungen angegriffen werden. Diese Endotoxine schädigen die Nierenkanälchen und können von einer leichten Urämie bis zu akutem Nierenversagen führen.

4. Die Wirksamkeit dieser Lösungen als wundreinigende Mittel ist fraglich.

Wenn ein neues Arzneimittel mit solchen Nebenwirkungen auf den Markt gebracht würde, gäbe es sofort einen Aufschrei, und es würde verboten (Johnson, 1987). Weil es aber diese Lösungen schon 20 Jahre und länger gibt und weil in der Pflege ritualisierte Methoden verbreitet sind, werden sie immer noch benutzt. Die Ärzteschaft trägt in gleicher Weise Schuld: Wie kann es sein, daß Krankenhausapotheken weiterhin die Ausgabe dieser schädlichen und gefährlichen Chemikalien für den Einsatz gegen die PatientInnen rechtfertigen können?

Die gleichen Argumente lassen sich gegen die Praxis ins Feld führen, Mercurochrom® auf Abschürfungen und kleinere Wunden zu geben, dennoch besteht diese Praxis weiterhin trotz der Tatsache, daß dieses Mittel vor vielen Jahren völlig in Verruf war. Es verzögert die Wundheilung dadurch, daß es den normalen physiologischen Heilungsprozeß stört, und es kann zu einer Quecksilbervergiftung führen, wenn allzu enthusiastisch Gebrauch davon gemacht wird (Goodman-Gilman, 1980). Dessen ungeachtet trägt das Pflegepersonal auf Unfall- und Notfallstationen es auf Schürfwunden auf, und die Krankenhauspharmazeuten bereiten es nach Rezept zu.

Wenn wir nun wieder zu der Frage nach dem Entfernen von Schorf und nekrotischem Gewebe aus Wunden zurückkehren, dann lautet die Antwort, daß die reinigende Wirkung, die Hypochloritlösungen haben mögen, durch ihre vielen gesundheitsschädlichen Nebenwirkungen übertroffen wird. In Anbetracht dieser bekannten Nebenwirkungen hat ein Patient, der aufgrund von Hypochloritverbänden an Störungen der Nierenfunktion leidet, das Recht, die Oberschwester verantwortlich zu machen. Faktisch gibt es wenig bzw. gar keine Beweise, die für den Einsatz irgendeines der üblichen nekroselösenden Mittel sprechen, eine Ausnahme bildet da vielleicht das chirurgische Skalpell. Was bleibt, sind Anekdoten und Mythen.

Wie sollen Wunden dann anders gereinigt werden? Die Ergebnisse von sorgfältig überwachten Versuchen befürworten den Einsatz moderner Mittel, die in den letzten 10 Jahren auf den Markt gekommen sind.

Das gleiche gilt für die Reinigung infizierter Wunden von pathogenen Keimen, ein Thema, das hier auch angesprochen werden muß. Auch hier reicht die Auswahl der eingesetzten Mittel wieder von absonderlichen Dingen (Brotaufstrich, Honig, Eier usw.) bis hin zu den bekannten Aseptika. Wenn wir die Mittel einmal außer acht lassen, über deren aseptische Wirkung nichts bekannt ist, wie z. B. Marmite (so sehr die Pflegeperson den Geschmack auf Toast auch schätzen mag), und uns auf Aseptika konzentrieren, stoßen wir auf Probleme. Wenn Aseptika benutzt werden, um oberflächliche Wunden abzutupfen, wie wir im vorigen Kapitel gesehen haben, dann sind sie mit den pathogenen Keimen nicht lange genug in Kontakt, um diese abtöten zu können. Zur Verwendung beim Austamponieren von Wundhöhlen führt Johnson (1987) an, daß sie – speziell Chlorhexidine und Cetrimide – durch Eiter und organisches Material inaktiviert werden, bevor sie pathogene Keime abtöten können. Es besteht bei Aseptika immer die Gefahr von Reaktionen und Hautunverträglichkeiten (besonders bei Povidonelodine), und sie können eine toxische Wirkung auf das zentrale Nervensystem haben, wenn sie mit Hauptnervensträngen in Kontakt kommen.

Der Gebrauch von lokalen antibiotischen Präparaten, wie z. B. Fucidine Gaze, ist abzulehnen, weil sich resistente Bakterienstämme, wie z. B. der sehr gefürchtete MRSA (Methicillin-resistenter *Staphylococcus aureus*) entwickeln können.

Unabhängig davon, ob wir es mit einem nekrotischen Dekubitus oder mit einer tiefen eiternden Wundhöhle zu tun haben, die Implikationen sind dieselben. Die herkömmlichen Methoden sind weit davon entfernt, das Problem effektiv zu lösen. Das tagtägliche ritualisierte Behandeln der Wunde mit Agenzien ist eine inakzeptable Pflegepraxis, wenn die einzige Begründung für eine solche Maßnahme lautet: «Die Oberschwester will es so» oder «Das haben wir immer so gemacht». Bevor wir uns den modernen Mitteln zuwenden, gilt es, noch einen Bereich zu thematisieren – das Verbandmaterial selbst.

«Decken Sie das bitte mit trockenem Verbandmull ab, Schwester.»

Wunden müssen bedeckt werden, um eine Kontamination und Infektion zu verhindern, folglich wurde der Verbandmull entwickelt. Wunden verlangen jedoch mehr als eine simple Abdeckung; wie die Forschung gezeigt hat, sind folgende Faktoren für den Heilungsprozeß maßgebend:

1. Das überschüssige Exsudat aus der Wunde muß absorbiert werden.

2. Die Wundoberfläche sollte ziemlich feucht sein, da Epithelzellen ein feuchtes Milieu brauchen, um sich auf der Wundoberfläche bewegen zu können.

3. Auf der Wundoberfläche sollte ein freier Gasaustausch möglich sein, und der ph-Wert muß für eine optimale Heilung gleichbleibend bei 6,1 liegen.

4. Es dürfen keine Mikroorganismen durch das Verbandmaterial in die Wunde gelangen.

5. Das Verbandmaterial sollte die Temperatur der Wunde auf einem der Körpertemperatur ähnlichen Niveau halten.

6. In die Wunde darf kein fremdes Material vom Verband gelangen.

7. Das Verbandmaterial muß sich mit einem Minimum an Verletzungsgefahr entfernen lassen, damit das neu gebildete Gewebe nicht geschädigt wird.

Es lohnt sich, einige herkömmliche Verbandmaterialien vor dem Hintergrund dieser Befunde zu betrachten. Fangen wir mit dem Weglassen des Verbandes an, anders ausgedrückt, mit der Praxis, die Wunde offen zu lassen. Diese Praxis spottet ohne Zweifel jeder Logik und betont noch den Unsinn, den Pflegenden treiben, wenn sie Dekubitalgeschwüre mit Sauerstoff behandeln in der irrigen Annahme, die Heilung dadurch zu beschleunigen. Tatsächlich erzielen sie damit den gegenteiligen Effekt, weil sie die Wunde austrocknen (Turner, 1970).

Der herkömmliche trockene Verbandmull versagt bei fast allen der oben aufgeführte Punkte. Beispielsweise schneidet Verbandmull schlecht ab, wenn das Eindringen von Bakterien verhindert werden soll, er gibt Fasern in die Wunde ab und kann an der Wunde festkleben, was beim Entfernen Verletzungen und Schmerzen verursacht.

Die Verwendung von nicht-haftenden Verbänden (z. B. Melolin) ist zumindest ein Schritt in die richtige Richtung, vorausgesetzt, die nicht-haftende Seite wird auf die Wunde gelegt. Leider haben die Autoren selbst verbundene Wunden gesehen, bei denen die nicht-haftende Seite von der Wunde abgekehrt war. Derartige Vorkommnisse haben die Hersteller veranlaßt, Verbände auf den Markt zu bringen, die beidseitig aus nicht-haftendem Material bestehen. Solche Verbände sind dünn und saugen das Exsudat nicht von selbst in ausreichendem Maße auf. Sie müssen deshalb mit erheblichen Mengen von Verbandmull verstärkt werden, und der ganze Verband muß gewechselt werden, sobald das Exsudat eingesickert ist, weil sich durch nassen Verbandmull schnell eine Invasion von Bakterien ausbreitet. Es gibt die Alternative, zusätzlich Schichten von Verbandmull über die Oberseite des Verbandes zu legen, um das darunterliegende Gewebe nicht unnötig zu beschädigen, aber dies kann nicht beliebig oft wiederholt werden.

Verbandmull ist daher von begrenztem Wert und in vielen Situationen ungeeignet. Dies führt uns zu dem neuen alternativen Verbandmaterial, das es seit ca. 10 Jahren gibt, und genau an dieser Stelle können wir die Fäden der Diskussion aus dem ersten Teil dieses Kapitels mit unserer augenblicklichen Erörterung verknüpfen.

Wir wollen uns zunächst mit infizierten oder von totem Gewebe umgebenen Wunden beschäftigen. Es wurde eine Vielzahl von Mitteln entwickelt, die Wunden von nekrotischem Gewebe befreien und auch die pathogenen Keime schnell entfernen. Sie haben eher die Wirkung eines Staubsaugers, weil sie all das unerwünschte Material aus der Wunde saugen; Beispiele hierfür sind Debrisorb®, Varidase® und Iodosorb®.

Johnson (1986) hat einen erfolgreichen Versuch mit Debrisorb beschrieben, einer Substanz, die aus Bläschen von 0,1 und 0,3 mm Durchmesser besteht und in der Lage ist, große Mengen von Flüssigkeit aus der Wunde aufzunehmen; während der Absorption des Exsudats wird dieses zu einem weichen Gel aufgequollen. Debrisan absorbiert nicht nur die Flüssigkeit, sondern auch die pathogenen Keime; es befördert sie von der Wunde zur Oberfläche, wo sie, wie man aus Beobachtungen weiß, schnell absterben.

In diesem Versuch wurden 60 g Debrisorb-Bläschen mit 30 ml sterilem Macrogel 400® zu einer Paste vermischt, die alle Eigenschaften von Debrisorb hatte. Diese wurde bei insgesamt 18 PatientInnen mit lange bestehenden, infizierten Geschwüren angewandt. Innerhalb von 5 Tagen waren 17 Geschwüre keimfrei; das 18. war immer noch kontaminiert, jedoch konnten entsprechende Erreger auch in der Nase des Patienten nachgewiesen werden. Es wurde beobachtet, daß dieses Geschwür trotz der bestehenden Kontamination mit der eigenen Flora des Patienten abheilte.

Die Behandlung mit Debrisorb hatte die Erreger beseitigt und die Wunde für den Heilungsprozeß vorbereitet. Neue Produkte sind teuer, und die Kosten könnten Anlaß zu Einwänden geben. In diesem Fall kostete eine erfolgreiche Behandlung von 5 Tagen schätzungsweise £ 5,85 (ca. 14 DM), wohingegen die herkömmliche Behandlung ohne Erfolgsgarantie £ 27,65 (ca. 83 DM) gekostet hätte. Varidase kann auf die gleiche Art eingesetzt werden wie Debrisorb, es ist ebenso effektiv und eventuell preiswerter. Es ist auch sehr vielseitig und bietet verschiedene Anwendungsmöglichkeiten.

Wenn denn schon wirksame neue Methoden zur Entfernung nekrotischen Gewebes und pathogener Keime zur Verfügung stehen, diese Methoden weitaus effektiver sind als herkömmliche und im Gegensatz zu diesen den PatientInnen nicht schaden, warum benutzen wir sie dann nicht? Warum beharren wir dann weiterhin auf Lotionen und Mittelchen und verwenden Lösungen, die keine Probleme lösen können? Gäbe es eine nach rationalen Gesichtspunkten ausgerichtete klinische Praxis, dann wäre dies nicht der Fall, woraus hervorgeht, daß uns gegenwärtig eine rationale Grundlage in der Pflege fehlt.

Uns bleibt noch die Beschäftigung mit dem neuen Verbandmaterial. Dieses sollte den oben diskutierten Kriterien gerecht werden und in verschiedenen Formen verfügbar sein. Es gibt einmal die Möglichkeit, die Wundhöhle vollständig auszufüllen, um die Heilung von unten zu fördern. Beispiele für diese Anwendung sind Schäume (z. B. Silastic®), Hydrogels (z. B. Gellperm®) oder fibröse Produkte (z. B. Sorbsan®). Diese sollten die herkömmliche Art des Wundverbands mit Verbandmull, der mit Eusol, Polyvidon-Iod, Flamazine bzw. Eusol und Paraffin getränkt ist, ersetzen.

Eine andere Möglichkeit ist der Einsatz als Hydrokolloidverbände, z. B. Granuflex® und Comfeel Uleus®. Hierbei handelt es sich um absolut wirksame Okklusivverbände, die sehr erfolgreich eingesetzt werden können, besonders bei schwierigen, lange bestehenden Wunden, wie z. B. Dekubital und Unterschenkelgeschwüren. Die Geschwüre, um die es in der Studie von Johnson (1986) ging, wurden nach der 5-tägigen Periode, in der das nekrotische Gewebe und die Erreger entfernt wurden, weiträumig mit Granuflex verbunden und heilten schnell ab.

In großangelegten Versuchen konnte die Effektivität von Hydrokolloid (hier: Granuflex) (van Rijswijk et al. 1985; Cherry et al., 1984) nachgewiesen werden. Pottle (1987) beschrieb in einer kleineren Studie in einer Gemeinde die Auswirkungen von Granuflex bei einer Reihe von PatientInnen mit lange bestehenden Unterschenkelgeschwüren, die jede nur erdenkliche herkömmliche Behandlung ausprobiert hatten. Ein Patient war sage und schreibe 10 Jahre mit einem Kostenaufwand von £ 47280 (ca. 14200 DM) für ein Beingeschwür behandelt worden. Mit Granuflex konnte das Geschwür innerhalb von 6 Monaten und mit einem finanziellen Aufwand von £ 1282 (ca. 380 DM) zum Abheilen gebracht werden. Pottle fand heraus, daß mit Granuflex Geschwüre, die schon über Jahre bestanden, innerhalb von Monaten abheilten oder daß die Größe der Geschwüre und, was noch wichtiger ist, die Schmerzen und die Unannehmlichkeiten, die den PatientInnen dadurch entstanden, erheblich verringert werden konnten. In der Anfangsphase der Behandlung wurden aufgrund der Lysis des nekrotischen Gewebes vermehrt Eiterabsonderung und Geruchsbildung beobachtet. Die PatientInnen brauchten in dieser Zeit zusätzliche Unterstützung, aber sobald diese Phase erfolgreich überstanden war, schritt die Heilung schnell voran.

Die letzte Methode bezieht sich auf den Einsatz von Filmen, wie z. B. OpSite® oder Tegaderm®, die ideal für die Behandlung oberflächlicher, großflächiger Bereiche sind, z. B. Dekubitalgeschwüre im Anfangsstadium oder Verbrennungen. Es gibt in diesem Zusammenhang allerdings ein Problem, insofern als diese Filme das Exsudat nicht absorbieren können; dies kann jedoch mittels Nadelaspiration (aseptische Technik) und erneuter Abdeckung der Einstichstelle mit einem Film ausgeglichen werden.

Ein Einwand, der gegen den Gebrauch dieses neuen Verbandmaterials für die Behandlung von Dekubitalgeschwüren erhoben wird, bezieht sich darauf, daß dieses Material aufgrund der Reibung am Bettzeug leicht verrutscht, beispielsweise im Bereich des Kreuzbeins. Wie wir noch sehen werden, ist eine solche Reibung eine der Hauptursachen für Dekubitalgeschwüre; würde der Patient also richtig gepflegt, dann gäbe es keine derartigen Auswirkungen. Die Einflüsse, die den Verband leicht verrutschen lassen, sind die gleichen, die hauptsächlich für die Entstehung von Dekubitalgeschwüren verantwortlich sind. Der Verband bleibt an seinem Platz, und die Blutversorgung des Granulationsgewebes am Grund der Wunde wird erhöht, wenn Reibung und Druck nicht auf das Kreuzbein des Patienten einwirken können. Der Patient sollte deshalb in Seitenlage und, wenn möglich, sogar in Bauchlage versorgt werden. Der Verband ist schon in Ordnung, nur die Pflege nicht.

Einwände gegen die Kosten wurden bereits im Zusammenhang mit den beiden hier vorgestellten Versuchen (Johnson, 1986; Pottle, 1987) thematisiert. Auf den ersten Blick erscheint das neue Material im Vergleich zu dem herkömmlichen Verbandmull und den Lösungen teuer, aber das war auch bei Penicillin so. Man spart am falschen Ende, wenn man die neuen Methoden nicht einsetzt. Mit einer schnellen Besserung des Gesundheitszustandes der PatientInnen kann man mehr Geld einsparen und Leiden lindern als mit Pfennigfuchserei.

Wenn neue Produkte eingeführt werden, dann muß das Pflegepersonal diese gemäß den Gebrauchsanweisungen des Herstellers benutzen. Die Produkte sollen wie vorgeschrieben verwendet werden, weil in ihre Entwicklung eine Menge Zeit und Geld investiert wurde, damit sie wie vorgesehen wirken. Pflegerinnen müssen sich vor unbegründetem Irrglauben in acht nehmen, der zu falschem Gebrauch und sogar zur Ablehnung von Produkten führen kann, mit der haltlosen Begründung, daß sie nicht wirken. Um eine optimale Wirkung zu erzielen, sollte man die Anweisungen des Herstellers befolgen und sich nicht mit einer oberflächlichen oder gefühlsmäßigen Anwendung begnügen. Falsche Sparmaßnahmen, wie z. B. der Versuch, mit einem Verband für zwei PatientInnen auszukommen, müssen vermieden werden, denn wir haben im vorigen Kapitel gesehen, daß dies schlimme Folgen haben kann.
Die Praxis der Wundversorgung läßt bei einer großen Anzahl von Pflegenden einiges zu wünschen übrig. Sie ist veraltet, ritualisiert und entbehrt jeder faktischen oder wissenschaftlichen Grundlage. Eine derartige Praxis läßt die Glaubwürdigkeit der Pflege und sämtlicher VertreterInnen dieses Berufsstandes fragwürdig erscheinen und ist ein Nährboden für Kunstfehler, an denen sich JuristInnen im Namen ihrer KlientInnen eine goldene Nase verdienen können. Es wäre traurig, wenn wir warten müßten, bis einige Gesundheitsbehörden oder sogar einzelne Pflegende gerichtlich belangt werden, bevor seitens der Disziplin Anstrengungen unternommen werden, dieses skandalös niedrige Niveau in der Wundversorgung zu heben, das gegenwärtig noch in einigen Bereichen anzutreffen ist.

Empfehlungen für eine gute Pflegepraxis

1. Hypochloritlösungen und Mercurochrom sollten ab sofort nicht mehr benutzt werden.

2. Es sollte kein Mittel für eine Wunde verwendet werden, wenn nicht wohlbegründete Umstände seinen Einsatz rechtfertigen. Gewohnheit und Praxis oder persönliche Neigungen sind keine ausreichende Begründung.

3. Lokale Antibiotika sollten nicht mehr verwendet werden.

4. Der Gebrauch von Verbandmull ist nur in wenigen Situationen angezeigt. Die Gesundheitsbehörden sollten diese Fälle festlegen und für andere Wundtypen eine Entscheidung in bezug auf kostengünstige moderne Alternativen treffen.

5. Alle Pflegenden müssen klar erkennen, daß sie beruflich verpflichtet sind, ihre Kenntnisse in der Wundversorgung in Übereinstimmung mit Forschungsbefunden und modernen Entwicklungen zu aktualisieren. Nichtbefolgung sollte als Bruch des «UKCC Code of Professional Conduct» (Kodex für professionelles Verhalten, herausgegeben vom UKCC)[1] angesehen werden.

6. Das Pflegepersonal muß beim Einsatz von Verbandmaterial die Anweisungen des Herstellers befolgen, damit optimale Ergebnisse gewährleistet werden können.

7. Bei Qualitätskontrollen müssen regelmäßig Art und Effektivität des Verbandmaterials sowie die Methoden des Pflegepersonals, das dieses Verbandmaterial verwendet, überprüft werden.

---

1 United Kingdom Central Council for Nursing, Midwifery, and Healt Visiting (Zentralrat des Vereinigten Königreichs für Pflege, Geburtshilfe und Gemeindepflege).

Literatur

Cherry, G. W., Ryan, T., McGibbon, D. (1984): Trial of a new dressing in venous leg ulcers. *The Practitioner* 288: 1175–8.

Ferguson, A. (1988): Best performer. *Nursing Times* 84: 14, 52–5.

Goodman-Gilman, A. (1980): *The Pharmacological Basis of Therapeutics*. New York: Macmillan Publishing Co.

Johnson, A. (1986): Cleaning infected wounds. *Nursing Times* 82: 37, 30–4.

Johnson, A. (1987): Wound care. *Nursing Times* 83: 36, 59–62.

Kammerlander, G.: *Lokaltherapeutische Standards für chronische Hautwunden.* Springer, Wien 1998.

Kühne-Ponesh, S. (1999): Einfluß verschiedener Verbandmaterialien auf die Einstichstelle eines ZVK. *Pflege* 5: 315–321.

Pottle, B. (1987): Trial of a dressing for non-healing ulcers. *Nursing Times* 83: 12, 54–8.

Turner, T. D. (1970): In *Proceedings of Symposium on Wound Healing* (Sundell B. ed.) Espoo, Finland: Gothenberg Lindgren & Soner.

van Rijkswijk, L., Brown, D. et al. (1985): Multicenter clinical evaluation of a hydrocolloid dressing for leg ulcers. *Cutis* 35: 173–6.

4. Pflegepersonen, PatientInnen und Schmerzen

«In einer halben Stunde ist Medikamentenausgabe. Warten Sie so lange, dann bekommen Sie etwas gegen Ihre Schmerzen.»

Die Pflege sollte auf die Bedürfnisse des einzelnen Patienten abgestimmt sein, und viele Pflegende behaupten, dies sei auch so. Wie wir jedoch in Kapitel 8 noch sehen werden, gibt es in vielen stationären Bereichen noch einen klassischen Teil der Aufgabenzuteilung, die Medikamentenausgabe, inklusive Schmerzmittel, an alle PatientInnen auf der Station.

Was bedeutet dies für PatientInnen, die unter Schmerzen leiden? Zunächst einmal, daß nur wenige PatientInnen ihre Medikamente von der Pflegeperson bekommen, von der sie tagsüber gepflegt wurden und die hoffentlich einen Eindruck davon bekommen hat, wieviel Schmerzlinderung erforderlich ist. Noch wichtiger ist vielleicht die Tatsache, daß dies bei den PatientInnen den Anschein erweckt, als würden Schmerzen nur zu bestimmten Tageszeiten gelindert und nicht dann, wenn sie auftreten bzw. bevor sie auftreten, was sogar noch wichtiger wäre. Schmerz ist eine Dauerempfindung, er richtet sich nicht nach der Medikamentenausgabe.

Sofaer (1984) hat plastisch beschrieben, wie PatientInnen, die unter Schmerzen leiden, aber Angst haben, schon vor der Zeit um ein Schmerzmittel zu bitten, auf die Medikamentenausgabe warten. Es kann auch sein, daß die PatientInnen gar nicht wissen, daß die für sie vorgesehenen Schmerzmittel auch unabhängig von der Medikamentenausgabe zu bekommen sind. Eine Pflegeperson, die einen Patienten betreut und von diesem weiß, daß er Schmerzen hat, erhält vielleicht von der für die Station verantwortlichen Pflegeperson die Antwort: «Ich mache gleich die Medikamentenausgabe.» Die PatientInnen könnten es für unangemessen halten, wenn sie vor der üblichen Zeit der Medikamentenausgabe nach einem Schmerzmittel verlangen, und es hat sich gezeigt, daß die Pflegenden sie durch ihre Haltung in diesem Gefühl bestärken (Sofaer, 1984).

Wir sehen also, daß ein System, welches üblicherweise aus einer qualifizierten Pflegeperson und einer Hilfskraft besteht, die zu feststehenden Zeiten Schmerzmittel austeilen, weder dem Bedürfnis der PatientInnen nach Schmerzlinderung gerecht wird, noch der Schmerzverhütung dient, die darin besteht, Medikamente zu verabreichen, noch bevor sich Schmerzen zu einem ernsthaften Problem entwickeln. Wir werden in Kapitel 8 darlegen, daß die Bezugspflege der beste Lösungsansatz für die Schwierigkeiten mit der herkömmlichen Medikamentenausgabe ist.

Die Aussage «Vorbeugen ist besser als Heilen» ist zwar eine Binsenweisheit, aber nichtsdestoweniger richtig. Betrachten wir den Fall von Mary Young, einer

Dame von 49 Jahren, die sich von einer Mastektomie erholt. Sie bittet die Pflegeperson um ein Mittel gegen ihre Schmerzen; diese schaut sich ihre Medikamentenverordnung an, stellt fest, daß sie alle 4 bis 6 Stunden 10 bis 15 mg Omnopon haben darf, und gibt ihr vorschriftsgemäß eine intramuskuläre Injektion mit 10 mg Omnopon. Eine halbe Stunde später leidet Mary heftig unter Übelkeit, und die dadurch verursachten körperlichen Anstrengungen verstärken ihre Schmerzen drastisch. In ihrer psychischen Not äußert sie laut, sie wünschte, sie wäre tot.

Zu diesem Zeitpunkt bemerkt die verantwortliche Pflegeperson, daß der Patientin außerdem 12,5 mg Prochlorperazin i. m. verschrieben wurden, und macht sich daran, ihr ein Antiemetikum zu injizieren, nachdem die Patientin sich übergeben hat. Wie konnte das passieren? Weil die Pflegeperson entweder die Nebenwirkungen von Narkotika nicht kannte, zu denen Übelkeit und Erbrechen gehören, oder weil sie nicht vorausschauend genug gedacht hat, um die zu erwartenden Komplikationen im Zusammenhang mit der Injektion dadurch zu verhindern, daß sie das Antiemetikum zusammen mit dem Narkotikum verabreicht. Auch hier besteht wieder die Möglichkeit, daß es der für die Station verantwortlichen Pflegeperson nicht zugemutet werden konnte, eine Injektion außer der Reihe aufzuziehen. Die Autoren haben diesen Fall selbst erlebt.

Die Lektion ist einfach. Pflegekräfte müssen die Nebenwirkungen von Medikamenten wie narkotischen Schmerzmitteln kennen, und sie müssen fähig sein, im voraus zu planen.

Ein weiterer praktischer Hinweis besteht darin, Antiemetika in dem Schrank neben dem Betäubungsmittelfach zu lagern. Dies ist für die Pflegenden eine sinnvolle Gedächtnisstütze, wenn sie ein Medikament aus dem Betäubungsmittelschrank aufziehen. Zu einer vorausschauenden Planung gehört ebenfalls die Berücksichtigung von physiotherapeutischen Behandlungen oder von größeren Verbandswechseln. Durch korrekt im voraus verabreichte Schmerzmittel kann beides schmerzfrei und nutzbringend für die PatientInnen sein, da die Behandlungen viel effektiver durchgeführt werden können.

Die Verordnung von Schmerzmitteln wird normalerweise flexibel gehandhabt, d. h. mit einem Spielraum, was die Dosis und die Häufigkeit der Verabreichung anbelangt, z. B. «50 bis 100 mg Dolantin, alle 4 bis 6 Stunden i.m.» Dieser Verschreibungsmodus trägt dem variablen und subjektiven Charakter der Schmerzen Rechnung, und es gibt eine Vielzahl von Beweisen aus einer Reihe von Quellen, die sich mit der Subjektivität von Schmerzen befassen. Schmerz ist für jeden Menschen eine höchst individuelle Erfahrung (Holzman und Turk, 1986), eine Erfahrung, die nur er/sie machen kann. In Anbetracht dieser höchst individuellen Erfahrung können wir uns der Sichtweise von McCaffery (1983) nur anschließen, daß Schmerzen genau so sind, wie der Patient sie beschreibt, und daß sie da sind, wenn der Patient dies sagt. Können wir, speziell mit Blick auf diesen letzten Punkt, wirklich annehmen, daß wir mit einer rigiden, routinemäßig durchgeführten

Medikamentenausgabe effektiv mit den Schmerzen eines Menschen umgehen? Eine solche Philosophie steht im Widerspruch zu dem subjektiven Charakter von Schmerzen und zu der flexiblen Handhabung der Schmerzmittelverordnung seitens der Ärzte, die Unterstützung verdient.

Wir wollen uns einige Lösungsansätze anschauen und mit einer einfachen Veränderung bei der Medikamentenausgabe beginnen. Bei einer realistischen Betrachtung der Anzahl ausgebildeter Pflegekräfte ist es wahrscheinlich, daß die gesamte Medikamentenausgabe immer noch von einer qualifizierten Pflegeperson durchgeführt wird. Wenn aber die Pflegeperson, die für eine Gruppe von PatientInnen verantwortlich ist, eine Mitverantwortung bei der Überprüfung der Medikamente für diese PatientInnen bekommt, dann sollte sie auch in der Lage sein, sich mit ihrer Vorgesetzten in bezug auf den Schmerzmittelbedarf ihrer PatientInnen abzusprechen. So bekommen die PatientInnen Medikamente auf Anraten derjenigen Pflegeperson, von der sie während der vergangenen Stunden betreut wurden, und nicht von zwei Pflegekräften, die vielleicht nur wenig Kontakt mit ihnen hatten.

Ein weiterer Vorteil dieser PatientInnenzuteilung besteht darin, daß die Pflegeperson dann wahrscheinlich besser die Ängste und Sorgen der PatientInnen erkennen kann. Es herrscht nämlich die Auffassung vor, daß manche PatientInnen nur deshalb über Schmerzen klagen, um Aufmerksamkeit zu bekommen. Dies führt zu der Frage, warum die PatientInnen denn meinen, daß sie nicht die Aufmerksamkeit bekommen, die sie benötigen. Die Sorgen und Ängste, die sich hinter der Unsicherheit der PatientInnen verbergen, können eher in einer Bezugspflegesituation ermittelt werden. So können geeignete pflegerische Interventionen auf den Patienten abgestimmt werden, auch wenn es sich dabei entweder um einen «Aufmerksamkeitshascher» handelt oder um jemanden, der einfach eine Injektion bekommt, damit «er still ist».

Die Pflegeperson, die für eine Gruppe von PatientInnen verantwortlich ist, sollte dafür sorgen, daß die PatientInnen wissen, wie häufig sie Schmerzmittel bekommen dürfen. Die PatientInnen müssen den Eindruck haben, daß sie ganz selbstverständlich um Schmerzmittel bitten können, ohne daß man ihnen zu verstehen gibt, daß sie sich unangemessen verhalten bzw. eine Belastung sind. Sie dürfen nicht das Gefühl haben, von der Pflegeperson als Schwächling oder Simulant eingeschätzt zu werden. Sie sollten nicht im Bett liegen und beobachten, wie der Minutenzeiger qualvoll langsam bis zu dem Zeitpunkt vorrückt, zu dem normalerweise die Medikamentenausgabe stattfindet. Die PatientInnen haben ein Recht auf Schmerzlinderung dann, wenn sie Schmerzen verspüren, und nicht, wenn das Pflegepersonal beschließt, die Medikamente zu verteilen!

Wenn es aufgrund der verordneten Zeitabstände nicht möglich ist, daß der Patient, sagen wir, in der nächsten halben Stunde ein Schmerzmittel bekommt, dann sollte sich die Pflegeperson andere Strategien ausdenken, um die Schmerzen zu lindem, z. B. durch Ablenkung oder die Arbeit mit Bildern, und sie sollte bereit sein, mit dem Patienten zu arbeiten, um diese schwierige Frist zu überstehen. In einem solchen Fall ist es zweifellos wichtig, die Ärzte davon in Kenntnis zu setzen, daß ihr Plan für die Schmerzmittelverordnung nicht angemessen ist.

Zur Zeit werden viele Arbeiten über patientenkontrollierte Schmerzmitteleinnahmen durchgeführt, wodurch die Verantwortung für die Schmerzkontrolle buchstäblich in die Hände der PatientInnen gelegt wird. Harmer et al. (1985) beschreiben die verschiedenen Möglichkeiten, die von einem Bolus auf Verlangen des Patienten bis hin zu patientenkontrollierten Infusionen – konstanten Infusionen plus Bolus auf Verlangen bzw. steuerbaren Tropfinfusionen plus Bolus auf Verlangen reichen. Diese Methode erfordert den Einsatz eines computergesteuerten Systems für die intravenöse Injektion von Narkotika, das durch den Patienten kontrolliert werden kann, jedoch zusätzlich über ein eingebautes Sicherungssystem zur Verhinderung von Überdosierungen verfügt. Ein solches System ist zwar teuer, aber es befreit den Patienten von dem Warten auf die nächste Medikamentenausgabe.

Bedeutet die Entwicklung solcher Systeme eine Kritik an der Qualität der Pflege, weil damit angedeutet wird, daß Pflegende nicht in der Lage sind, ihre PatientInnen schmerzfrei zu halten? Eine andere Erklärung wäre etwa die, daß der höchst persönliche Charakter des Schmerzes es einem Menschen, selbst einer erfahrenen und qualifizierten Pflegekraft, unmöglich macht, die Schmerzen eines anderen Menschen zu beurteilen. Wenn die erste Erklärung stimmt, dann gibt sie Anlaß zur Besorgnis; trifft die zweite zu, dann sollte sie uns ein wenig bescheidener machen. Wir wissen nämlich nicht so viel, wie wir zu wissen glauben.

«Nach dieser Operation dürften Sie nur ein bis zwei schmerzlindernde Spritzen benötigen.»

Hayward (1979) und Sofaer (1984) haben beide berichtet, daß Pflegende bestimmte chirurgische Eingriffe mit vorgefaßten Meinungen über deren Schmerzhaftigkeit und über die Menge der Schmerzmittel verknüpfen, die sie den PatientInnen infolgedessen zugestehen können. Des weiteren haben viele ForscherInnen herausgefunden, daß PatientInnen nach der Operation unnötig Schmerzen erleiden (Campbell, 1977; Graffam, 1979, um nur zwei zu nennen). Es wird ein eindeutiger Zusammenhang zwischen diesen beiden Befunden erkennbar, wenn Pflegekräfte wirklich Schmerzmittel nach ihren Vorstellungen über die Schmerzhaftigkeit eines Eingriffs bzw. einer Verletzung und nicht nach dem tatsächlichen Schmerzempfinden der PatientInnen verabreichen.

Das Zusammenspiel von körperlichen, psychischen, persönlichen, kulturellen sowie umgebungsbedingten Faktoren, das die Schmerzerfahrung eines Patienten bestimmt, ist derartig komplex, daß keine Pflegeperson wirklich wissen kann, was ein Patient empfindet. Die Verabreichung von Schmerzmitteln in Abhängigkeit von der Art der Operation steht im Widerspruch zu der individualisierten Pflege, die wir zu leisten vorgeben, und sie ist potentiell schädlich für den Patienten, da sie zu unnötigen Schmerzen führen kann. Kommentare wie «Frau Zimmermann hatte vor 3 Tagen die gleiche Operation wie Sie, und sie läuft schon herum und klagt nicht über Schmerzen» sind absolut unpassend, weil Frau Zimmermann Frau Zimmermann ist und nicht die Patientin, um die es geht. Darüber hinaus bewirken diese Kommentare nur, daß die betreffende Patientin sich unbehaglich fühlt und möglicherweise böse auf Frau Zimmermann wird. Schmerzerfahrung ist die ureigenste Angelegenheit eines jeden Menschen.

«Wenn die Pflegerinnen mir bloß gesagt hätten, was mich erwartet, aber sie wirkten immer so furchtbar beschäftigt.»

Es ist eine weitreichende Folge ritualisierter Praktiken, z. B. des zwanghaften Bettenmachens, daß die PatientInnen nie die Möglichkeit haben, mit dem Pflegepersonal zu reden; die Pflegenden sind immer viel zu beschäftigt. Infolgedessen wissen die PatientInnen nicht, was nach dem chirurgischen Eingriff mit ihnen passiert. Hayward (1979) hat deutlich aufgezeigt, wie durch Information Angst und postoperative Schmerzen abgebaut werden können.

Viele PatientInnen beklagen sich darüber, daß sie einfach nicht wußten, was sie erwartet – wie schmerzhaft der Eingriff und mit wieviel Schwierigkeiten die Schmerzlinderung verbunden sein würde. Dieselben PatientInnen verteidigen die Pflegenden häufig, indem sie sagen, wie beschäftigt diese doch wirkten, wenn sie die Betten machten und die Schränke reinigten. Es scheint, als ob sich die Pflegekräfte von PatientInnen mit Schmerzen zurückziehen und ihre Aufmerksamkeit auf ritualisiertes Verhalten konzentrieren, das wenig mit den PatientInnen zu tun hat. Dies mag eine von den Pflegekräften eingesetzte Form des Streßabbaus sein. Birch (1979) hat über PflegeschülerInnen berichtet, die einem hohen Ausmaß an Streß ausgesetzt waren, weil sie aufgrund ihres Ranges nichts tun konnten, um die Schmerzen ihrer Patientinnen zu lindern. Es hat sich gezeigt, daß genau dieses Gefühl der Machtlosigkeit die SchülerInnen veranlaßt hat, sich von den PatientInnen zurückzuziehen und sie zu meiden.

Die für ritualisierte Routinearbeiten aufgewendete Zeit könnte dazu benutzt werden, die PatientInnen zu schulen, zu informieren und ihre Fragen zu beantworten. Dies würde helfen, ihre Ängste und ihre Sorgen um all das, was ihnen unbekannt ist, abzubauen und damit auch ihre Schmerzen zu reduzieren. Die Zeit wird sinnvoller genutzt, wenn man eine Beziehung zu den PatientInnen aufbaut, als wenn man Schränke reinigt. Es ist zu hoffen, daß Reformansätze in der Pflege, wie z. B. das «Projekt 2000», Pflegekräfte hervorbringen wird, die über mehr Fachwissen aus dem Bereich der Sozialwissenschaften verfügen, die fähig sind zu erkennen, wie wichtig die Kommunikation mit den PatientInnen ist, und die ihre Idealvorstellungen auch in die Praxis umsetzen.

«Man muß bei Schmerzmitteln vorsichtig sein, sonst wird der Patient abhängig.»

Es wurde schon häufig festgestellt, daß die Angst des Pflegepersonals, PatientInnen abhängig zu machen, ein Grund ist, ihnen narkotische Schmerzmittel vorzuenthalten (Graffam, 1979; Freidman, 1983; Saxey, 1986). In der Studie von Saxey gab das Pflegepersonal Abhängigkeit als eine der wesentlichen Nebenwirkungen narkotischer Schmerzmittel an. Derartige Befürchtungen sind jedoch bei PatientInnen, die nach einer Operation stationär behandelt werden, unbegründet (Jaffe, 1975). Eine Pflegeperson kann folglich die höchste Dosis der verordneten Schmerzmittel verabreichen, ohne daß sie befürchten muß, den Patienten abhängig zu machen.

Zu einer Abhängigkeit gehört neben der pharmakologischen Wirkung des Arzneimittels ein komplexes Zusammenspiel von sozialen und psychologischen Faktoren, die in einer Krankenhaussituation fehlen. Abhängigkeit als Folge einer mehrtägigen Verabreichung von narkotischen Schmerzmitteln an einen Patienten nach einem chirurgischen Eingriff ist deshalb extrem unwahrscheinlich, aber es können starke Schmerzen verursacht werden, wenn man solche Arzneimittel nicht einsetzt.

Bei Langzeitschmerzen können zwei Situationen auftreten. Da gibt es erstens die Schmerzen bei einer bösartigen Erkrankung, die zunehmend schlimmer werden, je mehr die Krankheit fortschreitet. Zweitens gibt es die Schmerzen bei einer nicht-bösartigen Erkrankung, wie z. B. der Osteoarthritis. Der zweite Krankheitstyp ist nicht lebensbedrohend; die PatientInnen haben eine Lebenserwartung von vielen Jahren, und die Schmerzen nehmen nicht in dem gleichen, unbarmherzigen Maß zu wie bei Krebs.

Da nicht-bösartige Erkrankungen sich über einen Zeitraum von vielen Jahren erstrecken, können wiederholte Dosen von Narkotika sehr wohl zu einer Abhängigkeit führen, und es kann Gründe für die Vermeidung von Narkotika in einer solchen Situation geben. Für einen Patienten mit einer unheilbaren bösartigen Krankheit bedeutet die Verweigerung einer ausreichenden Behandlung mit narkotischen Schmerzmitteln aus Angst vor Abhängigkeit ein übertriebenes, unmenschliches Verhalten.

Ein beunruhigender Aspekt der Studie von Saxey war der Befund, daß beinahe 80 % der befragten Pflegenden nicht wußten, wie narkotische Schmerzmittel wirken. Dieser Befund stimmt mit der Arbeit von Hosking (1985) überein, in der festgestellt wurde, daß in einer Stichprobe von 75 Pflegekräften eine beträchtliche Anzahl die Wirkung von Narkotika nicht kannte. Überrascht es da, daß viele PatientInnen Schmerzen erleiden müssen, wenn eine große Anzahl von Pflegenden anscheinend keine Kenntnis von der pharmakologischen Wirkung der starken narkotischen Schmerzmittel hat?

In bezug auf die Wirkungsweise von Narkotika läßt sich zusammenfassend festhalten, daß sie auf das zentrale Nervensystem einwirken und so die Schmerzwahrnehmung verringern und möglicherweise auch ein Gefühl von Wohlbefinden hervorrufen. Morphin, verabreicht als intramuskuläre Injektion von 10 bis 20 mg, wirkt je nach Patient ca. 4 Stunden. Diamorphin wirkt schneller als Morphin, hält jedoch nicht so lange an. Pethidin ist über einen Zeitraum von 2 bis 3 Stunden wirksam, bevor die Wirkung nachläßt.

Die Kenntnis der pharmakologischen Wirkung von Narkotika verbessert die Pflege der PatientInnen erheblich. Wenn in der Medikamentenverordnung für den Patienten angegeben ist, daß er alle 4 bis 6 Stunden ein Medikament bekommen muß, dann hat die Pflegeperson in Anbetracht der kurzen Wirkungszeit von Narkotika die Wirkung des Medikaments vor Ablauf der 6-Stunden-Frist gut zu überwachen. Der Arzt ist zu informieren, falls der Patient vor der für die nächste Injektion vorgesehenen Zeit Schmerzen bekommt. Wie soll der Arzt, die einzige Person, die die Verordnung ändern kann, sonst wissen, daß die verordneten Medikamente nicht ausreichen? Pflegeperson und Arzt müssen sich Gedanken darüber machen, ob die Dosierung zu niedrig ist und das Medikament häufiger gegeben werden muß, oder ob ein anderes Medikament vielleicht besser ist.

«Nach einer Operation muß man mit Schmerzen rechnen, es wird also ein paar Tage lang wehtun.»

Es wurde belegt, daß viele Pflegende glauben, vollständige Befreiung von Schmerzen nach einem chirurgischen Eingriff sei nicht möglich und dies gehöre somit nicht zu den Zielen ihrer pflegerischen Arbeit (Saxey, 1986). Ihr Denken ist statt dessen darauf gerichtet, Schmerzmittel zur Verringerung von Schmerzen einzusetzen, nicht um sie zu verhindern oder zu verbannen. Cohen (1980) hat festgestellt, daß die Menge an Schmerzmitteln, die die PatientInnen bekommen, viel geringer ist als die Menge, die der Arzt auf Bedarfsbasis verordnet hat. Eine Berücksichtigung dieser beiden Befunde erklärt, warum so viele PatientInnen Schmerzen erleiden müssen, die vermeidbar wären.

Es ist völlig korrekt, wenn Ärzte Medikamente verordnen und es dem Pflegepersonal überlassen, das den ganzen Tag mit den PatientInnen zu tun hat, die Schmerzmittel so zu verabreichen, wie sie benötigt werden. Wenn Pflegende nicht glauben, daß es möglich ist, PatientInnen schmerzfrei zu halten, bzw. dies nicht einmal als Ziel ihrer pflegerischen Arbeit betrachten, ist damit zu rechnen, daß viele PatientInnen Schmerzen erleiden müssen, die vermeidbar wären. Beispielsweise wurde in der Studie von Saxey die Überwachung von Vitalzeichen und die Suche nach Blutungen als vorrangiger angesehen als die Schmerzlinderung.

Es sieht so aus, als ob viele Pflegende den PatientInnen nur dann Schmerzmittel verabreichen, wenn Schmerzen aufgetreten sind, anstatt daran zu denken, sie von vornherein zu verhindern, indem sie prophylaktisch ein Schmerzmittel geben. Machen wir uns schuldig, wenn wir meinen, daß die PatientInnen sich die Injektion irgendwie «verdienen» müssen, indem sie die Schmerzen erst einmal eine Zeitlang aushalten, bevor wir ihnen dann Linderung verschaffen?

Pflegende sollten Gebrauch von der Freiheit machen, die ihnen durch die Verordnung des Arztes gegeben ist, und diese zusammen mit ihren Kenntnissen in der Pharmakologie und ihrer Vertrautheit mit dem einzelnen Patienten, den sie betreuen, einsetzen, um diesem Menschen die Schmerzen zu nehmen. Weniger ist nicht genug.

«Ich glaube nicht, daß die Schmerzen von Frau Schmidt so stark sind, wie sie sagt; wir wollen mal eine halbe Stunde abwarten.»

Irmgard Schmidt ist eine Dame von 65 Jahren, die seit vielen Jahren an rheumatoider Arthritis leidet. Sie wurde wegen eines akuten Schubs ihrer Krankheit eingeliefert, aber jetzt geht es ihr besser, und sie sitzt im Aufenthaltsraum, sieht fern und hat eine Zeitschrift offen in ihrem Schoß liegen. Sie hat soeben einer auszubildenden Pflegekraft gesagt, daß sie Schmerzen hat. Die Pflegekraft bekam daraufhin von der verantwortlichen Pflegekraft die obige, ziemlich dubiose Antwort. Weshalb? Auf welcher Grundlage hat diese Pflegekraft entschieden, daß die Patientin, die aufgrund jahrelanger Erfahrung weiß, wie ihre Krankheit sie beeinträchtigt, unrecht hat. Als die verantwortliche Pflegekraft von der auszubildenden Pflegekraft gefragt wird, woher sie denn wisse, daß die Patientin keine so großen Schmerzen habe, zeigt diese auf die Patientendokumentation. Puls und Blutdruck waren bei der Messung eine halbe Stunde vorher normal. Die verantwortliche Pflegekraft erklärt daraufhin, daß das Gesicht der Patientin keinen Ausdruck zeigt, der für Schmerzen typisch ist, und überhaupt, sie liest eine Zeitschrift und sieht fern, also kann sie doch wohl keine Schmerzen haben, oder?

Kurzum, die verantwortliche Pflegekraft glaubt in diesem Fall nicht, was die Patientin sagt. Es kommt ihr nicht in den Sinn, daß diese Patientin gelernt hat, mit Schmerzen zu leben und sich anzupassen, so daß keine Veränderung der Vitalzeichen oder des Gesichtsausdrucks festzustellen ist. Es kommt ihr auch nicht in den Sinn, daß Frau Schmidt der Ansicht ist, man sollte keinen Wirbel veranstalten, wenn man Schmerzen hat. Die verantwortliche Pflegekraft hat nicht bedacht, daß Frau Schmidt aus Erfahrung weiß, wie sie durch Fernsehen oder Lesen ihre Aufmerksamkeit von den Schmerzen ablenken und sie so erträglicher machen kann.

Es scheint, daß ausgebildete Pflegende häufig in diese Falle gehen und StudentInnen ein schlechtes Beispiel geben, was die Beurteilung von Schmerzen anbelangt. Dieser Sachverhalt zeigt die Bedeutung der Schmerzeinschätzung bei der pflegerischen Arbeit, denn wenn die Pflegenden die Schmerzen der PatientInnen nicht erkennen, dann sind sie auch nicht in der Lage einzuschreiten, um diese Schmerzen zu lindern. Jacox (1979) stellte fest, daß Pflegende verbalen Äußerungen von PatientInnen über Schmerzen wenig Aufmerksamkeit schenken und diese an die fünfte Stelle von insgesamt sieben Möglichkeiten setzen, auf die sie sich bei der Beurteilung von Schmerzen verlassen würden. Saxey fand ebenfalls heraus, daß die Pflegenden in ihrer Studie ungeachtet der Feststellung «Schmerz ist das, was der Patient als solchen bezeichnet» den verbalen Äußerungen von PatientInnen über Schmerzen wenig Bedeutung beimaßen.

Die Pflegenden in diesen beiden Studien zogen es vor, sich auf physiologische Daten wie z. B. auf erhöhten Blutdruck oder auf das äußere Erscheinungsbild der PatientInnen zu verlassen; als bevorzugte Anzeichen galten Gesichtsausdruck und Körperhaltung. Allerdings bedeutet das Fehlen eines gequälten Gesichtsausdrucks bzw. einer entsprechenden Körperhaltung nicht, daß der Patient keine Schmerzen hat; er oder sie verfügt vielleicht ganz einfach über Strategien, um den Schmerz zu verbergen. Der Rückgriff auf physiologische Messungen ist auch nicht verläßlich, da die Lebenszeichen außer bei Schmerzen noch aufgrund einer Vielzahl von Gründen schwanken können, z. B. bei Angst oder einer kardiovaskulären Erkrankung.

Diese Sichtweise wird durch die Arbeit von Camp und O'Sullivan (1987) gestützt, die die Schmerzerfahrung von 84 PatientInnen erforschten und auch untersuchten, wie das Pflegepersonal deren Schmerzen dokumentierte. Die ForscherInnen stellten fest, daß weniger als 50 % der Angaben über Schmerzen seitens der PatientInnen dokumentiert wurden, und sie zogen daraus den Schluß, daß die Pflegenden entweder die Schmerzen der PatientInnen nicht korrekt eingeschätzt und/oder sie nicht korrekt vermerkt hatten. Camp und O'Sullivan weisen darauf hin, daß in Gerichtsakten in den USA Gerichtsverfahren gefunden wurden, die aufgrund des Fehlens einer korrekten, schmerzbezogenen Pflegedokumentation zugunsten von PatientInnen entschieden worden waren.

Bei der Schmerzeinschätzung ist die Aufzeichnung von Informationen ein entscheidender Faktor, aus der das Personal, das den nächsten Dienst übernimmt, insofern Nutzen ziehen kann, als diese Informationen einer vernünftigen Planung der Pflege dienen. Verbale Äußerungen über Schmerzen können leicht in eine objektive Messung umgesetzt werden, indem man die PatientInnen bittet, die Schmerzen einzustufen. Dazu gehören der Einsatz einer numerischen Skala von 1 bis 10 oder eine Auswahl von fünf Sätzen, um die Schmerzen in ansteigender Stärke, von «keine Schmerzen» bis «kaum vorstellbar», zu beschreiben. Durch wiederholte Schmerzeinschätzungen mit einer solchen Methode können die Pflegekräfte feststellen, wie effektiv ihre Betreuung im Hinblick auf die Schmerzlinderung ist. Werden andere Information festgehalten, beispielsweise Ort und Art der Schmerzen, dann sollten diese für die Planung der weiteren Maßnahmen zur Schmerzlinderung genutzt werden.

Faktoren wie kultureller Hintergrund und Geschlechtszugehörigkeit haben in gleichem Maße wie die Schmerzen selbst einen Einfluß darauf, wie Schmerzen ausgedrückt werden. Ein gutes Beispiel ist die hinreichend bekannte britische «unerschütterliche Haltung», die in scharfem Gegensatz zu anderen Kulturen steht, in denen ein freierer Gefühlsausdruck erlaubt ist.

Diese kulturellen Faktoren wirken sich nicht nur auf den Schmerzausdruck werden, sondern sie beeinflussen die Pflegeperson auch in ihrer Wahrnehmung der Schmerzen ihrer PatientInnen. Davitz und Davitz (1985) stellten bei der Einstufung von Schmerzen durch Pflegende mit unterschiedlichem kulturellem Hintergrund eine große Bandbreite fest. In dieser Studie stuften britische Pflegekräfte die Intensität der Schmerzen niedriger ein als Angehörige aller anderen Nationalitäten. Die Autoren beriefen sich bei ihrer Behauptung, britisches Pflegepersonal in amerikanischen Krankenhäusern gelte im Vergleich zu Pflegenden aus anderen Ländern zwar als sehr tüchtig, aber auch als wenig sensibel für die individuellen Bedürfnisse der PatientInnen, auf mündliche Berichte.

Eine ähnlich Studie von Taylor et al. (1983), in der es um die fiktive Arbeit mit PatientInnen ging, kam zu dem Schluß, daß Pflegende den PatientInnen, die entweder keine sichtbaren Anzeichen einer Krankheit erkennen ließen oder an chronischen Schmerzen litten, weniger Schmerzen unterstellten. Hier zeigt sich erneut, daß die Pflegenden sich bei der Bewertung der Schmerzintensität nach anderen Dingen richten als nach den Aussagen der PatientInnen. Die Konsequenz, die sich daraus für gute pflegerische Arbeit ableiten läßt, lautet: Pflegende sollten den PatientInnen glauben, wenn diese sagen, daß sie Schmerzen haben.

An dieser Stelle muß jedoch eine Warnung ausgesprochen werden. Einige PatientInnen versuchen, als Reaktion auf eine Befragung ihre Schmerzen nicht zuzugeben, ganz gleich wie einfühlsam diese durchgeführt wurde. Es ist möglich, daß Schmerzen, die schon über lange Zeit bestehen, in einem derartigen Ausmaß verdrängt werden, daß der Patient nicht zugibt, daß sie da sind. Jacox (1979) zeigte in ihrer Arbeit, daß viele PatientInnen nicht gern über ihre Schmerzen sprechen; ca. zwei Drittel gaben an, durch Schweigen mit ihren Schmerzen fertig zu werden. Die Pflegeperson muß deshalb selbst versuchen, von den PatientInnen Informationen über Schmerzen zu bekommen, anstatt darauf zu warten, daß diese sich von selbst mitteilen. Die Arbeit von Jacox legt nahe, daß die Mehrzahl der PatientInnen nicht aus eigenem Antrieb nach Schmerzmitteln verlangt. Der häufigste Grund hierfür war bei LangzeitpatientInnen die Angst, durch das Pflegepersonal gebrandmarkt zu werden.

«Sie hatten nur eine kleine Operation; das dürfte nicht ganz so schmerzhaft sein.»

In Aussprüchen wie diesem spiegelt sich der Irrglaube wider, daß Schmerzen auf irgendeine Art mit dem Umfang des betroffenen Gewebes zusammenhängen. Tatsächlich hat die Intensität der Schmerzen häufig nichts mit der Größe der Wunde oder dem Ausmaß der Verletzung zu tun.

Die klassische Studie von Beecher (1956) über Kriegsopfer des zweiten Weltkrieges hat ergeben, daß verwundete Soldaten durchgängig weniger Schmerzen angaben als die Zivilisten unter den PatientInnen. Die erste Gruppe betrachtete das Krankenhaus mit großer Erleichterung. Sie war einfach froh, noch am Leben zu sein, während die Zivilisten negative Gefühle mit dem Krankenhaus und mit Krankheit verbanden. Es gibt viele mündliche Berichte über verletzte Soldaten, die Heldentaten vollbrachten, anscheinend ohne sich um die schrecklichen Verletzungen zu kümmern, die sie erlitten hatten. Auch Pflegende, die auf Unfall- und Notfallstationen arbeiten, müssen doch PatientInnen mit schweren Verletzungen gesehen haben, die dennoch keine sichtbaren Anzeichen von Schmerzen zeigten, und diese PatientInnen automatisch mit anderen verglichen haben, die kleinere Abschürfungen oder Verstauchungen hatten und sehr viel nachdrücklicher über Schmerzen klagten.

Nachdem wir hervorgehoben haben, wie wichtig die Beurteilung der Schmerzintensität bei einem Patienten ist, gilt es ebenfalls herauszufinden, um welche Art von Schmerz es sich handelt. Betrachten wir dazu einen Patienten, der einem der Autoren bekannt ist; dieser Patient kam in die Unfall- und Notfallstation und klagte über schlimme Zahnschmerzen. Bei der sorgfältigen Befragung durch den Autor an der Rezeption, gab er an, daß nicht ein einzelner Zahn schmerze, sondern die ganze Gesichtshälfte betroffen sei, und zwar die linke. Eigentlich habe er sich schon den ganzen Abend nicht wohl gefühlt und so ein komisches kribbelndes Gefühl im linken Arm gehabt. Eine weitere Frage ergab, daß er ein Gefühl der Enge in der Brust hatte. Fünf Minuten später zeigte das Elektrokardiogramm einen Myokardinfarkt an, und innerhalb von 25 Minuten seit seinem Eintreffen auf der Unfall- und Notfallstation und der Schilderung der Zahnschmerzen lag er auf der kardiologischen Abteilung!

Dieser Vorfall lehrt uns, daß wir einem Patienten glauben müssen, der über Schmerzen klagt, daß wir darüber hinaus aber noch weiter nachforschen und herausfinden müssen, wo der Schmerz lokalisiert ist, seit wann er besteht, um welche Art von Schmerz es sich handelt (beengend, bohrend, kolikartig, dumpf etc.) und wie der Patient sich allgemein fühlt. Hätten wir bei den Zahnschmerzen nur die Schmerzstärke berücksichtigt, die man mit einem frei verkäuflichen Schmerzmittel wie z. B. Paracetamol in den Griff bekommen kann, dann wäre der oben genannte Patient mit dem akuten Myokardinfarkt wohl kaum als dringend behandlungsbedürftig angesehen worden.

Die Pflegeperson muß die verschiedenen Schmerzarten ihrer PatientInnen und deren mögliche klinische Relevanz kennen. Eine Pflegeanamnese umfaßt mehr als die bloße Feststellung der Schmerzintensität.

«Sie hat keine starken Schmerzen, darum glaube ich nicht, daß sie so sehr leidet.»

In dieser Aussage wird unterstellt, daß Leiden eng mit Schmerzen verknüpft ist. Dies wird von Kahn und Steeves (1986) bezweifelt, nach deren Auffassung Leiden sich von Schmerzen unterscheidet. Ihrer Ansicht nach ist das Leiden eines Menschen gleichzusetzen mit der Erfahrung von Bedrohung der Person und mit der Bedeutung, die ein Mensch Phänomenen wie Schmerz oder Verlust beimißt. So betrachtet hat Leiden nur teilweise etwas mit Schmerzen zu tun.

Folglich können Schmerzen, die ansonsten leicht zu ertragen wären, Leiden verursachen, wenn der Patient die Vorstellung damit verbindet, daß sie über lange Zeit anhalten, schlimmer werden oder ein Anzeichen für Krebs sind. Umgekehrt werden von vielen Frauen die Schmerzen bei einer Geburt wegen der damit verbundenen Bedeutung und des Wissens um die begrenzte Dauer nicht unbedingt als Leiden angesehen – das Ende der Schmerzen ist absehbar.

Die Auffassung von Kahn und Steeves, der zufolge Leiden eine erfahrungsabhängige Bedeutung hat, die PatientInnen solchen Phänomenen wie dem Schmerz beimessen, hat weitreichende Konsequenzen für Pflegende, die versuchen, das Leiden eines Patienten einzuschätzen. Die Pflegekraft steht dann nämlich vor dem Problem, die Bedeutung der Erfahrungen eines anderen Menschen verstehen und interpretieren zu müssen. Um dies zu schaffen, müssen Zeit, Kommunikationsbereitschaft und Empathie an die Stelle einer ritualisieren Praxis treten. Eine medizinische Diagnose und die Ansicht der Pflegekraft, wie stark die damit verbundenen Schmerzen zu sein haben, eröffnen keinen Zugang zu dem Leiden der PatientInnen.

«Ich kann Ihnen nichts gegen Ihre Schmerzen geben, weil Sie Ihre nächste Injektion erst in einer halben Stunde haben dürfen.»

Wir haben uns bis jetzt mit Analgetika als Mittel zur Schmerzlinderung befaßt. Saxey (1986) stellte fest, daß nur eine kleine Anzahl von Pflegekräften meint, man könne noch etwas anderes als Medikamente zur Schmerzbekämpfung einsetzen. Die Autoren haben die gleichen Erfahrungen auch bei der Arbeit mit StudentInnen gemacht!

Das Zusammenspiel von Angst und Schmerzen wurde von vielen der in diesem Kapitel genannten AutorInnen hervorgehoben und damit die klare Botschaft an das Pflegepersonal gegeben, daß durch den Abbau von Angst auch Schmerzen gelindert werden können. Wenn man einfach mit den PatientInnen spricht, ihnen Zeit widmet und ihnen die Möglichkeit gibt, die Fragen zu stellen, mit denen sie in Gedanken ständig beschäftigt sind, dann hat man einen wichtigen Beitrag zum Abbau von Angst geleistet.

Die Furcht vor dem Unbekannten ist eine der Hauptursachen von Angst. Was der Pflegeperson, die jeden Tag im Krankenhaus Dienst tut, vertraut ist, kann für den Patienten völlig fremd sein; wir sollten dies nie aus dem Auge verlieren. Man muß sich nur einmal vorstellen, wieviel die PatientInnen von dem verstehen, was ihnen Ärzte und Pflegende sagen. Die vage Bemerkung eines Arztes über einen Entzündungsherd im Darm kann den Patienten glauben machen, er habe Krebs. Derartige Sorgen und Ängste bestimmen häufig den Alltag eines Patienten. Pflegende müssen lernen, mit ihren PatientInnen zu reden, und sie müssen Informieren und Zuhören als integrale Bestandteile der pflegerischen Arbeit ansehen und nicht als schwammige Konzepte, über die man als Student tunlichst etwas schreiben sollte, um die PrüferInnen bei Laune zu halten.

Es gibt viele Pflegeinterventionen, die keine medizinische Verordnung erfordern und mit denen sich Schmerzen dennoch erheblich reduzieren lassen. Wir haben bereits festgestellt, wie durch Information sowohl Angst als auch Schmerzen reduziert werden können, trotzdem fanden Fagerhaugh und Strauss (1977) heraus, daß Pflegende medizinischen und verfahrenstechnischen Aufgaben einen höheren Stellenwert einräumten als den psychologischen Bedürfnissen der PatientInnen. Wenn die Qualität der Pflege verbessert werden soll, muß das Pflegepersonal die Aspekte der Pflege, die weniger mit Routinearbeiten zu tun haben, viel stärker in den Vordergrund rücken, denn obwohl seit der Arbeit von Fagerhaugh und Strauss mehr als ein Jahrzehnt vergangen ist, haben ihre Befunde immer noch Gültigkeit. Qualifizierte Pflegekräfte können dazu beitragen, daß das Gleichgewicht wieder hergestellt wird, wenn sie bei ihrer pflegerischen Arbeit den StudentInnen mit gutem Beispiel vorangehen.

Pflegende sollten sich Gedanken machen, wie sie mit PatientInnen arbeiten können, die eigene Bewältigungsstrategien entwickelt haben, um ihre Aufmerksamkeit von ihren chronischen Schmerzen abzulenken. Über die Ablenkung hinaus kann man den PatientInnen noch die Technik der Arbeit mit Bildern beibringen. Dazu muß man sich bestimmte angenehme Erlebnisse vorstellen und beschreiben, was man sehen, riechen oder hören kann. Ein anderer Ansatz besteht darin, sich die Schmerzen vorzustellen und dann zu sehen, wie diese vom Körper wegfließen. Ziel ist es, die PatientInnen Schmerzen weniger bewußt empfinden zu lassen.

Entspannungstechniken spielen bei der Schmerzlinderung ebenfalls eine wichtige Rolle. Wallace (1987) hat den Einsatz solcher Alternativen zu Schmerzmitteln bei einer Gruppe von 32 Frauen mit Schmerzen im unteren Beckenbereich beschrieben. Jede Frau war von einem Gynäkologen untersucht worden, ohne daß eine ernsthafte Krankheit festgestellt wurde. Eine Kontrollgruppe, die aus der Stichprobe von 32 Frauen ausgewählt wurde, erhielt keine weitere Behandlung, die anderen Frauen wurden jedoch mit einer Entspannungstherapie behandelt und bekamen eine verhaltensorientierte Beratung sowie eine Psychotherapie. Wallace stellte nach der Therapie während eines Beobachtungszeitraums von einem Jahr fest, daß alle Frauen, die eine Therapie bekommen hatten, mehr schmerzfreie Tage angaben als die Frauen der Kontrollgruppe, und daß mit Entspannungstechniken die besten Ergebnisse von allen Behandlungsarten erzielt wurden.

Entspannungstechniken erfordern keine medizinische Verordnung, aber sie verlangen großen Einsatz von seiten der PatientInnen. Dies ist insofern von Vorteil, als die PatientInnen das Gefühl haben, daß sie Kontrolle sowohl über ihren Körper als auch über ihre Krankheit haben, was sich günstig auf die Stimmung und das Selbstbild auswirkt.

Es gibt selbstverständlich noch viele andere Möglichkeiten, Schmerzen zu lindern, z. B. Massage, die Anwendung von Wärme und Kälte, Veränderungen der Stellung sowie das Schienen und Hochlagern von verletzten Gliedmaßen. Wegen der subjektiven Schmerzempfindungen kommen nicht alle Methoden für alle PatientInnen in Frage. Die Pflegekraft muß bereit sein, mit dem Patienten zusammen alles auszuprobieren, um die am besten geeigneten Methoden zu finden. Genau das ist gemeint, wenn von individualisierter Pflege die Rede ist.

In diesem Kapitel ging es um erwachsene PatientInnen, die bei Bewußtsein sind. Es sollten zumindest noch zwei weitere Arten von PatientInnen berücksichtigt werden – kleine Kinder und PatientInnen auf Intensivstationen. Bei einem kleinen Kind sind die kognitiven Fähigkeiten noch nicht genügend entwickelt, um mit Begriffen wie Schmerz umgehen zu können, und deshalb kann es auch nicht vernünftig auf Fragen nach der Intensität von Schmerzen antworten (Beales, 1986). Es müssen andere Ansätze gewählt werden, die das Kind verstehen kann (Burr, 1987), z. B. das Ausmalen von Zeichnungen des Körpers mit Stiften in verschiedenen Farben. Je mehr ein bestimmter Bereich schmerzt, desto mehr Rot sollte das Kind verwenden; geringere Schmerzen werden durch Orange oder Gelb angezeigt.

Der Patient, der auf einer Intensivstation beatmet wird, kann nicht sprechen; wenn also, wie wir mehrfach erwähnt haben, Schmerzen das sind, was der Patient also solche bezeichnet, dann steht die Pflegeperson auf einer Intensivstation vor einem schwierigen Problem. Entwicklungen in der Beatmungstechnik, wie z. B. die intermittierende mechanische Beatmung, haben zur Folge, daß starke Sedativa und Muskelrelaxanzien in vielen Fällen nicht mehr erforderlich sind, um eine wirksame Beatmung zu gewährleisten. Viele PatientInnen sind sich deshalb stärker bewußt, wo sie sich befinden und können mit dem Pflegepersonal kommunizieren, indem sie beispielsweise auf etwas zeigen. Aus diesem Grunde kann bei vielen IntensivpatientInnen eine Skala zur Messung der Schmerzen durchaus eingesetzt werden.

Wenn ein Patient nicht reagiert, dann heißt das nicht notwendigerweise, daß er Reize, wie z. B. Schmerzen, nicht wahrnimmt. Die Pflegeperson ist vor eine sehr schwierige Situation gestellt, wenn sie PatientInnen pflegt, die beispielsweise eine Hirnverletzung erlitten haben. Mag ein Patient auch noch so wenig ansprechbar erscheinen, man kann nie genau wissen, wieviel er wahrnimmt und wieviel Schmerzen er infolgedessen empfindet. Wir verweisen auf die Arbeit von Bergbom-Engberg et al. (1988), in der nachgewiesen wurde, daß sich 52 % einer Stichprobe von 304 PatientInnen, die auf einer Intensivstation beatmet wurden, sich an die verschiedenen Behandlungen erinnern konnten, die mit ihren Atemproblemen in Zusammenhang standen – und das zumeist in allen Einzelheiten.

Empfehlungen für eine gute Pflegepraxis

1. Nur die PatientInnen wissen, wie ihre Schmerzen sind. Deshalb ist der wichtigste Teil bei der Einschätzung der Schmerzen die Befragung der PatientInnen.

2. Mit Hilfe von Schmerzprotokollen können Schmerzen exakt dokumentiert werden. Dies dürfte eine effektive Pflegeintervention leichter machen.

3. Das Pflegepersonal sollte jederzeit bestrebt sein, die PatientInnen schmerzfrei zu halten und, wo immer dies möglich ist, Schmerzprophylaxe zu betreiben.

4. Der Schmerzmittelverbrauch auf den Stationen sollte kontrolliert werden. Es sollte in regelmäßigen Abständen nachgeprüft werden, wieviel der nach Bedarf zu verabreichenden Schmerzmittel den PatientInnen auch wirklich gegeben werden. Wenn nur ein kleiner Teil der verfügbaren Schmerzmit-

tel verabreicht werden, verschreiben dann die Ärzte zuviel oder geben die Pflegenden zu wenig ab?

5. Besondere Aufmerksamkeit sollte bei Schmerzen dem psychischen Aspekt geschenkt werden. Der Abbau von Angst dürfte auch eine Verringerung der Schmerzen bewirken.

6. Alternative Therapieformen, wie beispielsweise Entspannung, müssen gefördert werden.

7. Die Pflegeperson, die während ihres Dienstes für einen Patienten verantwortlich ist, muß ein Mitspracherecht bei der Verabreichung von Medikamenten für diesen Patienten haben.

Literatur

Beales, J. G. (1986): Cognitive development and the experience of pain. *Nursing* 3: 408–10.

Beecher, H. K. (1956): Relationship of significance of wound to pain experienced. *Journal of the American Medical Association* 161: 1609–13.

Bergbom-Engberg, L., Hallenberg, B., Wickstrom, I. (1988): A retrospective study of patients' recall of respiratory treatment. *Intensive Care Nursing* 4: 56–61.

Birch, J. (1979): The anxious learners. *Nursing Mirror* 149 (5): 17–22.

Burr, S. (1987): Pain in childhood. *Nursing* 3: 890–5.

Camp, L. D., O'Sullivan, P. S. (1987): Comparison of medical, surgical and oncology patients' description of pain and nurses' documentation of pain assessments. *Journal of Advanced Nursing* 5: 593–8.

Campbell, D. (1977): The management of postoperative pain. In: A.W. Harcus, R. Smith, B. Whittle (Eds.), *Pain, New Perspectives in Measurement and Management*. Edinburgh: Churchill Livingstone

Cohen, F. L. (1980): Post surgical pain relief. Patient status and nurse medication. *Pain* 9, 265–74.

Davitz, L., Davitz, J. (1985): Culture and nurses' inferences on suffering. In: L. A. Copp (Ed.), *Perspectives on Pain*. Edinburgh: Churchill Livingstone.

de Kuijper, M. (1999): Schmerzmanagement bei Kindern. Ullstein Medical, Wiesbaden.

Fagerhaugh, S. Y., Strauss, A. (1977): *Politics of Pain Management: Staff – Patient Interaction*. California: Addison-Wesley.

Friedman, F. (1983): PRN analgesics: Controlling the pain or controlling the patient. RN 46: 67.

Graffam, S. (1979): Nurse response to patients in pain. *Nursing Leadership* 2: 23–5.

Harmer, M., Rosen, M., Vickers, M. D. (1985): *Patient controlled analgesia*. Oxford: Blackwell Scientific Publications.

Hayward, J. (1979): *Information: a prescription against pain*. London: Royal College of Nursing.

Holzman, A. D. (1986): *Pain Management*. Oxford: Pergamon Press.

Hosking, J. (1985): *Pain relief*: Knowledge and practice. Nursing Mirror 160 (Suppl. 5): ii-vi.

Jacox, A. K. (1979): Assessing pain. *American Journal of Nursing* 79: 895–900.

Jaffe, J. H. (1975): Drug addiction and drug abuse. In: L.S. Goodman, A. Gilman (Eds.), *Pharmacological Basis of Therapeutics*. New York: Macmillan.

Kahn, D., Steeves, R. (1986): The experience of suffering: conceptual clarification and theoretical definition. *Journal of Advanced Nursing* 11: 623–31.

McCaffery, M. (1983): *Nursing the patient in pain*. London: Harper & Row.

McCaffery, M. (1997): *Schmerz*. Wiesbaden, Ullstein Medical.

Saxey, S. (1986): Nurses' response to post-op pain. *Nursing* 3: 377–81.

Sofaer, B. (1984): Pain: A handbook for nurses. London: Harper & Row.

Sparshott, M. (2000): *Neu- und Frühgeborene pflegen*. Huber, Bern.

Taylor, A. G., Skelton, J., Butcher, J. (1983): Duration of pain condition and physical pathology: determinants of nurses' assessments of patients in pain. *Nursing Research* 33: 4–8.

Wallace, L. (1987): Chronic pelvic pain. *Nursing Times* 83 (50): 45–7.

5. Die Durchführung von Beobachtungen

«Die Durchführung von Beobachtungen» gehört zu den wichtigen zeitraubenden Aufgaben des Pflegealltags. Folglich müssen Pflegende sich fragen, wie oft und wie zuverlässig solche Beobachtungen ausgeführt werden, und, falls sie darüber hinaus mehr als bloß die Vitalzeichen beobachten, was denn sonst noch alles unter das Thema «Beobachtungen in der Pflege» fällt. Angesichts des mit Beobachtungen verbundenen Zeitaufwandes stehen deren Wert und Zuverlässigkeit mit Recht im Mittelpunkt einer sorgfältiger Überprüfung. Des weiteren ist eine Beobachtung gleichbedeutend mit einer Einschätzung, und diese ist für die pflegerische Arbeit unerläßlich, denn ohne Einschätzung ist keine sinnvolle, individuelle Pflege möglich.

«Aber Sie messen heute schon zum vierten Mal Fieber, und dabei fühle ich mich ganz gesund.»

Eine Erhöhung der Temperatur ist Teil einer normalen Reaktion auf eine Entzündung und gehört infolgedessen zu einem infektiösen Prozeß. Die Körpertemperatur eines Patienten ist deshalb ein allgemeiner Indikator für das Vorhandensein einer Infektion, obwohl es noch viele andere Symptome bzw. Anzeichen gibt – manche sind generalisiert, manche lokal begrenzt.

Wenn wir uns zunächst einmal überlegen, wie oft «Fieber gemessen» wird, stellen wir fest, daß die Temperatur bei vielen PatientInnen, bei denen entweder zweimal am Tag oder alle vier Stunden gemessen wird, normal ist. Zwar kann häufiges Kontrollieren in Fällen von Pyrexie oder Hypothermie wichtig sein, allerdings ist zweimaliges Messen der Temperatur bei PatientInnen ohne Fieber reine Verschwendung der Zeit des Pflegepersonals, es sei denn, die Pflegekraft muß aufgrund weiterer Beobachtungen annehmen, es könne sich um eine Infektion oder um Hypothermie handeln.

Samples et al. (1985) haben diese Fragen unter dem Aspekt des zirkadianen Rhythmus untersucht, der sich in der Körpertemperatur niederschlägt. Dieser wirkt sich so aus, daß die Körpertemperatur zwischen 17.00 und 19.00 Uhr ihren Höhepunkt erreicht, so daß dies die beste Zeit ist, um Fieber festzustellen. Viele der von den AutorInnen in Amerika zitierten Arbeiten haben dazu geführt, daß Temperaturaufzeichnungen zwecks Überwachung von Pyrexien täglich nur in dieser Zeit durchgeführt werden.

Die ForscherInnen untersuchten eine Stichprobe von 107 PatientInnen und kontrollierten deren Temperatur über einen Zeitraum von 24 Stunden. Sie bestätigten den Befund, daß die Körpertemperatur bei ca. 18.00 Uhr ihren natürlichen zirkadianen Höhepunkt erreicht. Sie schlossen daraus, daß Messungen, die einmal am Tag zu diesem Zeitpunkt durchgeführt werden, ausreichen, um eine sich entwickelnde Pyrexie zu überwachen, es sei denn, die Pflegeperson beobachtet zu anderen Zeiten Anzeichen oder Symptome, die auf eine Infektion hindeuten.

Warum wird dann bei fieberfreien PatientInnen zwischen zwei- und sechsmal pro Tag die Temperatur gemessen? Es scheint, als seien ritualisierte Praktiken an die Stelle einer vernünftigen, durchdachten Pflege getreten. Gewöhnlich wird die Temperaturmessung von StudentInnen der unteren Semester durchgeführt, und man ist versucht zu fragen, wie sehr diese bereits durch ihre Ausbildung zu gedankenlosem Gehorsam gegenüber Anordnungen konditioniert werden. Wenn das Beobachtungsprotokoll eine Überwachung alle vier Stunden vorsieht, führen die StudentInnen diese Anordnung dann auch aus, ohne darüber nachzudenken, ob sie wirklich nötig ist? Wenn dies so ist, dann müssen Pflegepersonal und AusbilderInnen sich den Vorwurf gefallen lassen, daß sie die StudentInnen nicht dazu ermutigen, nachzudenken und Fragen zu stellen.

Ein Bezugspersonenpflegesystem mit Pflegekräften, die gelernt haben, Dinge in Frage zu stellen, könnte solche Situationen verhindern, da die dem Patienten zugeteilte Pflegekraft den Pflegeplan ständig auf den neuesten Stand bringen würde. Eine solche Pflegekraft müßte jedoch die Relevanz der oben dargelegten Befunde begreifen, bevor sich gesunder Menschenverstand durchsetzen kann und Temperaturmessungen in angemessener Häufigkeit stattfinden.

Ähnliches gilt für die Häufigkeit, mit der Blutdruck, Puls und Atemfrequenz aufgezeichnet werden.

Nachdem Häufigkeit und Zeitpunkt einer optimalen Temperaturüberwachung festgestellt wurden, gilt es nun zu überlegen, wie lange das Thermometer an seinem Platz bleiben sollte. Die gängige Praxis legt nahe, daß es keine zeitliche Vorgabe gibt; die Pflegekräfte lassen das Thermometer in situ, solange sie wollen. Dies ist eine sehr unwissenschaftliche Art, ein Vitalzeichen wie die Temperatur zu messen.

Eine Studie von Wintle (1988) ergab, daß die Durchschnittszeit, die StudentInnen das Thermometer im Mund eines Patienten ließen, 1,5 Minuten betrug, jedoch war die Streuung zwischen StudentInnen im ersten und im dritten Studienjahr sehr groß, wobei die Zeit bei den StudentInnen der höheren Semester kürzer war als bei den StudienanfängerInnen. Wintle (1988) stellte bei ihren Beobachtungen fest, daß die StudentInnen tatsächlich den PatientInnen das Thermometer in den Mund steckten, Blutdruck und Puls aufzeichneten und dann das Thermometer wieder herausnahmen, um die Temperatur zu notieren. Da die StudentInnen der höheren Semester mehr Erfahrung mit dem Aufzeichnen des Blutdrucks hatten, waren sie meistens schneller und hatten somit auch kürzere Zeiten bei den Temperaturmessungen. In der Praxis lassen die StudentInnen meistens das Thermometer an seinem Platz, solange sie mit der Aufzeichnung von Blutdruck- und Pulswerten beschäftigt sind eine Praxis, die sie erfahrungsgemäß bei ihrer Arbeit als qualifizierte Pflegende fortsetzen. Vor dem Hintergrund der Beobachtungen von Wintle ist man versucht zu fragen, wie viele Thermometer länger als 1,5 Minuten an ihrem Platz bleiben, wenn die Temperaturmessung von einer qualifizierten Pflegekraft durchgeführt wird; bei StudentInnen kann man von 2 Minuten ausgehen.

Kann die Pflegeforschung eine Antwort auf die Frage geben, wie lange es dauert, die Temperatur oral zu messen? Es ist leicht zu bestimmen, wie lange es dauert, bis ein Quecksilberthermometer seinen Höchststand erreicht, es ist jedoch sinnvoller zu fragen, wie lange es dauert, bis ein klinisch relevanter Stand erreicht ist. Wenn man beispielsweise das Thermometer fünf Minuten länger im Mund läßt, dann könnte sich die Temperatur um 0,1 °C erhöhen, aber ist das für die Diagnose «Pyrexie» relevant? Man könnte die Temperatur des Patienten mit 37,8 °C anstatt mit 37,7 °C angeben, aber ist dieser Unterschied von 0,1 °C wirklich von Bedeutung?

Closs (1987) untersuchte die Empfehlungen in 27 Pflegelehrbüchern und stellte fest, daß die von den einzelnen AutorInnen vorgeschlagenen Zeiten zwischen 1 und 10 Minuten lagen; nur eine Zeitangabe basierte auf Forschungsergebnissen. Dieser subjektive Ansatz bei der Messung dieses Vitalzeichens ist ein sehr deprimierendes Symptom, das vielen Mystifizierungen in der Pflege zugrunde liegt. Wenn sich Standardlehrwerke irrige Auffassungen leisten, dann ist es schwer, Pflegekräften gegenüber allzu kritisch zu sein, in deren Betreuung sich diese irrigen Auffassungen dann niederschlagen.

Bei einem Experiment in einem Bad mit warmem Wasser beträgt die Reaktionszeit eines Thermometers 0,5 Minuten, das heißt, in dieser Zeit erreicht es eine Temperatur von 37 °C. Im Mund eines Patienten dauert dies jedoch aufgrund verschiedener Faktoren erheblich länger. In einer Reihe der von Closs (1987) zitierten Studien wurde gezeigt, daß durchschnittlich 12 Minuten erforderlich waren, um den Höchststand zu erreichen. In dem Bemühen um mehr Praxisnähe wurde das Konzept des Temperaturoptimums eingeführt. Es ist definiert als die Temperatur, die 90 % aller an diesen Versuchen beteiligten Versuchspersonen erreichten und die 0,1 °C unter ihrer maximalen Temperatur lag. Diese wurde von den Männern in 8, von den Frauen in 9 Minuten erreicht.

Natürlich können noch andere Faktoren die Temperaturmessung beeinflussen; solche fehlerhaften Abweichungen können größer sein als solche, die dadurch entstehen, daß das Thermometer nicht lange genug im Mund bleibt. Closs (1987) stellte bei ihrer Oberprüfung von 27 Lehrbüchern fest, daß nur zwei ausdrücklich darauf hinwiesen, daß die Taschen unter der Zunge für die Temperaturmessung wichtig sind, da diese das Thermometer in engen Kontakt mit dem arteriellen Blut bringen, und genau um die Temperatur des arteriellen Blutes geht es bei der Messung. Wird das Thermometer nicht mit einer dieser Taschen in Berührung gebracht, kann die Temperaturmessung Fehler bis zu −1,7 °C aufweisen. Es konnte auch nachgewiesen werden, daß durch das Trinken heißer und kalter Getränke Temperaturabweichungen von 1 °C über bis 3 °C unter der tatsächlichen Temperatur feststellbar waren (Forster et al., 1970; Lee & Atkins, 1972).

Die Atemfrequenz wirkt sich selbst dann auf die Temperatur aus, wenn der Patient sich bemüht, den Mund geschlossen zu halten. Eine interessante Studie von Durham et al. (1986) kommt zu dem Schluß, daß bei PatientInnen mit einer Atemfrequenz von über 20 Atemzügen/Minute die Temperatur durchschnittlich um 0,3 bis 0,4 °C niedriger liegt als bei Patienten mit einer normalen Atemfrequenz von unter 20 Atemzügen/Minute.

Die Praxis der rektalen Temperaturmessung bei Babies wurde von Kunnel et al. (1988) in einer Studie mit 99 1 bis 4 Tage alten normalen Neugeborenen untersucht. Die AutorInnen verglichen Messungen, die rektal, in der Leiste, unter den Achseln und auf der Haut vorgenommen wurden und fanden heraus, daß im Hinblick auf die abschließend festgestellte, optimale Temperatur kein Unterschied festzustellen war. Die optimale Höhe wurde bei der rektalen Messung jedoch nach 5 Minuten, unter den Achseln und in der Leiste nach 11 Minuten und an der Haut nach 13 Minuten erreicht. Diese Unterschiede waren statistisch signifikant und zeigen die Streuung bei den gemessenen Temperaturen auf, die bei Säuglingen auftreten kann, wenn der Zeitpunkt und die Stelle, an der gemessen wird, nicht ordnungsgemäß berücksichtigt werden.

Closs (1987) beschreibt eine alarmierende Studie, die zeigte, daß bei einer Serie von 43 Temperaturmessungen, die an PatientInnen innerhalb von 4,5 Stunden nach einem chirurgischen Eingriff vorgenommen wurden, die Werte von 0,9 °C unter bis 1,4 °C über der tatsächlichen Temperatur lagen, die mit einem extrem präzisen, akustischen Null-Gradient-Thermometer ermittelt wurden (Sloan und Keatinge, 1975).

In ihrer Zusammenfassung der zahlreichen wissenschaftlichen Belege zieht Closs die Schlußfolgerung, daß es neben falscher Wahl des Zeitpunkts viele Ursachen für Fehler gibt. Wenn allerdings gewährleistet ist, daß das Thermometer exakt plaziert und der Mund fest geschlossen ist und 15 bis 30 Minuten vor der Messung auf warme oder kalte Getränke verzichtet wurde, dann dürften 4 Minuten für eine klinisch relevante Messung ausreichend sein. Der Unterschied zwischen 4 und 8 Minuten macht aller Wahrscheinlichkeit nach nur 0,2 °C aus, was für die Diagnose irrelevant ist und, verglichen mit anderen Fehlerquellen, die 4 Minuten längere Meßzeit nicht rechtfertigt.

Empfehlungen für eine gute Pflegepraxis

1. Wenn Temperaturmessungen nur einmal am Tag erforderlich sind, sollten sie zwischen 17.00 und 19.00 Uhr stattfinden. Die genaue Zeit sollte flexibel gestaltet werden, um sie den Aktivitäten der PatientInnen zu dieser Tageszeit anzupassen.

2. Das Thermometer sollte in die linke oder rechte Tasche unter der Zunge gesteckt werden und der Mund des Patienten während der Messung geschlossen sein. Die Meßzeit sollte 4 Minuten betragen.

«Ihr Blutdruck ist 147 zu 96, Schwester.»

Die Blutdruckmessung hat eine wichtige Kontrollfunktion. Wiederholte Messungen sind für die Überwachung des kardiovaskulären Status eines Patienten in kritischen Situationen unabdingbar, sowohl nach einer Operation als auch bei einer kardiovaskulären Erkrankung. Auch diese Aufgabe wird gewöhnlich den StudentInnen der unteren Semester übertragen, und in Anbetracht der Komplexität dieser Prozedur gibt es zahlreiche Fehlerquellen, die solche Kommentare wie den oben zitierten bedeutungslos machen. Es ist ganz einfach nicht möglich, den Blutdruck derartig exakt zu messen, da der Standard für die Genauigkeit des Manometers ± 3 mmHg beträgt, selbst wenn die Messung perfekt durchgeführt wird. Mit anderen Worten, der gemessene Wert liegt bestenfalls innerhalb eines Bereichs von 3 mmHg um den tatsächlichen Wert.

Draper (1987) hat eine Untersuchungsreihe beschrieben, die aufgrund unzureichender Wartung der Blutdruckmeßgeräte gravierende Ungenauigkeiten aufdeckte. Pflegekräfte sollten sich fragen, wann die Blutdruckmeßgeräte auf ihrer Station zuletzt gründlich überprüft wurden und, was noch entscheidender ist, wie man Fehler an den Geräten erkennen kann, die zu falschen Messungen führen könnten, wie z. B. verschlissenes Material der Gummischläuche oder ein defektes Ventil. Manschetten stellen ebenfalls eine Fehlerquelle dar. Wenn sie für den Patienten zu groß sind, zeigen sie falsche Werte im niedrigen Bereich an, und wenn sie zu klein sind, liegen die falschen Werte im hohen Bereich. Draper beschreibt beispielhaft die Beobachtung einer Serie von 200 Blutdruckmessungen, bei der in 65 Fällen die Manschette falsch angelegt wurde.

In den letzten Jahren wurden automatische Blutdruckmeßgeräte vermehrt eingesetzt. Es gibt keine veröffentlichten Forschungsarbeiten über den qualifizierten Umgang mit solchen Geräten, aber es kursieren Geschichten, die zeigen, daß einige Pflegekräfte nicht wissen, wie sie diese richtig benutzen sollen, mit dem Resultat, daß falsche Messungen durchaus möglich sind. Dies ist besonders besorgniserregend angesichts der Tatsache, daß PatientInnen, die ständig überwacht werden müssen, sich meistens in einem instabilen hämodynamischen Zustand befinden und Fehler infolgedessen ernsthafte Konsequenzen nach sich ziehen können.

Eine einfache Veränderung in der Stellung des Armes führt zu beträchtlichen Abweichungen bei der Messung. Webb (1989) berichtet, daß nur ein ganz leichtes Heben oder Senken des Arms weg von der Höhe des Herzens den Blutdruck um - 5 bis 6 mmHg senken bzw. erhöhen kann. Wird der Arm des Patienten nicht abgestützt, dann wird durch isometrische Muskelkontraktionen zur Aufrechterhaltung seiner Position der systolische Blutdruck um 8 mmHg erhöht, während der entspannende Effekt der Unterstützung des Rückens sowohl den systolischen als auch den diastolischen Blutdruck um 8 mmHg senken kann.

Selbst die Wahl des Armes kann sich auf den Blutdruck auswirken. In einer Studie von Kristensen (1982) zeigten sich in einer Stichprobe von 197 Männern und Frauen bei 49 % unterschiedliche Werte des systolischen Blutdrucks von mehr als 10 mmHg bei Messung an beiden Armen. Ähnliche Abweichungen des diastolischen Blutdrucks traten bei 29 % der Stichprobe auf.

Bestimmte Fehler entstehen auch durch die BeobachterInnen selbst, wie z. B. durch die Hörschärfe, die Auswirkungen des umgebungsbedingten Lärms oder dadurch, daß sich die BeobachterInnen bei dem Wert für den diastolischen Druck entweder an den gedämpften Tönen oder an dem vollständigen Verschwinden der Töne orientieren (Phasen IV und V der Töne nach Korotkoff). Der letzte Punkt ist Anlaß für viele Meinungsverschiedenheiten, und zweifellos kommen unterschiedliche Werte heraus, wenn verschiedene BeobachterInnen verschiedene Kriterien für den diastolischen Blutdruck anwenden.

Wir müssen bei unseren Überlegungen noch auf die Häufigkeit eingehen, mit der Blutdruckmessungen vorgenommen werden. Auch hier entspricht es wiederum den Erfahrungen der AutorInnen, daß die Mehrzahl der PatientInnen auf den Stationen täglich mehrfache Blutdruckmessungen über sich ergehen lassen müssen. Zwei durchgängig parallele Reihen von Pfeilen ziehen sich durch das Beobachtungsprotokoll und deuten so an, daß der Blutdruck stabil ist. In der Tat ist dieser in Anbetracht der oben erörterten Faktoren manchmal ein wenig zu stabil – so sehr, daß man anfängt, sich zu fragen, weshalb der Blutdruck denn überhaupt aufgezeichnet wurde, oder bis zu welchem Grad der aufgezeichnete Wert durch den vorherigen bestimmt wurde?

Durch ein wenig Nachdenken käme man darauf, daß eine Pflegeperson ungefähr 2 bis 3 Stunden Zeit pro Tag für Blutdruckmessen aufwenden muß, wenn auf einer durchschnittlichen Station mit 30 Betten bei zwei Dritteln der PatientInnen häufig der Blutdruck kontrolliert wird. Für weitere Überlegungen im Zusammenhang mit der Praxis des übertriebenen Beobachtens und der Verschwendung von Zeit, die für die Pflege aufgewendet werden könnte, verweisen wir die LeserInnen auf die Diskussion der Temperaturmessungen.

Empfehlungen für eine gute Pflegepraxis

1. Die Häufigkeit der Blutdruckkontrolle sollte täglich bei jedem Patienten durch eine qualifizierte Pflegekraft überprüft werden.

2. Die Aufzeichnungsmethoden sollten überwacht werden, um Genauigkeit zu gewährleisten.

3. Abgeschlossene Protokolle sollten im Rahmen eines Qualitätskontrollprogramms überprüft werden.

4. Die Geräte müssen häufig kontrolliert und überholt werden.

5. Die Messungen dürfen höchstens um 5 mmHg voneinander abweichen.

6. Das gesamte Pflegepersonal muß für den diastolischen Blutdruck dieselbe Definition zugrunde legen.

«Herr Hoffmann hat einen Blutdruck von 160 zu 90 und einen Puls von 100. Warum hat mir das niemand gesagt?»

Die Pulsmessung ist sehr simpel, dennoch kann sie wichtige Informationen über den Zustand eines Patienten liefern. Man kann jedoch die Feststellung machen, daß deutlich vom Normalwert abweichende Messungen dem verantwortlichen Pflegepersonal nicht mitgeteilt werden. Ist dies so, weil die auszubildenden Pflegekräfte, die den Puls gemessen haben, die Abweichung vom Normalwert nicht bemerkt haben, oder – dies entspricht dem System auf einer Station – weil es keinen direkten Kommunikationsweg zu einer ausgebildeten Pflegekraft gibt, der man von einer solchen Messung Mitteilung machen könnte? Einer anderen Erklärung zufolge gibt es eine solche Möglichkeit zwar, aber die StudentInnen haben Angst, sie zu nutzen, weil sie merken, daß sie von den ausgebildeten Pflegekräften meistens nur ignoriert oder unfreundlich behandelt werden. Solch ungesundes Verhalten ist ein Haupthindernis bei der Kommunikation und leider auch heute noch in einigen Krankenhäusern anzutreffen.

Die Pulsmessung, die Teil eines aufgabenzentrierten Ansatzes ist, wird unweigerlich zum Ritual, und lebenswichtige Hinweise über den Zustand eines Patienten können verlorengehen. Wenn man einer Pflegekraft die Anweisung gibt, bei einer Überprüfung auf der Station den Puls von bis zu 15 PatientInnen nacheinander zu messen, ist eine individuelle Pflege nicht möglich. Ist eine Pflegekraft für eine kleine Gruppe von PatientInnen verantwortlich, dann muß er oder sie dazu angehalten werden, den Pulswert als Teilaspekt der ganzen Person zu sehen. Wie ist der Zusammenhang zwischen dem Pulswert und den anderen Lebenszeichen?

Welche Schwankungen lassen sich über einen bestimmten Zeitraum feststellen? Ist eine Tendenz erkennbar? Ist der Puls regelmäßig oder, falls dies nicht der Fall ist, welcher Art sind die Unregelmäßigkeiten? Wie wirkt der Patient insgesamt? Wie fühlt er/sie sich? An solche Fragen sollte eine Pflegekraft bei der Pulskontrolle denken.

Herr Harrison, um den es zu Beginn dieses Abschnitts ging, wird aller Wahrscheinlichkeit nach ängstlich und besorgt sein, wenn derartig erhöhte Puls- und Blutdruckwerte gemessen werden. Vielleicht wurde er soeben als Notfall aufgenommen und versteht nicht, was gerade passiert. Möglicherweise wird sein Streß noch durch Schmerzen verstärkt. Die Pflegekraft muß ihn fragen, ob alles in Ordnung ist und ihm Gelegenheit geben zu sprechen. Wird die Messung danach, vielleicht eine halbe Stunde später, wiederholt, dann werden sich die Werte der Vitalzeichen vermutlich deutlich der Norm angenähert haben, da seine Angst inzwischen nachgelassen hat.

«Es ist bemerkenswert, daß die Atemfrequenz bei allen PatientInnen auf dieser Station 20 beträgt!»

Schon mehr als ein(e) Facharzt/Fachärztin hat diese Bemerkung bei der Visite gemacht, und dies wäre in der Tat bemerkenswert in Anbetracht dessen, daß die normale Atemfrequenz in Ruhe zwischen 12 und 16 Atemzügen pro Minute liegt. Die Atemfrequenz ist ein weiteres Vitalzeichen und zudem eines, das sträflich vernachlässigt wird, so als würde es von den Pflegekräften für völlig bedeutungslos gehalten. Es gibt Stationen, auf denen die Atemfrequenz noch nicht einmal aufgezeichnet wird, oder aber die Gerade, die durch die hohe Frequenz von 20 Atemzügen pro Minute entstanden ist, von einer Pflegeanamnese zeugt, die kaum als fachmännisch bezeichnet werden kann.

Veränderungen der Atemfrequenz sind Frühzeichen für eine Vielzahl ernstzunehmender Komplikationen, die von den nächstliegenden Möglichkeiten, z. B. einer Bronchitis oder einer Herzinsuffizienz, bis zu den am wenigsten wahrscheinlichen, z. B. einer Fettembolie, reichen können. Es geht dabei nicht bloß um die Frequenz. Es gilt auch darauf zu achten, ob der Rhythmus regelmäßig oder unregelmäßig ist. Mühsames Atmen unter Einsatz zusätzlicher Muskeln sind Anzeichen einer schweren Atemnot, wohingegen eine flache Atmung auf Schmerzen beim Einatmen hindeutet. Ist die Form der Brust normal? Dehnt sich die Brustwand auf beiden Seiten gleichmäßig aus? Fragen wie diese lassen sich innerhalb von Sekunden nur durch einen Blick auf den Patienten vor der eigentlichen Überprüfung der Atemfrequenz klären.

Die Beobachtung von Variablen wie dieser in der Pflege sind bei der Aufnahme unerläßlich, damit eine gute Ausgangsbasis für alle weiteren Maßnahmen geschaffen werden kann. Woher soll eine Pflegekraft wissen, ob die Atmung eines Patienten seit dem Morgen schneller und mühsamer geworden ist, wenn Beobachtungen nicht aufgezeichnet werden?

Es ist eine Tatsache, daß die Ärzte ihre PatientInnen manchmal erst am nächsten Tag sehen. Deshalb ist die Pflegekraft für die frühzeitige Feststellung von Komplikationen wie z. B. Infektionen der Lunge oder Lungenembolien verantwortlich. Wenn die Überprüfung der Atmung nicht bei allen PatientInnen korrekt durchgeführt wird, dann bleiben die frühen Anzeichen solcher Komplikationen zum Nachteil der PatientInnen unbemerkt.

Wenn ritualisierte, für die PatientInnen schädliche Praktiken vermieden werden sollen, dann muß den Pflegenden die Relevanz von Beobachtungen, z. B. die Überprüfung der Atemfrequenz, klargemacht werden; eine weitere Voraussetzung ist, daß sie in einer Umgebung arbeiten, in der auch das leitende Pflegepersonal sich der Bedeutung dieser Faktoren bewußt ist und in der die Pflegekräfte die Verantwortung für die gesamte Pflege ihrer PatientInnen haben. Für ersteres sind die AusbilderInnen, für letzteres die Stationsleitung zuständig.

Empfehlungen für eine gute Pflegepraxis

1. Puls und Atemfrequenz sollten täglich gemessen werden oder häufiger, wenn dies durc den Zustand des Patienten indiziert ist.

2. Die Häufigkeit der Beobachtungen sollte täglich von einer qualifizierten Pflegekraft überprüft werden, die für den Patienten verantwortlich ist.

3. Andere, mit der Atmung zusammenhängende Anzeichen sollten gegebenen falls auch überwacht werden, z. B. Tiefe der Atmung, Schmerzen bei der Atmung.

«Sugar in the morning…»

Heutzutage mißt das Pflegepersonal mehr als die vier Grundvitalzeichen der PatientInnen. Bei PatientInnen mit Diabetes wird der Urin immer auf Glukose untersucht; für die genauere und klinisch relevante Kontrolle des Blutzuckerspiegels benutzt man einen der handelsüblichen Teststreifen. Es muß die Frage gestellt werden, ob die Pflegenden die theoretischen Grundlagen dessen, was sie da tun, ganz verstehen. Basiert die Durchführung dieses Tests auf einem falschen Verständnis der Theorie, auf einem Irrglauben, oder ist sie lediglich zu einer weiteren täglichen Pflichtübung geworden?

Eine Studie von Almond (1986) kam zu dem alarmierenden Ergebnis, daß dies in der Tat der Fall sein könnte. Sie bezieht sich auf mündliche Berichte, denen zufolge Pflegende Urin-Teststreifen für Bluttests verwendeten, Angaben von 4 mmol/l notiert wurden, während der Labortest mit venösem Blut 94 mmol/l ergab, oder einem Patienten aufgrund der Anzeige auf dem Teststreifen Insulin verabreicht wurde, während das Laborergebnis nur einen Wert von 3,4 mmol/l aufwies. Almond kann Forschungsarbeiten nennen, die zeigen, daß die Technik, speziell bei Einsatz einer Meßvorrichtung, zuverlässig ist, vorausgesetzt die Handhabung stimmt mit den Anweisungen des Herstellers überein. Wie so oft ist das Instrument völlig in Ordnung; nur die Art und Weise, wie es eingesetzt wird, führt zu Fehlern.

Selbst durchzuführende Kontrollen des Blutzuckerspiegels verbessern die Qualität der Betreuung von Diabetes-PatientInnen in ihrer häuslichen Umgebung beträchtlich und sind ein wesentlicher Bestandteil des Trainings während der stationären Behandlung. Wenn von dem Patienten eine korrekte Messung erwartet wird, dann sollte auch eine Pflegekraft fähig sein, diese Anforderungen zu erfüllen.

Während der Durchführung ihrer Studie besuchte Almond 30 Stationen und beobachtete 35 Blutzuckerbestimmungen mittels Teststreifen; 26 wurden mit Hilfe einer Meßvorrichtung durchgeführt, 9 nur mit dem bloßen Auge. Nach jeder einzelnen Bestimmung durch die Pflegekraft nahm die Forscherin eine Probe von der Versuchsperson und schickte sie zur Überprüfung ins Labor.

Für die klinische Praxis sind Blutzuckerbestimmungen mittels Teststreifen akzeptabel, wenn die Anzeige nicht mehr als 20 % von den Laborwerten abweicht. Bei 11 der 21 mit einem Glukometer durchgeführten Messungen fehlte dieses Kriterium; 1 von 4 der mit einem Hypocount-2B-Meßgerät vorgenommenen Messungen war ebenfalls nicht akzeptabel. Von den mit bloßem Augen durchgeführten Bestimmungen waren 5 von 9 nicht akzeptabel.

Hierbei handelt es sich um Ergebnisse von lediglich einer Blutzuckerbestimmung auf jeder Station, aber sie geben zu ernsthafter Besorgnis Anlaß und zeigen, daß diese Studie unbedingt in einem größeren Rahmen wiederholt werden muß. Die Gründe für die Tatsache, daß über 50 % dieser Ergebnisse um mehr als 20 % von dem korrekten Wert abwichen, waren nicht schwer auszumachen. Almond listet eine alarmierende Serie von Fehlern auf, die von den Pflegekräften gemacht wurden, welche den Test durchführten. Sie berichtet von schmutzigen Geräten und davon, daß in einem Fall Teststreifen verwendet wurden, deren Verfallsdatum bereits um ein Jahr überschritten war. Der Ausbildungsstand des Personals, das solche entscheidenden Messungen durchführte, reichte von der unqualifizierten Pflegehilfskraft bis hin zur Stationsleitung.

Die Realität der Pflegepraxis, wie sie sich in dieser Studie darstellt, ist deprimierend. Eine einfache, aber dennoch entscheidende Messung, die für die gefahrlose Behandlung und den sorgfältigen Umgang mit einer verbreiteten, aber potentiell tödlichen Krankheit unerläßlich ist, übersteigt die Fähigkeiten von mehr als der

Hälfte der Pflegekräfte in dieser Studie. Bei dem Versuch, dieses dürftige Niveau in der Pflege zu erklären, muß die Qualität der Ausbildung, die diese Pflegenden erhalten haben, einer strengen Prüfung unterzogen werden. Die in der Pflegeausbildung tätigen LehrerInnen müssen zur Rechenschaft gezogen werden, wenn ihre Methoden immer noch Auswendiglernen favorisieren. Solche Methoden führen dazu, daß Pflegende nur lernen, was sie tun müssen, ohne etwas über die theoretischen Grundlagen zu erfahren. Das Fehlen solcher Grundlagen in der Pflegepraxis macht für Rituale empfänglich, und in diesem Fall liefert es eine Erklärung für das unbefriedigende Niveau der durchgeführten Beobachtungen. Die Qualität dieser Blutzuckerbestimmungen hat ganz sicher Konsequenzen im Hinblick auf den Pflegestandard für Diabetes-PatientInnen.

Empfehlungen für eine gute Pflegepraxis

1. Die Blutzuckerbestimmung mittels Teststreifen muß streng nach den Anweisungen des Herstellers durchgeführt werden.

2. Die Stationsleitung sollte ihre Kenntnisse aktualisieren und die Leistungen ihres Pflegepersonals überprüfen.

3. Eine Qualitätskontrolle, wie oben erwähnt, sollte in kleinem Umfang laufend in jedem Krankenhaus durchgeführt werden.

4. Neue Methoden sollten nur nach Durchführung eines entsprechenden, berufsbegleitenden Ausbildungsprogramms eingeführt werden.

«Bei Herrn Petersen muß jede halbe Stunde der Bauchumfang gemessen werden, Schwester.»

Messungen des Bauchumfangs wurden immer schon zur Feststellung von Blutungen im Bauchraum durchgeführt mit der Begründung, daß eine Ansammlung von Flüssigkeit (Blut) in der Bauchhöhle durch eine Zunahme des Bauchumfangs nachgewiesen werden könne.

Bei dieser Auffassung, die durch die Forschung als gefährlicher Irrglaube entlarvt wurde, stößt man auf zwei grundlegende Probleme. Erstens gibt es Schwierigkeiten mit der Meßgenauigkeit. Zweitens müßte die Menge freien Blutes, die zu meßbaren Veränderungen führt, so groß sein, daß man schon zu einem früheren Zeitpunkt klinische Anzeichen für einen Schock festgestellt hätte.

Um exakte Meßergebnisse zu erhalten, muß die Pflegekraft das Meßband bei jeder Messung in genau dem gleichen Ausmaß dehnen. Dies geschieht aller Wahrscheinlichkeit nach nicht, und wenn verschiedene Pflegekräfte messen, dann ist die Zuverlässigkeit der Messung äußerst fragwürdig. (Wir wissen alle, wie leicht man sich selbst damit täuschen kann, daß ein Rock in Größe 12 immer noch paßt, wenn man das Meßband ein wenig spannt!) Weitere Probleme entstehen dadurch, daß die Messungen an verschiedenen Stellen des Bauches vorgenommen werden, und Pflegekräfte überdies dazu neigen, die Messungen des Vorgängers zu wiederholen und zu dem gleichen Ergebnis zu kommen. Gewöhnlich findet man das, was man erwartet.

Fairclough et al. (1984) untersuchten die Meßgenauigkeit, indem sie eine Gruppe von 10 qualifizierten Pflegenden und jungen Ärzten baten, den Bauchumfang einer Versuchsperson über einen Zeitraum von 2,5 Stunden je zehnmal zu messen. Bei der Versuchsperson handelte es sich um einen 26-jährigen Mann, der im Bett lag; er hatte unmittelbar vor Beginn des Experimentes seine Blase entleert. Eine Besonderheit des Experimentes bestand darin, daß Streifen zwischen 1 und 5 cm Länge von dem zu benutzenden Meßband aus Leinen abgeschnitten wurden. Damit sollte eine Zunahme des Bauchumfangs in dieser Größenordnung simuliert werden.

Die Ergebnisse sahen so aus, daß mit dem Meßband von konstanter Länge eine Spannweite von 6 cm bei den Messungen des Bauchumfangs derselben Versuchsperson herauskam; 8 der 10 BeobachterInnen nahmen die deutliche Zunahme des Bauchumfangs von 3 cm nicht wahr (wegen des um 3 cm gekürzten Meßbandes). Einige BeobachterInnen nahmen überhaupt keine Veränderung wahr, selbst wenn das Meßband 5 cm kürzer war.

Fairclough et al. (1984) bewerteten dann das Konzept, daß die Menge des in die Bauchhöhle fließenden Blutes so groß sein müsse, daß der Schock schon erkennbar wäre, bevor eine Zunahme des Bauchumfangs gemessen werden könnte. Ein Mitglied des Forschungsteams maß den Bauchumfang von 11 PatientInnen, die eine Peritonealdialyse bekamen, nach dem Austausch von 1 und 2 Litern. Er stellte fest, daß die mittlere Zunahme des Bauchumfangs bei 1,65 cm/l lag. Die Auswirkungen eines Blutverlustes von 1 bis 2 Litern sind sehr gravierend; sie führen zu Hypotonie, und es zeigen sich sämtliche Symptome eines hypovolämischen Schocks. Die Ergebnisse von Fairclough et al. belegen jedoch, daß die meisten Pflegekräfte (und Ärzte) die durch diesen Blutverlust bedingte Zunahme des Bauchumfangs von 3 cm nicht bemerken würden. Darüber hinaus kann der Unterschied zwischen zwei BeobachterInnen, die zur gleichen Zeit messen, 6 cm ausmachen – zweimal so viel wie die tatsächliche blutungsbedingte Zunahme.

Die Messung des Bauchumfangs zur Einschätzung von Blutverlusten im Bauchraum wurde von Fairclough et al. als eine gefährlich irreführende Praxis beschrieben. Vor dem Hintergrund ihrer Befunde kann man dieser Ansicht nur beipflichten. Wir haben es hier mit einer weiteren irrigen Auffassung zu tun, die auch als solche erkannt werden sollte. Messungen des Bauchumfangs sollten also zukünftig unterbleiben. Es gibt noch viele andere Bereiche im Zusammenhang mit Beobachtungen und Messungen, die hier thematisiert werden könnten; zu diesen gehören Dekubitusrisiko, Flüssigkeitsausgleich und Inkontinenz. Die beiden letzten Themen werden im nächsten Kapitel behandelt, in dem es um das Aufzeichnen von Beobachtungen geht, während das übernächste Kapitel sich mit Dekubitalgeschwüren beschäftigt.

Literatur

Almond, J. (1986): Measuring blood glucose levels. *Nursing Times* 82 (41): 51–4.

Closs, J. (1987): Oral temperature measurement. *Nursing Times* 83 (1): 36–9.

Draper, P. (1987): Not a job for juniors. *Nursing Times* 83 (10): 58–62.

Durham, M. L., Swanson, B., Paulford, N. (1986): Effect of tachycardia on oral temperature estimation. *Nursing Research* 35: 4.

Fairclough, L., Mintowt-Czyz, W.L., Mackie, L., Nokes, L. (1984): Abdominal girth: an unreliable measure of intra-abdominal bleeding. *Injury* 16: 85–7.

Forster, B., Adler, D. C., Davis, M. (1970): Duration of effects of drinking iced water on temperature. *Nursing Research* 19: 169–70.

Kristensen, B. O. (1982): Which arm to measure blood pressure. *Act. Scand.* (Suppl.): 69–73.

Kunnel, M. T., O'Brien, C., Munro, B.H. (1988): Comparison of rectal, femoral, axillary and skin mattress temperatures in stable neonates. *Nursing Research* 37: 162–4.

Lee, R. E., Atkins, E. (1972): Spurious Fever. *American Journal of Nursing* 72.

Samples, J. et al. (1985): Circadian rhythms: basis for screening for fever. *Nursing Research* 34: 377–9.

Sloan, R. E. G., Keating, W. R. (1975): Depression of sublingual temperature by cold saliva. *British Medical Journal* 1: 1718–20.

Webb, C. H. (1980): The measurement of blood pressure. *Primary Care* 7: 4.

Wintle, C. (1988): A study of time taken for temperature recordings. Unpublished degree thesis, Bristol Polytechnic.

6. Das Aufzeichnen von Beobachtungen

Beobachtungen sind sinnlos, wenn sie nicht anschließend für andere Mitglieder des Pflegeteams aufzeichnet werden. Diese Beobachtungen müssen exakt, deutlich, knapp und in einer übersichtlichen Form festgehalten werden. Variablen wie die Vitalzeichen sind nicht die einzigen Beobachtungen, die erfaßt werden müssen; neurologischer Status, Größe der Wunde, Flüssigkeitsausgleich, Kontinenzverhalten, Schmerzen und Dekubitusrisiko sind nur einige weitere Beispiele für Informationen über PatientInnen, die für die Planung einer effektiven pflegerischen Arbeit ausschlaggebend sind.

Im vorigen Kapitel wurde bereits eine ritualisierte Form der Beobachtung von Vitalzeichen thematisiert, die zu Ungenauigkeiten bei der Aufzeichnung von Meßdaten führt. Ein weiterer Punkt, der hier angesprochen werden muß, betrifft die verschiedenen, seltsam anmutenden Methoden, mit denen Pflegende Punkte in Diagrammen verbinden. In der Schule wird den Kindern im Mathematikunterricht beigebracht, daß in einer graphischen Darstellung je nach mathematischer Funktion die Punkte entweder durch gerade Linien oder durch sanfte Kurven verbunden werden. Es wird ihnen auch beigebracht, daß der Anfang eines Diagramms mit der ersten Beobachtung beginnt.

Ein Blick auf viele der am Bettende angebrachten Protokolle zeigt, daß an die Stelle dieser einfachen mathematischen Regeln seltsame Krankenhausrituale getreten sind, die bewirken, daß Diagramme definitiv irreführend sind. In **Abbildung 1** auf Seite 98 sind einige Beispiele zu sehen. Pflegende sollten sich beim Zeichnen von Diagrammen an die in der Schule erlernten Grundregeln halten, wenn das Ergebnis exakt sein und einen wahrheitsgetreuen Eindruck von dem Krankheitsverlauf vermitteln soll (**Abb. 2** s. S. 99).

«Frau Behrwald ist heute ein bißchen schläfrig und durcheinander, Schwester.»

Was genau besagt eigentlich diese Aussage? Sie ist sehr subjektiv – was für die eine Pflegekraft schläfrig ist, muß es für die andere noch lange nicht sein – und ist Frau Behrwald durcheinander was Raum und Zeit anbelangt, oder hat sie bloß vergessen, wo sie ihr Strickzeug gelassen hat? Pflegende müssen versuchen, ihre Einschätzung des neurologischen Status eines Patienten objektiv zu quantifizieren, sei es, daß der Patient an einer akuten Kopfverletzung leidet oder sich von einem Schlaganfall erholt. Zu diesem Zweck sollte die «Glasgow-Koma-Skala» (Walsh, 1985) benutzt werden, da mit ihr objektive Messungen des Bewußtseinsgrades eines Patienten vorgenommen werden können.

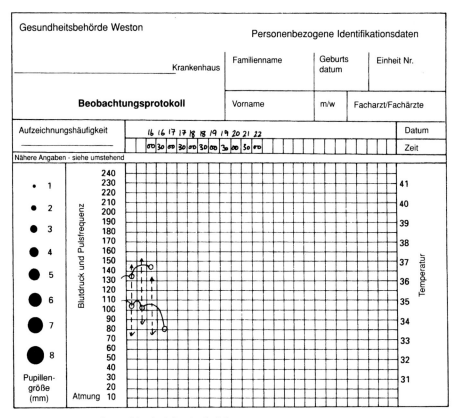

Abbildung 1: Häufige Fehler bei der Aufzeichnung
1 Namensangabe bzw. Identifikation fehlt
2 Angaben zur Aufzeichnungshäufigkeit fehlen
3 Zeitangaben für die beiden ersten Meßreihen fehlen
4 Es ist nicht deutlich zu erkennen, welche Linie sich auf die Temperatur und welche sich auf den Puls bezieht
5 Die einzelnen Temperatur- und Pulsmessungen sind nicht exakt angegeben; anstelle von Punkten oder Kreuzen werden Kreise benutzt
6 Die Punkte werden nicht durch gerade Linien verbunden
7 Es werden keine Messungen der Atemfrequenz durchgeführt
8 Vermutlich werden die Beobachtungen bis 22.00 Uhr halbstündlich durchgeführt; Veränderungen im Zustand des Patienten können dazu führen, daß die Beobachtungen häufiger oder seltener durchgeführt werden müssen

Wenn die neurologische Beobachtung eines Patienten einen Sinn haben soll, dann muß sie von derselben Pflegekraft während der Dauer ihres Dienstes durchgeführt werden; nur dann handelt es sich bei den beobachteten Veränderungen um echte

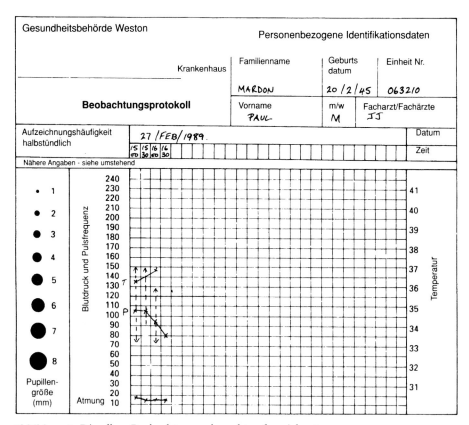

Abbildung 1: Dieselben Beobachtungen korrekt aufgezeichnet

und nicht um scheinbare Veränderungen, die aufgrund der Beobachtung durch verschiedene Pflegekräfte zustande kommen.

Wenn Pflegende verhindern wollen, daß ihre pflegerische Arbeit ritualisiert wird, dann sollten sie sich fragen, warum sie eine neurologische Beobachtung durchführen. Wir wollen einmal die Feststellung der Pupillengröße betrachten. Man tut dies, um die Auswirkungen einer sich ausweitenden intrakranialen Läsion aufzudecken, die den dritten Kranialnerv zusammendrückt, gewöhnlich im Falle eines Traumas. Hat der Patient eine Überdosis Drogen genommen, dann sind die eingenommenen Drogen für die Pupillengröße verantwortlich, und diese steht in keinem Zusammenhang mit irgendwelchen intrazerebralen pathologischen Befunden, warum sollte man also die Pupillengröße feststellen? Ist der Patient nach einer Kopfverletzung wach, ansprechbar und kann sich orientieren, dann kann es sich nicht um eine sich ausweitende Läsion handeln, die den dritten Kranialnerv zusammendrückt, weil dann schon längst eine Bewußtseinseinschränkung aufgetreten wäre, warum sollte man dann Pupillen, Blutdruck und Puls des Patienten jede halbe Stunde überprüfen? Eine Einschränkung des Bewußtseins ist das erste Anzeichen einer Kopfverletzung, das vor allen anderen Symptomen auftritt, die in ritualisierter Manier jede halbe Stunde kontrolliert werden.

Gibt es für die folgende Situation eine andere Erklärung als ritualisiertes Verhalten? Ein Patient kam aus dem Operationssaal, nachdem bei ihm ein Nervenfaserriß in der Hand operiert worden war. Die Pflegeperson wurde mit der neurologischen Beobachtung beauftragt, und so überprüfte sie gewissenhaft jede halbe Stunde Pupillengröße, Blutdruck und Puls des Patienten, aber nie die Empfindungen bzw. Bewegungen in der Hand, was natürlich einzig und allein der Zweck der Übung war.

Gehen wir weiter zu der Pflegekraft in der Unfall- und Notfallabteilung, die ein Kind versorgte, das an einer Frakturdislokation des Ellenbogens litt. Bei dieser Verletzung ist das Risiko eines gravierenden neurovaskulären Schadens groß, der den Unterarm in Mitleidenschaft ziehen kann, wenn die Armarterie und/oder ein Nerv (z. B. der Ulnarisnerv) in dem gebrochenen Gelenk eingeklemmt wird. Die Pflegeperson wurde gebeten, alle 15 Minuten den Puls des Kindes zu kontrollieren, um sicherzugehen, daß der Unterarm ausreichend mit Blut versorgt wird, also notierte sie fein säuberlich die Pulsfrequenz auf dem Protokoll und berichtete eifrig der Stationsleitung, die den Kreislauf des Kindes überprüfte, der Puls sei 90, und sie habe darauf geachtet, den unverletzten Arm zu nehmen, um dem Kind nicht wehzutun! Glücklicherweise entwickelte dieses Kind keine Volkmann-Kontraktur, da seine Armarterie nicht beschädigt wurde.

Bei Beispielen wie diesen kann man sich des Eindrucks nicht erwehren, daß manche Pflegekräfte reflexhaft eine Standardreaktion zu dem Stichwort «neurologische Beobachtung» lernen und ein aufgabenzentriertes ritualisiertes Verhalten an den Tag legen, ohne dem Zustand des einzelnen Patienten die gebührende Aufmerksamkeit zu schenken, was eine Verschwendung von Zeit und Mühen zur Folge hat und unter Umständen eine Gefährdung des Patienten bedeutet.

Empfehlungen für eine gute Pflegepraxis

1. Neurologische Beobachtungen sollten dem Zustand des Patienten angepaßt sein und von ein und derselben Pflegekraft während ihres Dienstes durchgeführt werden.

2. Aufzeichnungen müssen eindeutig und präzise sein.

«Ich weiß nicht, ob Frau Wolfs Unterschenkelgeschwür besser geworden ist, weil ich es noch nicht verbunden habe.»

Wenn es um die Bewertung der Effektivität von Verbandstechniken geht, muß überprüft werden, ob die Wundheilung Fortschritte macht. Aller Wahrscheinlichkeit nach wird die Wunde innerhalb einer kurzen Zeit von verschiedenen Pflegekräften verbunden – obwohl die Bezugspersonenpflege die Zahl verringert – deshalb kann eine Pflegekraft nur dann erfahren, ob die Wundheilung Fortschritte macht, wenn Aufzeichnungen über die Größe und das Aussehen der Wunde vorliegen oder wenn die Wunde in regelmäßigen Abständen photographiert wird. Dies gilt für Verbrennungen oder Unterschenkelgeschwüre, die in der Unfall- und Notfallaufnahme oder in der Gemeinde ambulant versorgt werden, ebenso wie für einen Dekubitus bei stationär behandelten PatientInnen.

Wir haben in den vorigen Kapiteln gesehen, daß sich um das Thema «Wundverband» viele irrige Auffassungen ranken. Bei dem wiederholten Verbinden ohne sorgfältige Prüfung der Effektivität haben wir es mit einem weiteren gedankenlosen Praxisritual zu tun.

Eine einfache Methode, die Wundheilung zu kontrollieren, ist das Anfertigen einer Wundskizze mit Größenangabe, Beschreibung des Aussehens sowie einem Vermerk über die Art des benutzen Verbandmaterials. Diese Informationen müssen jedoch vereinheitlicht werden, weil sonst die eine Pflegekraft vielleicht vermerkt, ob Geruch wahrnehmbar ist, die andere möglicherweise nicht.

Ein solcher Ansatz wird von Cuzzell (1986) vertreten; darin geht es um zwei verschiedene Checklisten, die sowohl bei geschlossenen als auch bei offenen Wunden eingesetzt werden können. So kann bei der Überwachung einer geschlossenen Wunde das Fehlen oder Vorhandensein von Merkmalen wie örtlich begrenzter Empfindlichkeit, Eiterabfluß oder Erythem der Naht angezeigt werden, indem man sie in der entsprechenden Spalte als fehlend oder vorhanden ankreuzt. Die Charakteristika einer offenen Wunde wie z. B. Geruch, haftendes nekrotisches Gewebe sowie Empfindlichkeit der Randbereiche können auf dieselbe Art und Weise erfaßt werden. Die Kombination eines solchen Einschätzungsbogens zur Wundbeurteilung mit einer einfachen Skizze kann dem Pflegepersonal, dem die Betreuung eines solchen Patienten obliegt, unendlich wertvolle Informationen über den Heilungsprozeß liefern und auch als Grundlage für die Feststellung der Effektivität verschiedener Verbandstechniken dienen.

Exakte Aufzeichnungen haben darüber hinaus noch einen Vorteil bei Visiten. Wenn das Pflegeteam präzise Informationen über die Wundheilung präsentieren kann, dann besteht keine Notwendigkeit mehr, den Verband mehrmals in der Woche zwecks Überprüfung zu entfernen. Diese wiederholt durchgeführte, unnötige Prozedur erhöht das Infektionsrisiko und verzögert die Wundheilung, weil die Bildung von neuem Gewebe gestört, die Wunde ausgetrocknet und ihre Temperatur infolge der Exposition gesenkt wird.

Wenn die Wundheilung sorgfältig und regelmäßig dokumentiert wird, dann bedeutet dies, ritualisierte Pflegemaßnahmen zugunsten einer sinnvollen Pflegearbeit aufzugeben. Der geringe Mehraufwand an Zeit, den diese Dokumentation erfordert, zahlt sich doppelt und dreifach aus, weil eine effektivere Pflegeleistung und eine kürzere Wundheilung gewährleistet sind. Wie bereits dargelegt wurde, lassen sich damit auch beträchtliche finanzielle Einsparungen erzielen.

«Komisch, zur Zeit bekommen nur vier PatientInnen intravenöse Infusionen, aber bei fast allen wird der Flüssigkeitshaushalt überwacht.»

Viele stationär behandelte Patientinnen sind, unabhängig von ihrem Alter oder ihrer Krankheit, anfällig für Dehydration und Probleme mit der Harnausscheidung. Daher ist es wichtig, die Flüssigkeitsaufnahme und -ausscheidung sorgfältig zu messen. Gesunde Menschen achten automatisch auf diesen physiologischen Aspekt, bei Kranken ist dies jedoch nicht der Fall. Eine Erhebung von Turner und Turner (1987) ergab, daß von 927 stationär behandelten PatientInnen 36% nicht in der Lage waren, selbständig zu trinken. Dies zeigt, daß bei ungefähr einem Drittel der stationär behandelten PatientInnen der Flüssigkeitshaushalt überwacht und die Flüssigkeitsaufnahme, sei es oral oder parenteral, unterstützt werden muß, wenn eine Dehydration vermieden werden soll.

Es ist jedoch auf den Stationen üblich, daß bei fast allen PatientInnen der Flüssigkeitshaushalt überwacht wird, auch bei solchen, die gehfähig sind, normal trinken und Urin ohne Katheter ausscheiden können. Wieder ist die Begründung die, daß Pflegekräfte in ritualisierter Manier das tun, was sie immer getan haben, ohne darüber nachzudenken oder Fragen zu stellen. «Wenn gestern sein Flüssigkeitshaushalt überwacht wurde, dann muß es heute auch sein», so lautet die dahinterstehende Logik. Oder handelt es sich um eine Pflegekraft, die gar keinen unmittelbar einleuchtenden Grund für die Überwachung des Flüssigkeitshaushaltes bei einem Patienten hat, dies aber «nur für alle Fälle» tut?

Man könnte geltend machen, daß Pflegende viele Dinge, die unnötig sind, «nur für alle Fälle» tun. Dies scheint auf einen Mangel an Vertrauen in ihre medizinische Urteilsfähigkeit hinzudeuten. Der Grund dafür mag darin liegen, daß sie nicht an Entscheidungsfreiheit gewöhnt sind, was pflegerische Maßnahmen anbelangt. Sie wurden vielmehr dazu ausgebildet, das auszuführen, was ihnen höhergestellte, mit Machtbefugnissen ausgestattete Personen, normalerweise Ärzte, sagen. Durch jüngste Entwicklungen, wie z. B. das Konzept der individualisierten Pflege, haben Krankenschwestern die Möglichkeit, eigene Entscheidungen zu treffen und dafür auch die Verantwortung zu übernehmen. Es scheint, daß vielen diese Verantwortung gar nicht behagt, und deshalb tun sie oft Dinge, von denen sie eigentlich wissen, daß sie unnötig sind, nur für den Fall, daß jemand mit Machtbefugnissen sie fragt, warum dies und jenes nicht erledigt wurde. Vielen Pflegenden fällt es leichter, eine Unmenge von unnötigen Beobachtungen durchzuführen, nur um im Falle einer solchen Frage etwas vorweisen zu können, als ihr medizinisch begründetes Urteil zu verteidigen, daß eine bestimmte Beobachtung nicht nötig war.

Ebenso wie es passieren kann, daß bei den PatientInnen unnötige Beobachtungen durchgeführt werden, so wird auch bei einigen sinnlos der Flüssigkeitshaushalt kontrolliert. Eine durchdachte, individualisierte Pflege kann verhindern, daß diese Maßnahme bei allen PatientInnen in ritualisierter Manier durchgeführt wird.

Wenn bei so vielen PatientInnen der Flüssigkeitshaushalt kontrolliert wird, dann werden die Protokolle fragwürdig. Wie exakt werden sie eigentlich ausgefüllt? Wir vermuten mal, daß die Antwort in solchen Situationen «nicht besonders» lautet. Es kann sein, daß man sich ein Protokoll anschaut und feststellt, daß in den letzten 6 Stunden keine Eintragungen gemacht wurden. Die Pflegenden machen um die Mittagszeit oder sogar am frühen Nachmittag die Runde und fragen nach, was die PatientInnen morgens getrunken haben. Wie zuverlässig ist das Gedächtnis der PatientInnen? Die genormte Tasse des «National Health Service» scheint aus elastischem Material zu bestehen, da sie in einem Krankenhaus 150 ml Tee faßt, in einem anderen 180 ml. Die tatsächlich getrunkene Menge wird nicht notiert, lediglich die ausgegebene. Wie viele nicht getrunkene Tassen mit kaltem Tee mögen wohl durch den Abfluß gehen und dann als getrunken auf dem Protokoll vermerkt werden?

Eine andere weit verbreitete ritualisierte Maßnahme steht im Zusammenhang mit der Verteilung der Kannen mit einem Liter Wasser. Diese werden den PatientInnen morgens von dem hauswirtschaftlichen Personal auf den Nachtschrank gestellt. Es wird davon ausgegangen, daß die Flüssigkeitsmenge, die sich um 21 Uhr nicht mehr in der Kanne befindet, von den PatientInnen getrunken wurde, und somit wird sie auf dem Protokoll vermerkt. Welche Begründung gibt es für diese Annahme? Absolut keine – das Wasser könnte verschüttet, zum Blumengießen verwendet, einem anderen Patienten gegeben oder ausgegossen und vergessen worden sein, um nur vier Möglichkeiten zu nennen. Die Validität dieser Praxis sollte ebenso Gegenstand einer Untersuchung sein wie die Ansicht der PatientInnen darüber, wie verlockend für sie eine Kanne Wasser ist, die 12 Stunden lang in einer warmen Umgebung gestanden hat.

Bei der gegenwärtigen Aufzeichnungsmethode für die orale Flüssigkeitsaufnahme handelt es sich oft um eine ritualisierte Maßnahme, die kaum den Tatsachen entspricht, weil dabei vorausgesetzt wird, daß alles, was an die PatientInnen ausgeteilt wird, auch von ihnen getrunken wird. Angesichts von Pflegeplänen, die eine «Zufuhr von Flüssigkeit» vorsehen, fragt man sich erstaunt, ob in den letzten 15 Jahren Fortschritte in der Entwicklung einer Pflege erzielt wurde, die nach individuellen Gesichtspunkten gestaltet und an den Bedürfnissen der PatientInnen ausgerichtet ist. Turner und Turner (1988) weisen darauf hin, daß bei einer Flüssigkeitsaufnahme von weniger als 1200 ml/Tag zusätzlich Flüssigkeit zugeführt werden muß, um einer Dyhydration entgegenzuwirken. In Anbetracht der vermutlich unzureichenden Bedingungen bei der Überwachung des Flüssigkeitshaushaltes, die es in einigen Bereichen geben dürfte, ist die Frage erlaubt, wie viele PatientInnen wohl unterhalb dieser Grenze liegen, ohne daß das Pflegepersonal dies bemerkt.

Empfehlungen für eine gute Pflegepraxis

1. Bei PatientInnen, deren Flüssigkeitshaushalt überwacht wird, sollte täglich geprüft werden, ob diese Kontrolle weiterhin nötig ist.

2. Eine kleine Anzahl sinnvoller und sorgfältig ausgefüllter Protokolle ist besser als eine große Anzahl unnützer Protokolle, die falsch ausgefüllt sind.

3. Es darf nur die tatsächlich getrunkene Flüssigkeitsmenge erfaßt werden, nicht die ausgeteilte.

«Frau Weisbach hat schon wieder eingenäßt, Schwester. Ich weiß nicht, das wievielte Mal es heute schon ist.»

Nach der Flüssigkeitsaufnahme muß man sich logischerweise mit der Flüssigkeitsausscheidung befassen, insbesondere wenn es sich um das Problem der Inkontinenz dreht. Moody (1989) hat die irrigen Auffassungen und die ritualisierten Maßnahmen im Zusammenhang mit der Inkontinenz erforscht und sich speziell mit der falschen Annahme auseinandergesetzt, daß es sich dabei um eine Erscheinung handele, die im Alter unumgänglich sei und an der man nichts ändern könne. Nichts ist weiter von der Wahrheit entfernt.

Es gibt viele Interventionen, die dieses Problem entweder beseitigen oder die nachteiligen Auswirkungen auf den Patienten weitgehend abschwächen können. Wie bei jeder pflegerischen Arbeit muß am Anfang der Betreuung die Anamnese stehen, und das Grundproblem muß, wie Rooney (1987) ausgeführt hat, durch ein Ausscheidungsprotokoll erfaßt werden, das bei der Wiedererlangung der Kontinenz eine große Hilfe ist. Rooney vertritt die Ansicht, daß das Pflegepersonal unmöglich genau sagen kann, wie oft jeder einzelne Patient inkontinent ist, und fordert die Pflegekraft auf, einmal zu versuchen, sich genau daran zu erinnern, wann und wie oft sie selbst innerhalb der letzten 24 Stunden zur Toilette gegangen sei. Eine Aufzeichnung ist somit erforderlich.

Es stehen verschiedene Protokollformen zur Verfügung, die auf die Bedürfnisse der PatientInnen zugeschnitten sind. Manche müssen von dem Patienten und von der Pflegekraft ausgefüllt werden, andere nur von der Pflegekraft. Das Protokoll sollte ein exaktes Muster von der Kontinenz des Patienten vermitteln, auf dessen Grundlage dann ein sinnvoller Pflegeplan erstellt wird mit dem Ziel, die Kontinenz wiederherzustellen und den Irrglauben «Einmal inkontinent, immer inkontinent» ad absurdum zu führen. Zeigt das Protokoll häufiges Wasserlassen an, können eine Harnwegsinfektion oder Angst die auslösenden Faktoren sein. Tröpfeln kann auf Überlaufinkontinenz und Einnässen durch Retention während der Nacht auf eine übermäßige Verabreichung von Beruhigungsmitteln oder auf die Schwierigkeit, Hilfe zu bekommen, hindeuten. Mit einem solchen Protokoll können nicht nur Fortschritte festgestellt, sondern es können auch wichtige Informationen über die möglichen Ursachen der Kontinenzprobleme der PatientInnen gewonnen werden. Kontinenzaufzeichnungen sind ein gutes Beispiel für eine durchdachte Pflegearbeit, die dazu beiträgt, die mit diesem Problem verbundenen, irrigen Auffassungen zu widerlegen.

Literatur

Boeck, G., Kutschke, A. (1997): Dehydratation – wenn der Durst ausbleibt. Störungen des Wasser- und Elektrolythaushaltes im Alter. *Forum Sozialstation* 84: 38–41.

Cuzzel, J.Z. (1986): Tell it like it is. *American Journal of Nursing* 86: 600–1.

Moody, M. (1989): *Incontinence*. Oxford: Heinemann.

Norton, Ch. (1999): *Inkontinenz*. Urban & Fischer, München.

Rooney, V. (1987): Toileting charts. *Nursing* 3: 827–30.

Turner, A., Turner J. (1987): Problems of recognizing dehydration in hospital patients. *Nursing Times* 83: 49–51 .

Turner, A., Turner J. (1988): Helping the dehydrated patient. *Nursing Times* 84 (18): 40–1.

Walsh, M. (1985): A & E Nursing: *A New Approach*. Oxford: Heinemann.

7. Dekubitalgeschwüre

Dekubitalgeschwüre sind unbestritten ernsthafte Komplikationen, die bei allen mit Immobilität verbundenen Zuständen auftreten können. Auch Dekubitalgeschwüre sind weitgehend vermeidbar, obwohl die steigende Anzahl älterer, entkräfteter PatientInnen, die noch sehr lange am Leben bleiben, bei der Verhütung von Dekubitalgeschwüren eine große Herausforderung für die Pflege darstellt. Leider ist dieses Gebiet in der Pflege Gegenstand einer Vielzahl von Legenden, und während man sich in vielen Bereichen diesem Problem auf einer vernünftigen Basis mit guten Ergebnissen nähert, gibt es auch noch viele praktizierende, selbständig pflegende Krankenschwestern, die sklavisch ritualisierten Pflegemaßnahmen anhängen, die auf Märchen und nicht auf Fakten beruhen.

Um Fakten von Märchen und ritualisierte von sinnvollen Maßnahmen zu trennen, ist ein grundlegendes Verständnis der Ursachen eines Dekubitus notwendig. Versluysen (1986) teilt die auslösenden Faktoren in zwei Gruppen ein – in innere und äußere. Zu den äußeren Faktoren gehören die Reibungskräfte der Gewebsschichten sowie der auf die Knochenvorsprünge einwirkende Druck, der den Kapillardruck (28–38 mmHg) übersteigt, was zu einer Okklusion der Mikrozirkulation und zu einer Gewebsnekrose führt. Es konnte nachgewiesen werden, daß die Dauer des übermäßigen Drucks bei der Gewebsnekrose eine wesentlich größere Rolle spielt als seine Stärke. Folglich verursacht Druck von 100 mmHg, der 2 Stunden einwirkt, einen größeren Schaden als Druck von 600 mmHg, der eine Stunde einwirkt (Exton-Smith, 1987).

Die inneren Faktoren haben mit den PatientInnen zu tun und nicht mit den Kräften, die auf die Haut der PatientInnen einwirken. Zu den inneren Faktoren gehören Alter, Inkontinenz, körperlicher Zustand, andere gleichzeitig bestehende Krankheiten, der Ernährungszustand sowie das Vorhandensein von Infektionen.

Um dieses riesige Gebiet abdecken zu können, werden wir im weiteren Verlauf dieses Kapitels auf den Umfang des Problems, auf Maßnahmen zur Verhütung sowie auf die Behandlung von bestehenden Dekubitalgeschwüren eingehen. Wir hoffen, durch das Aufzeigen irriger Auffassungen dazu beitragen zu können, daß ein sinnvollerer Pflegeansatz entwickelt wird.

«Auf dieser Station gibt es keine Dekubitalgeschwüre.»

Gould (1985) beschrieb ein interessantes Schuldphänomen bei Pflegenden, das sich bei der Erforschung der Kenntnisse des Pflegepersonals in bezug auf die Behandlung von Dekubitalgeschwüren herauskristallisierte. Einige PflegerInnen meinten, daß sich bei keinem Patienten ein Dekubitus entwickeln dürfe und fühlten sich deshalb schuldig, wenn dies doch passierte. Könnte dieses Schuldgefühl zu Aussagen wie der oben zitierten führen?

Nyquist und Hawthom (1987) führten eine großangelegte Studie über eine Gesundheitsbehörde (Nottingham) durch, um die Inzidenz von Dekubitalgeschwüren bei sämtlichen KrankenhauspatientInnen festzustellen; ausgenommen waren PatientInnen in der Akutpsychiatrie und auf Entbindungsstationen. Die AutorInnen können Arbeiten nennen, die zeigen, daß das Pflegepersonal in einer früheren Studie nur 73 % der bestehenden Dekubitalgeschwüre dokumentierte (schlechte Beobachtung, schlechte Aufzeichnung oder Verleugnung und Schuldgefühle?) und weisen aus diesem Grunde darauf hin, daß in ihren Zahlen die Inzidenz wahrscheinlich unterbewertet ist.

In der Studie wurden insgesamt 2513 PatientInnen auf 133 Stationen untersucht; die Studie ergab 233 dokumentierte Dekubitalgeschwüre bei 132 PatientInnen. Dies macht eine Rate von 5,3 % quer durch die Gesundheitsbehörde aus; die höchsten Zahlen wurden auf Stationen festgestellt, auf denen ältere Menschen gepflegt wurden (10,7 %), sowie auf orthopädischen Stationen (9,3 %). Von den 132 PatientInnen mit Dekubitus waren 80,3 % älter als 65 Jahre. Man kann die Zahlen auch anders deuten und sagen, daß 47 % der PatientInnen mit Dekubitus auf Stationen für ältere Menschen gepflegt wurden. Die Erhebung ergab ebenfalls, daß diese Stationen personell am schlechtesten von allen Stationen der Gesundheitsbehörde besetzt waren.

Zu dem Gesundheitszustand der PatientInnen läßt sich sagen, daß 32 an Arthritis oder rheumatischen Erkrankungen litten, 31 an einer Erkrankung des kardiovaskulären Systems, 22 an einer Lähmung nach einem Schlaganfall und 20 hatten eine bösartige Krankheit. Insgesamt 22 der 132 PatientInnen waren den Angaben zufolge dement.

Aus der Verteilung der Dekubitalgeschwüre ergab sich, daß die am häufigsten betroffene Stelle das Gesäß bzw. der Kreuzbeinbereich war (54,9 %), gefolgt von den Füßen und der Knöchelgegend (24,9 %). Die schlimmsten Dekubitalgeschwüre, was Ausdehnung und Tiefe anbelangt, befanden sich im Bereich des Gesäßes und des Kreuzbeins.

«Die einzigen PatientInnen. mit Dekubitus auf dieser Station wurden schon damit eingeliefert.»

Durch solche Rationalisierungen kann man sich leicht von Schuldgefühlen befreien. Leider gibt es stichhaltige Beweise, die zeigen, daß viele PatientInnen ihren Dekubitus im Krankenhaus bekommen. Versluysen (1985) belegte, daß 66 % der mit Hüftfrakturen eingelieferten PatientInnen im Krankenhaus einen Dekubitus bekamen, 83% aus dieser Gruppe innerhalb von 5 Tagen nach der Aufnahme.

Speziell dieser medizinische Befund tritt fast ausschließlich bei älteren Menschen auf und setzt eine mindestens 24-stündige Immobilisierung voraus, obwohl alle Bemühungen der orthopädischen Chirurgie auf frühestmögliche Mobilisierung abzielen. Bereiche wie die Unfall- und Notfallaufnahme, Röntgenabteilungen und Operationssäle tragen alle ihren Teil zu der Entstehung von Dekubitalgeschwüren bei, da gezeigt werden konnte, daß durch das Liegen auf den fahrbaren Tragen infolge des übermäßigen Kapillardrucks zur Aufrechterhaltung der Gewebsperfusion leicht Dekubitalgeschwüre entstehen (Versluysen, 1986). Übermäßig lange Aufenthalte von mehreren Stunden in der Unfall- und Notaufnahme sind für solche PatientInnen an der Tagesordnung, und die Nekrotisierung des Gewebes hat wahrscheinlich schon begonnen, bevor der Patient überhaupt auf die orthopädische Station gelangt. In Unfall- und Notaufnahmen sowie in Operationssälen muß ebenso wie auf den Stationen eine Versorgung der dekubitusgefährdeten Bereiche sichergestellt werden.

Warner und Hall (1986) untersuchten die Entwicklung von Dekubitalgeschwüren bei 396 PatientInnen nach der Aufnahme während einer vierwöchigen Studie in einem großen Allgemeinkrankenhaus. Sie fanden heraus, daß PatientInnen der Orthopädie bzw. Chirurgie keine Dekubitalgeschwüre hatten, daß diese aber bei 28 % der Zugänge auf der Altenpflegestation auftraten. Bezeichnenderweise entwickelte sich bei 26 der 334 PatientInnen, die ohne Dekubitus aufgenommen wurden, ebenfalls ein Dekubitus.

Exton-Smith (1987) hat das Auftreten von Dekubitalgeschwüren auf einer großen Spezialstation für die Pflege älterer Menschen genau beobachtet. Er stellte bei einer Anzahl von 250 PatientInnen eine Gesamtinzidenz von 24 % fest. Er konnte auch zeigen, daß 70 % der Dekubitalgeschwüre, die sich auf der Station entwickelten, in den ersten 2 Wochen entstanden, und daß PatientInnen über 85 Jahre doppelt so schnell Dekubitalgeschwüre entwickelten wie die PatientInnen unter 75 Jahre.

Die Zahlen belegen, daß zwar einige PatientInnen, besonders ältere, bereits mit Dekubitus ins Krankenhaus kommen, daß sich aber viele Dekubitalgeschwüre während des Krankenhausaufenthaltes entwickeln, und dies vornehmlich in den ersten 2 Wochen. Die Pflegenden sollten ehrlich sein und zugeben, daß die PatientInnen in der Tat auf der Station einen Dekubitus bekommen. Alles andere ist Irrglaube.

«Alle PatientInnen auf dieser Station bekommen die nötige Versorgung der dekubitusgefährdeten Bereiche.»

Eine Aussage wie diese wirft Fragen auf. Erstens, benötigen alle PatientInnen eine Versorgung der dekubitusgefährdeten Bereichen, und falls nicht, wie entscheidet die Pflegekraft, bei welchen PatientInnen eine Behandlung nötig ist und bei welchen nicht? Wenn Zeit für PatientInnen aufgewendet wird, bei denen keine Versorgung der dekubitusgefährdeten Bereiche erforderlich ist, dann bedeutet dies, daß die Zeit besser anderen zugute kommen sollte, die wirklich eine intensive Versorgung dieser Bereiche benötigen. Könnte dieser Sachverhalt eine Erklärung dafür sein, daß die PatientInnen trotz aller Beteuerungen, sie bekämen die nötige Pflege, weiterhin Dekubitalgeschwüre entwickeln? Die Ursache des Problems liegt in der Methode, mit der beurteilt wird, welche PatientInnen eine Behandlung der dekubitusgefährdeten Bereiche benötigen.

Darüber hinaus muß auch in Betracht gezogen werden, ob die Pflegenden tatsächlich die Pflegeleistung erbringen, die sie vorgeben, ob sie die richtigen Methoden verwenden, die nachweislich zum Erfolg führen, oder ob in der klinischen Praxis veraltete Vorstellungen und Überzeugungen vorherrschen, die allesamt den Mythen in der Pflege zuzurechnen sind?

Ein ritualisiertes, routinemäßiges Vorgehen bei der Pflege von Dekubitalgeschwüren führt zu einer pauschalen Aussage wie der oben zitierten – daß bei allen PatientInnen die dekubitusgefährdeten Bereiche versorgt würden. Dennoch entwickeln sich Dekubitalgeschwüre immer wieder. Viele PatientInnen benötigen keine spezielle Versorgung, weil sie sich bewegen und selbst auf die dekubitusgefährdeten Stellen achten können. Wirklich nötig ist ein Beurteilungsinstrument, das es Pflegenden ermöglicht, Unterschiede zu ermitteln und so diejenigen PatientInnen ausfindig zu machen, die am meisten gefährdet sind, damit die begrenzt verfügbaren Ressourcen in der Pflege diesen PatientInnen uneingeschränkt zugute kommen.

Viele Pflegende geben an, daß sie sich auf ihr «professionelles Urteilsvermögen» verlassen, wenn man sie fragt, wie sie denn RisikopatientInnen ausfindig machen. Wohlwollend betrachtet, handelt es sich bei dieser Einschätzungsart um ein ziemlich nebulöses Konzept, negativ gesehen um kaum mehr als ein subjektives Gefühl. Es gilt somit herauszufinden, ob es eine bessere Vorgehensweise gibt.

Eine der AutorInnen (Pauline Ford) hat dies getan, nachdem sie mit Besorgnis zur Kenntnis nehmen mußte, wie auf ihrer Station die begrenzte Zeit für die Pflege gedankenlos vergeudet wurde. Es wurde beschlossen, die Kriterien zu überprüfen, auf deren Grundlage entschieden wurde, welche PatientInnen auf dieser Pflegestation für ältere Menschen eine Pflege der dekubitusgefährdeten Bereiche benötigten. Das frühere System, die Einschätzung dem subjektiven professionellen Urteilsvermögen der Pflegenden zu überlassen, wurde durch ein objektives System zur Risikoeinschätzung ersetzt, das von Norton et al. (1962) entwickelt wurde. Die Folge war eine erhebliche Verbesserung; die Pflege der dekubitusgefährdeten Bereiche wurde regelmäßig und ordnungsgemäß bei den PatientInnen durchgeführt, die sie nachweislich benötigten.

Schon seit nunmehr einem Vierteljahrhundert verfügt die Pflege über das von Norton et al. (1962) entwickelte Instrument, das sie für die Einschätzung des

Dekubitusrisikos benötigt, dennoch wird es in vielen Bereichen immer noch nicht bei der Pflegeanamnese verwendet. Nach Norton et al. sollen die PatientInnen auf einer Skala von 1 bis 4 Punkten in bezug auf fünf verschiedene Merkmale eingestuft werden – körperlicher Zustand, geistige Verfassung, Aktivität, Mobilität und Inkontinenz. Ein Patient kann also eine Höchstpunktzahl von 20 erreichen, vorausgesetzt er ist voll ansprechbar, gehfähig, mobil, kontinent und in einer guten körperlichen Verfassung. Aus der Arbeit von Norton et al. geht hervor, daß PatientInnen mit 14 oder weniger Punkten in hohem Maße dekubitusgefährdet sind.

Einer falschen Annahme zufolge, die in der Pflege Verbreitung gefunden hat, ist ein Patient mit mehr als 14 Punkten nicht gefährdet. Dies trifft nicht zu und wurde von den AutorInnen auch nie behauptet. Norton et al. gaben vielmehr an, daß diese PatientInnen weniger gefährdet seien, ein Risiko jedoch weiterhin bestünde. Wenn die Pflegenden sich ein Urteil über PatientInnen bilden wollen, die mehr als 14 Punkte erzielt haben, dann ist es ihre Aufgabe, weitere Faktoren in Betracht zu ziehen.

Barrat (1987) hat eine Bewertung des von Norton entwickelten Systems und anderer vergleichbarer Methoden vorgenommen. An der Skala von Norton wird kritisiert, daß sie nur für den Einsatz bei älteren Menschen entwickelt wurde, daß sie pathologische Befunde, den Ernährungszustand oder Schmerzzustände nicht berücksichtigt und ziemlich grob konzipiert ist. Pajk et al. (1987) haben sich ebenfalls damit beschäftigt und vertreten die Ansicht, das am meisten verbreitete Problem bei Dekubitus-PatientInnen sei der schlechte Ernährungszustand, gefolgt von eingeschränkter Aktivität und Mobilität, Inkontinenz und schließlich beeinträchtigter geistiger Verfassung. Sie stehen daher der Norton-Skala kritisch gegenüber, weil diese den direkten Bezug zum Ernährungszustand vermissen läßt. Es muß allerdings darauf hingewiesen werden, daß die allgemeine körperliche Verfassung des Patienten (eines der fünf Merkmale bei Norton) eng mit dem Ernährungszustand verknüpft ist.

Goldstone und Goldstone haben die Norton-Skala mit der Begründung kritisiert, die Anzahl der auf dieser Grundlage ermittelten RisikopatientInnen sei zu hoch, obwohl ihre Studie nur mit einer kleinen Stichprobe durchgeführt wurde. Man könnte dagegen einwenden, daß es besser ist, wenn der Fehler einer Skala in der Übertreibung als in der Untertreibung liegt.

Ein weiterer Versuch, das Problem in Angriff zu nehmen, ist die Douglas-Tabelle, die aber nach den Angaben von Barratt (1987) noch nicht validiert wurde. Selbst Goldstone und Goldstone (1982) mußten trotz ihrer Kritik anerkennen, daß mit der Norton-Skala jene PatientInnen verläßlich ausfindig gemacht werden können, die am meisten gefährdet sind.

Es ist in diesem Zusammenhang interessant, zu den oben beschriebenen Studien über die Häufigkeit von Dekubitalgeschwüren zurückzukehren und zu verfolgen, wie sich die Norton-Skala dort bewährt hat. Bei den Nottingham-Studien (Nyquist und Hawthorn, 1987) erzielten 91 PatientInnen mit Dekubitus 14 Punkte bzw. weniger (61,9 %). Es muß jedoch angemerkt werden, daß 11 Patient-Innen, die als gehfähig oder vollständig bewegungsfähig eingestuft worden waren, dennoch Dekubitalgeschwüre entwickelten. Die Studie von Exton-Smith (1987) ergab, daß 48 % der PatientInnen mit Dekubitus weniger als 12 Punkte erreichten, daß aber 5 % der PatientInnen mit Dekubitus 18–20 Punkte erzielten. Die Zahlen der unter einem etwas anderen Aspekt durchgeführten Studie von Warner und Hall zeigen, daß 51 PatientInnen, die mehr als 2 Wochen stationär behandelt wurden, mit Hilfe der Werte auf der Norton-Skala (14 Punkte oder weniger) ausfindig gemacht werden konnten; 17 dieser PatientInnen (33 %) entwickelten Dekubitalgeschwüre.

Die Schlußfolgerungen, die sich aus diesen drei Studien über Krankenhauspopulationen ziehen lassen, legen nahe, daß das Norton-System effektiv eingesetzt werden kann, wenn es darum geht, die Entwicklung von Dekubitalgeschwüren zu prognostizieren. In der letzten Studie beispielsweise entwickelten sich bei einem Drittel der ermittelten PatientInnen Dekubitalgeschwüren trotz wirksamer Pflege. Die Tatsache, daß die Norton-Skala im Anschluß an eine Studie über ältere Menschen konzipiert wurde, deutet darauf hin, daß sie am besten für Prognosen bei solchen PatientInnen geeignet ist.

Warner und Hall weisen darauf hin, daß in der Gruppe der PatientInnen über 65 Jahre, die 14 und weniger Punkte erzielten und mindestens 2 Wochen stationär behandelt wurden, 58 % aller Dekubitus-Fälle auftraten, die sich während der vierwöchigen Durchführung ihrer Studie entwickelten. Die Tatsache, daß sich diese Gruppe nur aus 43 der insgesamt 396 PatientInnen der ganzen Studie zusammensetzte zeigt, wie effektiv mit der Norton-Skala hochgefährdete Patient-Innen ausfindig gemacht werden können.

Den Pflegenden steht also ein einfaches, zuverlässiges Instrument zur Verfügung, um hochgefährdete PatientInnen zu ermitteln. Es ist ein Märchen, wenn behauptet wird, es sei unmöglich vorauszusagen, wer einen Dekubitus bekommt, und dies gilt ebenso für die Behauptung, die Norton-Skala funktioniere nicht. Versuche, die Dekubituspflege bei allen PatientInnen durchzuführen, werden zu einer ritualisierten Maßnahme, die sich nachteilig auf diejenigen auswirkt, die diese Pflege am dringendsten benötigen, weil dann keine Zeit mehr bleibt, ihnen diese Pflege in vollem Umfang zukommen zu lassen. Die Stationen, die mit der Norton-Skala arbeiten, stellen ihre Pflege auf eine rationale Einschätzungsgrundlage; anscheinend handelt sich hier um Bereiche, die sich nicht auf Intuition verlassen. Viele chirurgische und orthopädische Stationen, Krankenstationen sowie Unfall- und Notfallstationen sind Bereiche, in denen diese Skala vorrangig eingesetzt werden sollte, aber man kann getrost davon ausgehen, daß dies nicht geschieht.

«Das Abreiben der Haut mit Alkohol verhindert Dekubitalgeschwüre.»

Hier haben wir es mit einer von vielen irrigen Auffassungen zum Thema «Dekubitusprävention» zu tun. Die Erfahrungen sprechen dafür, daß dies heute noch praktiziert wird, und die Arbeit von Anthony (1987) bestätigt, daß dies zutrifft. Der Einsatz von Öl oder Methylalkohol fördert den Zusammenbruch der Haut, zerstört die normale Hautflora und ebnet so den Weg für Hautnekrosen und Infektionen.

Es gibt keine Beweise dafür, daß durch die Verwendung von Schutzcremes und Talkumpuder das Auftreten von Dekubitalgeschwüren vermindert wird, doch können sie die normalen Hautfunktionen stark beeinträchtigen. Es konnte auch nicht belegt werden, daß durch ein auf die Haut aufgetragenes Mittel das Entstehen von Dekubitalgeschwüren verhindert wird. Der Wert ritualisierter Praktiken kann also nicht bewiesen werden, sie können in der Tat schädlich sein.

Bedenkt man die eigentlichen Ursachen von Dekubitalgeschwüren, muß man zu der simplen Schlußfolgerung kommen, daß sie am besten verhütet werden können, wenn man verhindert, daß Druck und Reibungskräfte auf die Haut einwirken. Dies ist die einzige und effektivste Methode. Exton-Smith (1987) hat eine Studie beschrieben, in der die dekubitusgefährdeten PatientInnen einer Station, auf der die Erstentwicklung von Dekubitalgeschwüren bei 19 % lag, exakt alle zwei Stunden umgelagert wurden. Diese Maßnahme bewirkte, daß bei einer Stichprobe von 100 PatientInnen das Auftreten auf 4 % gesenkt wurde.

Vor dem Hintergrund dieser Befunde wird das zweistündige Umlagern als sinnvolle Maßnahme zur Verhinderung von Dekubitalgeschwüren bestätigt. Die Befunde von Gould (1985) sind daher einigermaßen beunruhigend. Sie stellte nämlich fest, daß bei Pflegenden die Kenntnisse über Dekubitalgeschwüre größtenteils nicht ausreichend waren. Besonders alarmierend war für sie die Feststellung, daß in ihrer Stichprobe 16,3 % der Pflegenden dachten, es sei nicht nötig, die PatientInnen umzulagern, wenn ein Hilfsmittel zur Verhinderung von Druck eingesetzt wird. Ein weiterer Irrglaube, ein weiterer, Dekubitus.

Wozu dient nun eine Wechseldruckmatratze oder ein Schaffell? Das Spektrum der verfügbaren Spezialbetten ist groß, jedoch besteht bei vielen das Problem, daß sie nur dann etwas nützen, wenn die PatientInnen flach liegen. Setzt man die PatientInnen in einem Winkel von ca. 45° auf, entsteht eine Beanspruchung durch Reibung im Bereich des Kreuzbeins, die proportional zu dem Gesamtgewicht des Oberkörpers ist.

Exton-Smith empfiehlt daher als bestes Hilfsmittel das «Pegasus Airwave System», weil die PatientInnen in einem Winkel von 60° aufgesetzt werden können und der Anteil der Schwingungsperiode, die im Bereich des Kreuzbeins maximalen Druck erzeugt, trotzdem weniger als 20 % des gesamten Auflagedrucks beträgt; dies dürfte sich innerhalb der Grenzen dessen bewegen, was das Gewebe in diesem Bereich aushalten kann. Das «Mediscus Low Air Loss Bed» gilt auch als guter Schutz vor Reibungskräften im Bereich des Kreuzbeins.

Der Einsatz einer Wechseldruckmatratze allein verhindert keinen Dekubitus dies ist ein Irrglaube. Setzt man einen Patienten auf, der auf einer Wechseldruckmatratze liegt, macht man die heilsame Wirkung der Matratze zunichte, es sei denn, es handelt sich um eines der beiden oben beschriebenen Systeme.

Ein häufig eingesetztes Hilfsmittel zur Verhütung von Dekubitalgeschwüren ist das Schaffell, das vor Reibung schützen und auf diese Weise die Reibungskräfte verringern soll, die auf das unter der Haut liegende Gewebe einwirken. Allerdings läßt sich mit einem Schaffell der direkt auf die Haut ausgeübte Druck nicht verringern, deshalb darf man das druckentlastende Umlagern nicht einschränken, wenn man einen Patienten auf einem Schaffell aufsetzt oder eine Extremität darauf lagert. Druckentlastung muß alle 2 Stunden erfolgen; ein Schaffell verringert lediglich die durch Bewegung verursachte Reibung. Es kommt gar nicht selten vor, daß Schaffelle falsch eingesetzt werden, so als würden sie auf geheimnisvolle Art Entlastung von direktem Druck bewirken.

Wenn die Ätiologie Reibung und Reibungskräfte als Hauptauslöser für Dekubitalgeschwüre ausweist, dann kann man logisch folgern, daß die filmartigen Okklusivverbände, die die Reibung weitgehend verringern, auch bei der Verhütung von Dekubitalgeschwüren effektiv eingesetzt werden können (z. B. OpSite, Tegaderm). Mündlichen Berichten zufolge ist dies in der Tat möglich, wenn es darum geht, den Zusammenbruch sensibler Körperzonen zu verhindern. Eine sorgfältig kontrollierte Untersuchung über die Effektivität solcher Verbände bei der Prophylaxe von Dekubitalgeschwüren wäre deshalb ein lohnenswertes Projekt.

Solche Verbände erfüllen tatsächlich viele Kriterien der Wundversorgung. Es wäre von Vorteil, wenn bewiesen werden könnte, daß sie Dekubitalgeschwüre verhindern und auch effektiv bei der Behandlung bestehender Dekubitalgeschwüre eingesetzt werden können.

Für PatientInnen, die wieder mobilisiert werden und sich in der Genesungsphase befinden, bedeutet es einen ganz wesentlichen Schritt, so bald wie möglich außerhalb des Bettes sitzen zu können. Wenn sie dort jedoch sind, scheinen manche Pflegende die Versorgung der Dekubitalgeschwüre zu vergessen, und sie lassen die PatientInnen 3 bis 6 Stunden in derselben Haltung ohne Druckentlastung des Gesäßes sitzen. Es scheint, als sei das Sitzen außerhalb des Bettes alles, was die PatientInnen brauchen.

Wenn die Patienten alle ein bis zwei Stunden zum Aufstehen veranlaßt und ermutigt werden, ein paar Schritte zu gehen, oder wenn ihnen Hilfe bei dem Gang zur Toilette angeboten wird, dann erwachsen daraus weitere Vorteile für die Mobilität und die Rehabilitation, abgesehen von dem offensichtlichen Vorteil der Druckentlastung im Bereich des Gesäßes und des Kreuzbeins.

Der aufmerksame Beobachter wird feststellen, daß die Füße der PatientInnen beim Sitzen außerhalb des Bettes oft auf einen Schemel gelegt werden, was maximale Druckeinwirkung an den Fersen garantiert – eine Druckeinwirkung, die stundenlang standhält (im Gegensatz zu der Haut der PatientInnen). Wenn die logische Begründung für diese Maßnahme lautet, daß der Rückfluß des venösen Blutes erleichtert werden soll, dann müssen die Beine, der effektiven Unterstützung wegen, viel höher gelagert werden als dies in der Praxis geschieht, am besten über der Höhe des Herzens. Wenn die Füße denn schon auf einen Schemel gelegt werden müssen, dann könnte ein wenig Nachdenken zu der Einsicht führen, daß sie mit Kissen so zu unterstützen sind, daß die Fersen keinem Druck ausgesetzt sind.

Pflegenden sollte bekannt sein, daß das Knie sich in einer natürlichen und bequemen Position befindet, wenn es leicht angewinkelt ist, ungefähr 10°. Wenn das Knie beim Sitzen außerhalb des Bettes gestreckt wird, dann wird das Kniegelenk folglich in eine unnatürliche und unbequeme Position gebracht. Ebenfalls bedacht werden muß beim Sitzen außerhalb des Bettes die Position der Hüften sowie die gesamte Körperhaltung, insbesondere wenn es sich um ältere Menschen mit Arthritis oder um solche handelt, die beispielsweise aufgrund von Hemiplegie ihre Position nicht verändern können. Eine engere Zusammenarbeit zwischen Pflegepersonal und Physiotherapeuten wäre sowohl für die PatientInnen als auch für die Pflegenden von Vorteil.

Bei der Umlagerung der PatientInnen von einer Seite auf die andere wird der Druckentlastung des Kreuzbeins große Aufmerksamkeit geschenkt. Dabei ist das Reiben des Gesäßes zwecks «Verbesserung der Blutzirkulation» ein seltsames Ritual, das gelegentlich von den AutorInnen beobachtet werden konnte. Reibung verursacht Dekubitalgeschwüre, solche Rituale verursachen folglich Dekubitalgeschwüre, sie verhüten sie nicht. Ungeachtet der Tatsache, daß Dekubitalgeschwüre an den Fersen und in der Knöchelgegend am zweithäufigsten auftreten (S. 108), werden selten Anstrengungen unternommen, diese empfindlichen Stellen vom Druck zu entlasten. Ein Kissen, das einfach unter die Beine gelegt wird, reicht aus, um die Fersen vom Bett abzuheben. Die PatientInnen benötigen eine durchdachte Pflege, keine ritualisierte Pflege.

Ein weiteres Hilfsmittel soll hier noch vorgestellt werden – der Luftring. Dies kann entweder ein Gummiring sein, der unter das Gesäß des Patienten gelegt wird, oder ein kleinerer Ring, der häufig aus Verbandmaterial besteht. Lowthian (1985) hat nachgewiesen, daß diese Hilfsmittel zwar die Körperzonen, die sich innerhalb des Ringes befinden, vom Druck entlasten, daß aber der Druck lediglich auf die Bereiche verlagert wird, die mit dem Kissen in Kontakt sind, was zu Beeinträchtigungen der Blutzirkulation führt und weiterer Nekrosen und Ödemen des Gewebes Vorschub leistet, das sich innerhalb des Luftrings befindet. Lowthian spricht sich dafür aus, den Luftring als Hilfsmittel in der Pflege abzuschaffen, eine Auffassung, die von den AutorInnen dieses Buches sehr unterstützt wird. Es handelt sich dabei um ein weiteres, traditionell verwendetes Mittel, das erwiesenermaßen nicht nur nutzlos ist – es ist eindeutig schädlich.

«Die Stationsschwester nimmt gern Eiklar und Sauerstoff für die Behandlung von Dekubitalgeschwüren.»

Wenn Präventivmaßnahmen gescheitert sind und der Patient einen Dekubitus entwickelt hat oder mit einem Dekubitus in situ aufgenommen wurde, dann gilt es, so schnell wie möglich eine Heilung herbeizuführen. Einige Pflegenden vertreten anscheinend die irrige Auffassung, daß Dekubitalgeschwüre in gewisser Hinsicht anders sind als andere Wunden und rechtfertigen damit jene seltsamen Rituale, die als pflegerische Maßnahmen getarnt sind. Wenn Dekubitalgeschwüre wie jede andere Wunde behandelt werden, dann kann die Pflege auf der Grundlage rationaler Maßnahmen durchgeführt werden.

Infektionen spielen bei verzögerter Wundheilung eine große Rolle. Dies gilt für Dekubitalgeschwüre und auch für alle anderen Wunden, dennoch war die Hälfte der Pflegenden in der Erhebung von Gould (1985) nicht der Ansicht, daß Infektionen die Heilung von Dekubitalgeschwüren verzögern. In einer Erhebung von David et al. (1983) wurden 1222 Dekubiti untersucht, und es wurde berichtet, daß viele infiziert waren, wodurch die Heilung verzögert wurde. Sicherlich muß eine Infektion erst beseitigt werden, bevor die Heilung unterstützt werden kann.

Ein anderer verbreiteter Irrglaube, der von Gould (1985) aufgedeckt wurde, kommt in der Überzeugung zum Ausdruck, daß Dekubitalgeschwüre Sauerstoff aus der Luft absorbieren; wenn Pflegende Dekubitalgeschwüre offenhalten und mit Sauerstoff behandeln, fördern sie also die Heilung. Wie wir in Kapitel 3 gesehen haben, wird die Heilung durch den Austrocknungseffekt erheblich verzögert. Wie der Körper, so bezieht auch das einen Dekubitus umgebende Gewebe seinen Sauerstoff aus dem Blut – aus diesem Sachverhalt leitet sich die Begründung für die Druckvermeidung als Dekubitusprophylaxe ab. Weiter kann aus diesem Sachverhalt geschlossen werden, daß Druck bei bereits bestehenden Dekubitalgeschwüren vermieden werden muß, wenn diese heilen sollen. In einer Stichprobe von 28 Stationsschwestern fand Gould nur 5, die sagten, sie würden einen sauberen Dekubitus durch Druckentlastung behandeln.

Wendet man die Grundprinzipien der Wundheilung auf Dekubitalgeschwüre an, dann müssen diese zunächst von totem Gewebe und Infektionen befreit werden, bevor man sie in einem feuchten, infektionsfreien Milieu unter Verwendung von Verbandmaterial mit den auf Seite 58 beschriebenen Merkmalen heilen läßt. Während des Heilungsprozesses muß der Bereich frei von jeglichem Druck sein, um weitere Nekrosen zu verhindern und eine gute Blutversorgung zu gewährleisten.

In Kapitel 4 wurden geeignete Methoden vorgestellt, um Wunden von Schorf und Infektionen zu befreien, z. B. der Einsatz von intensiven Reinigungsmitteln wie Debrisorb und Iodosorb. Es wurde gezeigt, daß es sich bei Lösungen wie Eusol und Paraffin um Aseptika handelt, die kaum nutzbringend und möglicherweise sogar schädlich sind, während topische Antibiotika potentiell eine geradezu verheerende Wirkung haben. Der Wert anderer Mittel, wie z. B. Eiklar und Sauerstoff, Insulin und Sauerstoff, Salzbäder, Gentianaviolett (all diese Mittel wurden von den Stationsschwestern in der Studie von Gould aufgezählt), ist nicht nachgewiesen, und sie wirken sich mehr oder weniger nachteilig auf die PatientInnen aus.

Sobald ein Dekubitus gereinigt ist, kann er bei Verwendung einer der in Kapitel 3 beschriebenen modernen Verbände optimal heilen, vorausgesetzt allerdings, daß der Bereich keinem Druck ausgesetzt ist. Dabei sollte auch anderen Faktoren, die die Heilung begünstigen, z. B. eine gute Ernährung, Aufmerksamkeit geschenkt werden.

Wie dieses Kapitel gezeigt hat, sind die Prinzipien einer guten Dekubitusversorgung einfach und basieren auf fundierter, valider Forschung. Deshalb kann es keine Entschuldigung für das Arsenal der merkwürdigen, kontraproduktiven oder einfach nur mittelmäßigen und nutzlosen Behandlungen geben, die das Pflegepersonal bei der Dekubitusversorgung in ritualisierter Manier durchführt.

Wenn man Spekulationen darüber anstellt, wie es zu diesem traurigen Sachverhalt kommen konnte, sollte man auch darauf hinweisen, daß es dank fundierter, intensiver Prävention auch Bereiche mit geringer Dekubitusinzidenz gibt. Auf solchen Stationen werden zur Optimierung des Heilungsprozesses häufig moderne Behandlungsmethoden bei PatientInnen eingesetzt, die mit Dekubitus eingeliefert werden oder bei denen er sich nach der Aufnahme entwickelt. Bei der steigenden Anzahl sehr alter, gebrechlicher PatientInnen mit Mehrfacherkrankungen und auch bei PatientInnen, deren natürliche Abwehrmechanismen durch eine das Immunsystem unterdrückende Therapie geschwächt sind, erscheint es wahrscheinlich, daß die Population derjenigen PatientInnen immer größer wird, die sogar ein noch größeres Dekubitusrisiko tragen.

Bei Pflegenden findet man oft zwei gegensätzliche und gleichermaßen unberechtigte Ansichten, wenn es um die Entwicklung von Dekubitalgeschwüren geht. Erstens meinen sie, alle Dekubitalgeschwüre seien vermeidbar. Aus diesem Grunde wird die Feststellung, daß ein Patient nach seiner Aufnahme einen Dekubitus entwickelt hat, mit schlechter Pflege verbunden, sie ist gleichsam ein Eingeständnis von Schuld. Dies führt zu Verleugnung, und so kehren manche Pflegende das Vorhandensein von Dekubitalgeschwüren einfach unter den Teppich. Dies ist ein Thema, über das sie nicht reden wollen, weil es eine Bedrohung für ihre Selbstachtung darstellt. Hier liegt vielleicht die Erklärung für den zuvor erörterten Befund, dem zufolge nur drei Viertel der Dekubitalgeschwüre vermerkt werden. Diese Weigerung, sich mit der Realität auseinanderzusetzen, führt dazu, daß das Pflegepersonal die andere Auffassung zu dem heiklen Thema «Dekubitus» favorisiert, mit der sich sehr gut die offensichtlich vorherrschende Rückständigkeit und der Wissensmangel erklären lassen.

Der gegenteiligen Auffassung zufolge sind Dekubitalgeschwüre unvermeidlich. Hier bewegt man sich schon auf etwas sichererem Boden, und es fällt leicht, die Tatsache, daß ein Patient einen Dekubitus bekommt, rational zu erklären, weil dies ja unvermeidlich ist. Damit hat man eine gute Entschuldigung für eine schlechte Pflege. Die Wirklichkeit sieht so aus, daß bei einigen PatientInnen der Zusammenbruch des Gewebes letztendlich unvermeidlich ist. Es ist fast so, als würden sie ihre Haut und selbst ihren Körper überleben, während ein System nach dem anderen versagt, aber das Leben geht weiter.

Wenn eine gute Pflegeanamnese durchgeführt wurde und sich trotz sorgfältiger Überwachung der Heilungsfortschritte und trotz eines vernünftigen, wirksamen Behandlungsprogramms für die gefährdeten Bereiche dennoch ein Dekubitus entwickelt, dann gibt es nichts, dessen sich die Pflegenden schuldig fühlen müßten.

Ein Grund für die vielen irrigen Auffassungen und falschen Behandlungen bei Dekubitalgeschwüren steht vermutlich mit der Lehrmethode im Zusammenhang. Allgemein ist kritisch anzumerken, daß die herkömmliche Ausbildung für Pflegende eher ein Training als eine umfassende Bildung war. Sie hat es versäumt, Pflegekräfte hervorzubringen, die denken können, statt dessen werden Pflegekräfte herangezogen, die mit einem Minimum an Aufwand nur das tun, was man ihnen sagt. Solche Pflegende verspüren keine Neigung, veraltete ritualisierte Praktiken in Frage zu stellen, weil es ihnen nicht beigebracht wurde; wer es doch tut, bekommt ganz schnell Schwierigkeiten. Die Folge davon ist, daß sie sich letztendlich entweder fügen oder, was bedauerlich ist, den Pflegeberuf quittieren. Wir werden später noch auf dieses Thema zurückkommen.

Ein zweiter, etwas speziellerer Grund ist der, daß den PflegeschülerInnen die Versorgung von dekubitusgefährdeten Bereichen in einer sehr frühen Phase ihres Studiums vermittelt wird, häufig in den ersten Wochen. Die Einführung des Themas zu einem so frühen Zeitpunkt ist zwar erforderlich, problematisch ist jedoch, daß nur wenige Pflegeschulen dieses Thema später noch einmal aufgreifen, wenn die PflegeschülerInnen ihre Kenntnisse in Physiologie und Pathologie erweitern und auch praktische Erfahrungen in der Patientenpflege gesammelt haben. Um den Pflegenden eine Wissensgrundlagen über die Versorgung dekubitusgefährdeter Bereiche zu vermitteln, die der Bedeutung dieses Themas für das Wohlbefinden der PatientInnen gerecht wird, bedarf es eines weitaus intensiveren Unterrichtsansatzes. Die Dekubitusversorgung muß ein Thema sein, das in den verschiedenen Phasen des Studiums immer wieder aufgegriffen, vertieft und ausgeweitet wird, genau in dem Maße, wie das Wissen und die Erfahrung der PflegeschülerInnen zunehmen.

Es ist unerläßlich, daß die Kenntnisse von berufstätigen Pflegenden über die Dekubitusversorgung durch berufsbegleitende Fort- und Weiterbildungsmaßnahmen auf den neuesten Stand gebracht werden. Autorinnen wie Hibbs (1988) zeigen durch gute Beispiele auf, wie dies zu bewältigen und anschließend im klinischen Bereich nutzbringend umzusetzen ist. Angesichts der enormen Kosten, die dem «National Health Service» entstehen (Exton-Smiths Schätzungen beliefen sich im Jahre 1987 auf £ 420 Millionen (ca. 1,42 Mia. DM) – genug, um die Entlohnung der Hälfte des Pflegepersonals und den größten Teil der Kosten für Neuordnungsbestrebungen für das Jahr 1988–89 zu finanzieren), sollte jede Gesundheitsbehörde verpflichtet werden, die Pflegepraktiken auf diesem Gebiet vorrangig zu überprüfen. Die Schätzungen von Exton-Smith legen nahe, daß Dekubitalgeschwüre die Gesundheitsbehörden durchschnittlich ungefähr £ 2 Millionen (ca. 6 Mio. DM) pro Jahr kosten; wieviele dieser Ausgaben könnten durch gute Pflege vermieden werden?

In Großbritannien setzt sich das Konzept der Qualitätskontrolle nach und nach durch. Eine Überprüfung der Pflege im Zusammenhang mit Dekubitusversorgung und deren Effektivität sollte grundlegender Bestandteil der Qualitätskontrollprogramme aller Gesundheitsbehörden sein.

In Kapitel 4 erörterten wir die Klage eines Patienten wegen falscher Behandlung gegen ein amerikanisches Krankenhaus; bei diesem Patienten hatte sich auf der Intensivstation ein Dekubitus entwickelt. Moore (1987) hat einen fiktiven Fall nach englischem Recht konstruiert, der zeigt, daß es für einen Patienten sehr leicht wäre, eine solche Klage auch hierzulande zu führen. Um den Beweis der Fahrlässigkeit zu erbringen, müßte der Patient belegen, daß:

1. die Pflegekraft per Gesetz verpflichtet war, für das Wohl des Patienten zu sorgen und ihm keinen Schaden zuzufügen,

2. diese Verpflichtung nicht eingehalten wurde und

3. der Patient einen Schaden davongetragen hat.

Moore legt dar, daß es viele Situationen gibt, in denen diese drei Kriterien von PatientInnen, die nach der Aufnahme ins Krankenhaus einen Dekubitus entwickelt haben, nachgewiesen werden könnten. Wie würde sich wohl eine Stationsschwester vor Gericht fühlen, wenn sie die Tatsache rechtfertigen müßte, daß auf ihrer Station keine fundierte Einschätzung mit einem Instrument wie der Norton-Skala vorgenommen wurde, daß es keinen klar vorgeschriebenen Pflegeplan gab, daß zur Verhütung der Dekubitusbildung nicht die richtigen Maßnahmen eingeleitet wurden und daß die entstandenen Dekubitalgeschwüre anschließend auch noch mit Methoden behandelt wurden, die erwiesenermaßen wirkungslos oder sogar schädlich für das Wohl des Patienten sind? In Anbetracht einer sich ausweitenden kritischen Haltung der VerbraucherInnen. und der zunehmenden Aktivitäten der Gerichte im Gesundheitswesen ist solch ein Tag vielleicht nicht mehr fern.

Empfehlungen für eine gute Pflegepraxis

1. Es sollte bei allen PatientInnen eine Einschätzung mit der Norton-Skala vorgenommen werden, einmal bei der Aufnahme und danach im Abstand von einer Woche.

2. Schwerpunkt der Dekubitusprophylaxe sollte ein zweistündliches Umlagern der PatientInnen sein.

3. Hilfsmittel sollten als sekundäre Präventivmaßnahmen angesehen werden, die in Verbindung mit der Umlagerung und dann in angemessener Form einzusetzen sind.

4. Luftringe zur Druckentlastung sollten nicht mehr verwendet und Praktiken wie das Abreiben der Haut sowie die Verwendung von Ölen oder Alkohol verboten werden.

5. Bestehende Dekubitalgeschwüre sollten gemäß den in den Kapiteln 3 und 4 dargelegten Prinzipien der Wundbehandlung versorgt werden. Substanzen wie Hypochlorit (z. B. Eusol) und Paraffin, Gentianaviolett und Eiklar sowie Salzbäder und Sauerstoff zum Austrocknen der Haut sollten bei der Behandlung von Dekubitalgeschwüren verboten werden.

6. Der Unterricht zu diesem Thema sollte sich über den gesamten Lehrplan erstrecken und nicht auf die ersten Wochen beschränkt bleiben; darüber hinaus muß ein solcher Unterricht grundlegender Bestandteil berufsbegleitender Fort- und Weiterbildungsmaßnahmen sein.

7. Jede Gesundheitsbehörde sollte regelmäßig eine Überprüfung der Behandlung dekubitusgefährdeter Bereiche durchführen.

Literatur

Anthony, D. (1987): Are you in the dark? *Nursing Times* 83: 34, 25–30.
Barratt, E. (1987): Putting risk calculators in their place. *Nursing Times* 83: 7, 65–70.
Bienstein, Ch., Schröder, G. et al. (1996): *Dekubitus*. Thieme, Stuttgart.
David, J. et al. (1983): An investigation of the care of patients with established pressure sores. Report of the Northwick Park nursing practice research unit.

Exton-Smith, N. (1987): The patient's not for turning. *Nursing Times* 83: 42–4.

Goldstone, L. A., Goldstone, J. (1982): The Norton scale: An early warning on pressure sores? *Journal of Advanced Nursing* 7: 419–26.

Hibbs, P. (1988): Action against pressure sores. *Nursing Times* 84: 13, 68–73.

Gould, D. (1985): Pressure for change. *Nursing Mirror* 161: 9, 30–3.

Lowthian, P. (1985): A sore point. *Nursing Mirror* 161: 9, 30–3.

Moore, D. (1987): The buck stops with you. *Nursing Times* 83: 39, 54–6.

Norton, D., McLaren, R., Exton-Smith, A.N. (1962): *An investigation of Geriatric Nursing Problems in Hospital.* London: National Corporation for the Care of Old People.

Nyquist, R., Hawthorn, P.J. (1987): The prevalence of pressure sores within one health authority. *Journal of Advances Nursing* 12: 183–7.

Pajk, M., Craven, G.A., Caerson-Barry, L. (1986): Investigating the problems of pressure sores. *Journal of Gerontological Nursing* 12, 11–15.

Philipps, J. (2000): *Dekubitus und Dekubitusprophylaxe.* Huber, Bern.

Versluysen, M. (1985): Pressure sores in elderly patients: The epidemiology related to hip operations. *Journal of Bone and Joint Surgery* 67B: 10–13.

Versluysen, M. (1986): Pressure sores: causes and prevention. *Nursing* 3: 216–18.

Warner, U., Hall, D. (1986): Pressure sores: A policy for prevention. *Nursing Times* 82: 16, 59–61.

8. Medikamente und die Medikamentenausgabe

Die gefahrlose Verabreichung von Medikamenten gehört seit langem zu den traditionellen Aufgaben der Pflegenden. Die Ärzte verschreiben Medikamente, die Apotheker stellen sie her, und die Pflegekräfte verteilen sie an die PatientInnen. Gould (1988) vertritt die Ansicht, daß die sichere Aufbewahrung von Medikamenten und die Vorratshaltung zu den Aufgaben der Pflege gehört; ebenso müssen sie dafür sorgen, daß die PatientInnen die richtige Dosis des richtigen Medikamentes zur richtigen Zeit bekommen. Das UKCC hat diese grundlegenden Aufgaben um einige zusätzliche Punkte erweitert. So wird von einer examinierten Pflegeperson (mit einer dreijährigen Ausbildung) erwartet, daß sie die Nebenwirkungen der Medikamente kennt, die sie an die PatientInnen verteilt, und daß sie den PatientInnen Informationen über ihre Arzneimittel gibt. Die jüngsten Erklärungen des UKCC, daß Pflegende mit einer zweijährigen Ausbildung nicht qualifiziert sind, Medikamente zu verabreichen, wenn sie nicht noch eine Zusatzausbildung absolviert haben, hat sehr viele verletzt und aufgebracht (Jackson, 1988).

Aus diesem verantwortungsvollen Aufgabenbereich hat sich vor vielen Jahrzehnten das heute übliche Ritual der Medikamentenausgabe entwickelt und sich seit Beginn dieses Jahrhunderts nicht verändert. Wie gut erfüllt die Medikamentenausgabe die vier von Gould genannten Kriterien? Wird auf nachteilige Nebenwirkungen geachtet und werden diese unverzüglich dem Arzt mitgeteilt? Sind die PatientInnen hinreichend über ihre Medikamente informiert, so daß sie sie gefahrlos zu Hause einnehmen können, und tun sie dies so, daß sie größtmöglichen Nutzen davon haben?

«Ich werde mal eben die Medikamentenausgabe machen.»

In einer Zeit, in der Entscheidungsträger behaupten, die Pflege bewege sich schnell in Richtung auf eine individualisierte, patientenorientierte Pflege zu, bleibt die Medikamentenrunde als eines der großen, traditionellen und funktional orientierten Rituale bestehen, auf einer Stufe mit der Bettpfannenrunde und der Lagerungsrunde. Ein vertrauter Anblick – die verantwortliche Pflegeperson und ein(e) StudentIn trotten mit dem Medikamentenwagen über die Station und benötigen bis zu einer Stunde für die Runde.

Es kommt vor, daß Pflegende Medikamente an PatientInnen austeilen, zu denen sie wenig oder gar keinen unmittelbaren Kontakt haben. Also wissen sie vielleicht nicht, daß der Patient eine schlaflose Nacht hatte oder unter Schmerzen leidet und ein Schmerzmittel braucht. Dieser Aspekt des Problems wurde bereits in Kapitel 5 angesprochen.

Die Medikamente werden oft in kleinen Plastikgefäßen auf dem Nachttisch liegengelassen (entgegen den Dienstvorschriften), damit die PatientInnen sie später einnehmen können, ohne jedoch zu kontrollieren, ob dies auch geschieht. Es ist unwahrscheinlich, daß eine Pflegeperson in der Lage ist, auf Nebenwirkungen zu achten, wenn er oder sie für eine arbeitsintensive 30-Betten-Station verantwortlich ist. Es bleibt einfach keine Zeit, allen PatientInnen zu erklären, weshalb sie bestimmte Medikamente einnehmen müssen, wie oft sie sie einnehmen müssen und worauf sie im Zusammenhang mit Nebenwirkungen achten sollten. Wir möchten behaupten, daß die Medikamentenausgabe es den Pflegenden sehr schwer macht, einem ganz wesentlichen Teil ihrer Verpflichtungen bei der Verabreichung von Medikamenten gerecht zu werden.

Die leitende diensttuende Pflegeperson hat jedoch gewisse gesetzliche Verpflichtungen, da sie oder er den Schlüssel für den Medikamentenschrank in Verwahrung hat. So hat nicht einmal ein Arzt Zugang zum Betäubungsmittelfach. Für die darin aufbewahrten Medikamente trägt die registrierte Pflegerin per Gesetz die Verantwortung. Die Aufrechterhaltung eines ausreichenden Vorrats ist eine schwierige Aufgabe, doch ist die Haltung großer Vorräte unnötig und teuer, und die Medikamente können leicht das Verfallsdatum überschreiten. Bei der Vorratshaltung muß es darum gehen, die Sicherheit eines Minimalvorrats zu gewährleisten und nicht darum, große Vorräte anzulegen; darüber hinaus sollte das Pflegepersonal in regelmäßigen Abständen die Verfallsdaten überprüfen. In vielen Bereichen kontrolliert ein Apotheker die Bestände auf den Stationen täglich, mit Ausnahme von Unfall- und Notfallstationen. Die engere Zusammenarbeit zwischen Stationspersonal und Apothekern in den letzten Jahren ist eine begrüßenswerte Entwicklung, die gefördert werden sollte.

Es gibt also in der Pflege einen zentralen Verantwortungsbereich, mit dem normalerweise nur eine registrierte Pflegekraft betraut werden kann, die für den gesamten Medikamentenvorrat der Station bzw. Einheit verantwortlich ist. Es muß ernsthaft in Frage gestellt werden, ob die übliche, von zwei Pflegenden durchgeführte Medikamentenausgabe die beste Methode ist, den PatientInnen ihre Medikamente zu verabreichen. Erstens handelt es sich dabei um ein funktional orientiertes Verfahren, das nicht zu dem Prinzip einer ganzheitlichen, patientenorientierten Pflege paßt, zweitens funktioniert es in der Praxis häufig nicht.

Wir wollen den ersten Punkt zuerst aufgreifen. Wenn eine einzige Pflegeperson für die Pflege einer Gruppe von PatientInnen verantwortlich ist, dann ist es nur logisch, daß diese Pflege auch die Medikamente mit einschließt, die diese PatientInnen bekommen. Wenn eine in der Ausbildung befindliche Pflegeperson für eine Stunde abgezogen wird, um die Medikamentenausgabe mitzuüberwachen, dann kümmert sich in dieser Zeit niemand um ihre/seine PatientInnen. Auch ist es in pädagogischer Hinsicht fragwürdig, PflegeschülerInnen auf diese Art eine Stunde lang zu beschäftigen. Selbst wenn versucht wird, ihnen Informationen über die zu verteilenden Medikamente zu vermitteln, dann bewirkt allein die Informationsflut, mit der sie bombardiert werden, daß nur sehr wenig hängenbleibt. Darüber hinaus handelt es sich um Fakten im luftleeren Raum, ohne jeden Zusammenhang mit dem einzelnen Patienten und seiner Erkrankung, wodurch das Lernen wiederum erschwert wird.

Im Idealfall müßte jede Patientengruppe eine qualifizierte Pflegeperson haben, die für sie verantwortlich ist. Die Medikamentenausgabe könnte folglich aufgeteilt werden, so daß die für bestimmte PatientInnen zuständige Pflegeperson diesen ihre Medikamente gibt und dann den Medikamentenwagen an die nächste Pflegeperson weiterreicht. Es muß darauf hingewiesen werden, daß es keine gesetzliche Vorschrift gibt, Medikamente einer doppelten Überprüfung zu unterziehen, eine Ausnahme bilden hier die kontrollpflichtigen Medikamente. Eine Pflegeperson allein kann diese Medikamente verabreichen (Gould, 1988).

In der Realität bedeutet dies bei der Zuteilung von PatientInnen jedoch, daß nicht vermerkt wird, wer die für mehrere PatientInnen verantwortliche Pflegeperson war. Der Kompromiß sollte also so aussehen, daß die registrierte Pflegeperson die Medikamentenausgabe vornimmt und die für jede Patientengruppe zuständige Pflegeperson die Medikamente zusammen mit der registrierten Pflegeperson kontrolliert. Auf diese Art und Weise werden die Medikamente von verschiedenen PrüferInnen überprüft. Der Vorteil dieser Methode besteht darin, daß die Verabreichung von Medikamenten in die Pflege des Patienten integriert wird. Die registrierte Pflegeperson braucht genaue Informationen darüber, ob dem Patienten übel ist, ob er unter Schmerzen leidet oder sich über mögliche Nebenwirkungen der Medikamente beklagt hat. Wenn die Pflegerin, die die zweite Überprüfung vornimmt, den Patienten während ihres ganzes Dienstes betreut hat, dann bekommt die registrierte Pflegeperson diese Information in der Regel auch. Diese Situation ist auch in pädagogischer Hinsicht nutzbringender für die PflegeschülerInnen, da sie jedesmal etwas über die Medikamente lernen und diese mit den ihnen vertrauten PatientInnen und deren Beschwerden direkt in Verbindung bringen können.

Nun aber geht es um die Untersuchung des zweiten Punktes – weshalb die Medikamentenausgabe in der Praxis oft nicht funktioniert.

«Ich weiß, es ist erst 6 Uhr, aber es ist Zeit für Ihre Tabletten.»

Um maximale Effektivität der Medikamente zu gewährleisten, sind stabile Blutspiegel erforderlich, daher ist es nötig, daß zu bestimmten Zeiten bestimmte Mengen gegeben werden. Durch die zeitliche Planung der Verabreichung muß das Pflegepersonal den PatientInnen ihre Medikamente um 6.00 Uhr geben, und dadurch entstehen viele Probleme.

Aus ihren Erfahrungen als leitende Pflegepersonen des «Royal College of Nursing» haben beide AutorInnen den Eindruck gewonnen, daß eine unverhältnismäßig große Anzahl der gemeldeten Fehler zu dieser Zeit auftreten. Die Pflegenden haben in der Nacht Dienst getan und sind deshalb müde; auch deutet die Erforschung zirkadianer Rhythmen darauf hin, daß die geistige Leistungsfähigkeit sowie die Fähigkeit, Probleme zu lösen, um 4 Uhr ihren Tiefpunkt erreichen und erst eine ganze Zeit nach 6 Uhr wieder deutlich ansteigen. Es gibt viele Aufgaben, die die Aufmerksamkeit einer Nachtschwester gerade in der Zeit beanspruchen, in der sie versucht, die PatientInnen für die Übergabe an die Morgenschicht vorzubereiten. All diese Faktoren zusammen erhöhen das Risiko in nicht zu verantwortender Weise, wenn auch noch die Medikamentenausgabe um 6 Uhr erfolgt. Hierbei handelt es sich um eine ritualisierte Maßnahme, die in vielen Krankenhäusern schon abgeschafft wurde, in vielen anderen aber auch noch besteht. Von einer übermüdeten Nachtschwester zu verlangen, daß sie zu dieser Zeit die ganze Medikamentenausgabe durchführt, heißt, dem Unglück Tür und Tor zu öffnen, und es ist erstaunlich, daß nicht mehr Fehler passieren.

Die tatsächliche Fehlerrate kann erheblich höher liegen, als offiziell angegeben wird, weil das Pflegepersonal Fehler aus Angst vor strengen disziplinarischen Maßnahmen, die gewöhnlich seitens der Leitung erfolgen, einfach nicht meldet. So können sich also harte disziplinarische Maßnahmen als kontraproduktiv erweisen, insbesondere weil sie dazu führen können, daß Pflegende, die Hilfe und Beratung benötigen, ihre Schwierigkeiten, die sie z. B. mit der Berechnung haben, aus Angst vor einem Disziplinarverfahren verbergen (siehe unten).

Ein anderer Punkt bezieht sich auf den Blickwinkel der PatientInnen, deren Tagesablauf in Kapitel 11 ausführlicher erörtert wird; viele PatientInnen sind nie in ihrem Leben um 6 Uhr aufgestanden, abgesehen von besonderen Gelegenheiten. Das Ritual der Medikamentenausgabe setzt sich über die Lebensgewohnheiten des Einzelnen hinweg und verlangt, daß er oder sie um 6 Uhr geweckt wird, manchmal sogar noch früher. Hier haben wir es mit einer Auffassung von Pflege zu tun, die auf die Bedürfnisse des Krankenhauses bzw. des Pflegepersonals zugeschnitten ist, aber nicht auf die der PatientInnen.

«Sie haben Herrn Zimmermann heute Mittag sein Furosemid nicht gegeben. Das ist ein Versäumnis, das ich der Behörde melden muß.»

Die Verlegung der Medikamentenausgabe auf 6 Uhr ist die Hauptursache für Medikationsfehler. Allerdings würde dieses Ritual, bei dem zwei Pflegepersonen über eine Stunde damit beschäftigt sind, die Serie der sich bei jeder Medikamentenausgabe wiederholenden Aufgaben durchzuführen, wahrscheinlich zu jeder Tageszeit zu Fehlern führen. Der Grund ist leicht zu erkennen, da die wenig anregenden, stets wiederkehrenden Handlungen bewirken, daß die Aufmerksamkeit abgelenkt wird; vermutlich ist die normale Aufmerksamkeitsspanne einer Krankenschwester kürzer als die Zeit, die die Runde in Anspruch nimmt. Selbstverständlich gibt es noch andere Fehlerquellen, z. B. nicht eindeutige Verschreibungen seitens der Ärzte, jedoch erhöht die ritualisierte Form der Medikamentenausgabe das Fehlerrisiko ganz beträchtlich.

Wir haben uns dafür ausgesprochen, die Medikamentenausgabe aufzuteilen, weil so die für eine Patientengruppe verantwortlichen Pflegepersonen Gelegenheit haben, die Verabreichung der Medikamente nochmals zu überprüfen. Man kann davon ausgehen, daß die Pflegeperson, die unter solchen Bedingungen die Medikamente kontrolliert, ihre Arbeit viel aufmerksamer und effektiver erledigt, wenn sie nur für die Überprüfung der Medikamente von 4 bis 6 PatientInnen, die sie gut kennt, verantwortlich ist, als wenn sie die Kontrolle für die ganze Station vornehmen muß. Bei einem solchen System könnten Fehler bei der Medikamentenausgabe reduziert werden.

Wenn dann ein Fehler passiert ist, findet ein anderes Ritual statt – das «Post-Salmon-Gegenstück» zum Bericht an die Stationsleitung. Die Gesundheitsbehörden haben harte Disziplinarverfahren ausgearbeitet, und diese werden jetzt auf der Grundlage des hierarchischen Systems des «Pre-Griffith-Pflegemanagements» unerbittlich angewendet.

Eine Straftat muß bestraft werden, niemand würde dies bestreiten, aber ist ein Fehler, den ein Mensch macht, eine Straftat? Manche Pflegenden in leitender Funktion sehen dies so, und deshalb wird selbst der geringste Fehler zum Anlaß genommen, die ganze Maschinerie der von den Gesundheitsbehörden ausgearbeiteten Disziplinarmaßnahmen in Gang zu setzen – formale, der Ermittlung dienende Vernehmungen, schriftliche Verwarnungen, unwiderrufliche schriftliche Verwarnungen und sonstige Attribute von Macht und Autorität. Heraus kommt dabei viel Streß für bereits gestreßte Pflegende, die vermutlich meinen, daß sie nach all der harten Arbeit, die sie investiert haben, etwas besseres verdient hätten als ein hartes, mitleidloses Bestrafungsritual für den ersten kleinen Fehler, den sie aus einer menschlichen Schwäche heraus gemacht haben.

Wenn dem Management daran gelegen ist, die Moral des Personals zu heben und ein hohes Maß an Zeit und Geld einzusparen, dann sollten Fehler im Zusammenhang mit Medikamenten von der Liste der Disziplinarvergehen gestrichen werden. Sicher muß ein Fehler gemeldet und der für den Patienten zuständige Arzt sofort informiert werden. Ist das Wohlbefinden des Patienten jedoch sichergestellt, dann sollte die Aufmerksamkeit der Aufklärung des Fehlers gelten und nicht dem Bestrafungsritual für die unglückliche Pflegeperson, deren einziges Vergehen darin besteht, nur ein Mensch zu sein. Die Erfahrung lehrt, daß die meisten Pflegenden schrecklich aufgeregt sind, wenn sie merken, daß sie einen Fehler gemacht haben. Wenn die Leitung aber an dem Bestrafungsritual festhalten will, dann sollte sie sich mit dem, was sich bereits ereignet hat, zufrieden geben, denn für die meisten Pflegenden, die einen Fehler gemacht haben, sind die Schuldgefühle und der Ärger über sich selbst Strafe genug.

Besser wäre es allerdings, wenn die Pflegeleitung versuchen würde zu ergründen, weshalb es zu dem Zwischenfall kommen konnte. Welchen Fehler hat die Pflegekraft gemacht? Welche Maßnahmen sind vor dem Hintergrund dieser Informationen nötig, um eine Wiederholung zu vermeiden? Es gibt eine ganze Bandbreite möglicher Reaktionen, z. B. Änderung unzulänglicher Methoden und unklarer Medikamentenprotokolle, Information der Ärzteschaft bei unzureichender Verschreibung, zeitliche Änderung bei der Medikamentenverabreichung sowie Aufstockung des Personals. Die betreffende Pflegeperson braucht möglicherweise Beratung, eine Aktualisierung ihrer Kenntnisse oder Nachhilfe in Mathematik. All dies sind positive Reaktionen, die einen Fehler im Zusammenhang mit Medikamenten als ein menschliches Versäumnis anerkennen und darauf abzielen, Wiederholungen in der Zukunft unterbinden.

Wenn man solche Fehler aus dem Automatismus der disziplinarischen Maßnahmen herauslöst, dann eröffnet sich dieses Gebiet der Forschung. Durch entsprechende Forschungsarbeiten könnte die Fehlerzahl beträchtlich gesenkt und die Durchführung der Untersuchungen erleichtert werden, weil alle Betroffenen vom Stigma disziplinarischer Maßnahmen befreit wären.

Eine Überwachung beim Auftreten von Fehlern ist wichtig für den eher seltenen Fall, daß eine Pflegekraft unsicher in der Ausübung ihrer pflegerischen Arbeit ist; entsprechende Hinweise werden sich dann schnell ergeben. Dies sollte jedoch nur im Rahmen einer allgemeinen Leistungskontrolle des Pflegepersonals geschehen und dazu dienen, Pflegende, die keine zufriedenstellenden Leistungen erbringen, ausfindig zu machen, bevor die PatientInnen geschädigt werden, nicht nachher. Bei dem derzeitigen System wird dies versäumt, weil durch das starre Festhalten an Disziplinarmaßnahmen eine Pflegeperson erst einmal etwas falsch machen muß. Der alte Gemeinplatz «Vorbeugen ist besser als Heilen» läßt sich auf die Fehler des Pflegepersonals bei der Medikamentenverteilung ebenso anwenden wie auf alle anderen Bereiche der Pflege.

«Nein, ich weiß nicht, welche Tabletten ich bekomme. Ich nehme einfach zwei rosa Tabletten morgens und, wenn mir danach ist, noch eine weiße zur Teezeit.»

Es ist bezeichnend für die Medikamentenausgabe, wie sie heute stattfindet, daß sie kaum Raum läßt, um die PatientInnen über ihre Medikamente zu informieren. Viele PatientInnen bekommen verschiedene Medikamente. Wenn keine Informationen gegeben werden, entsteht eine Situation, in der die PatientInnen außerhalb des Bettes sitzen und eine Pflegeperson mehrere Male am Tag Tabletten in einem kleinen Plastikgefäß vor sie hinstellt; die PatientInnen nehmen die Tabletten ein und haben kaum eine Ahnung davon, um welche Tabletten es sich handelt, wozu sie dienen, welche Nebenwirkungen sie haben, wie sie zu dosieren und wie oft sie einzunehmen sind. Bei der Entlassung werden den PatientInnen dann wahrscheinlich ähnliche Tabletten ausgehändigt, die sie mit nach Hause nehmen können, um die Medikation dort fortzusetzen, die im Krankenhaus so vielversprechend zur Verbesserung ihres Gesundheitszustands beigetragen hat. Wenn die PatientInnen aber in solch einem Zustand seliger Unwissenheit sind, ist es dann verwunderlich, daß sie nicht die richtigen Pillen zum richtigen Zeitpunkt einnehmen und dann durcheinander geraten? «Noncompliance» heißt das Fachwort für die Tatsache, daß die Patientinnen die Medikamente nicht ordnungsgemäß einnehmen. Wenn ihnen im Krankenhaus allerdings die Medikation nicht richtig erklärt wurde, dann ist es wirklich nicht verwunderlich, daß sie nach der Entlassung Fehler bei der Medikamenteneinnahme machen.

Das Problem wirkt sich besonders gravierend bei älteren Menschen aus. Williamson und Chopin (1980) fanden heraus, daß 80 % der ins Krankenhaus aufgenommenen älteren PatientInnen Medikamente einnahmen, und Bliss (1981) zeigte, daß 10 % der Zugänge auf Pflegestationen für ältere Menschen auf iatrogene Probleme bei der Medikation zurückzuführen sind. Mit anderen Worten, die Medikamente, die die PatientInnen einnahmen, haben einen Beitrag zu ihren gesundheitlichen Schwierigkeiten geleistet.

Eine Studie von MacGuire et al. (1987) hat bestätigt, daß dies auch heute noch gilt. Bei der Untersuchung einer Stichprobe von 23 PatientInnen auf einer Pflegestation für ältere Menschen stellten sie fest, daß 2 PatientInnen aufgrund von Problemen mit Medikamenten aufgenommen wurden. Die meisten Versuchspersonen dieser Stichprobe nahmen mehr als ein Medikament ein. Ungefähr 20 % gaben zu, mit der Medikamenteneinnahme Schwierigkeiten zu haben, die übrigen PatientInnen verließen sich dabei auf andere oder entwickelten mit unterschiedlicher Effektivität ihr eigenes System.

Die PatientInnen in dieser Studie gaben an, sie nähmen bestimmte Medikamente nicht ein, weil sie nicht wüßten, wofür diese gut wären. Mündliche Berichte über diese Patientengruppe und ihre Fähigkeit, Medikamente selbständig einzunehmen, gaben in der Tat Anlaß zu Besorgnis. MacGuire et al. weisen darauf hin, daß die PatientInnen über die Dosierung und Einnahmehäufigkeit ihrer Medikamente Bescheid wissen müssen, weil bei Wiederholungsverschreibungen (sehr verbreitet) diese Informationen auf der Flasche fehlen. Bliss (1981) hat belegt, daß bei der Hälfte aller im Besitz älterer Menschen befindlicher Arzneimittel auf dem Etikett anstelle von Anwendungshinweisen lediglich der Vermerk «nach Vorschrift einzunehmen» steht.

Das Konzept der selbständigen Medikamenteneinnahme ist die logische Lösung dieses Problems. PatientInnen, die entlassen werden und die medikamentöse Behandlung fortsetzen sollen, müßten vor der Entlassung zeigen, daß sie fähig sind, die Medikamente selbständig einzunehmen. MacGuire et al. (1987) beschreiben ein System, das auf ihrer Station eingeführt wurde. Danach werden ausgewählten PatientInnen Medikamente gegeben, noch während sie auf der Station sind, und es wird ihnen die Eigenverantwortung für die Einnahme übertragen. Ein solcher Ansatz wird auch in dem «Orem-Selbstpflege-Modell» (Orem, 1985) befürwortet, in dem, wie der Name schon sagt, großer Wert darauf gelegt wird, daß die Pflegeperson dem Patienten Hilfestellung bietet, um ihn zur Selbstpflege zu befähigen.

Bradshaw (1987) beschreibt einen anderen Problemlösungsansatz, bei dem die PatientInnen vor der Entlassung sowohl von einem Apotheker als auch von einer Pflegeperson beraten werden. Die Pflegeperson soll beurteilen, inwieweit die PatientInnen fähig sind, die Angaben auf den Etiketten zu verstehen; darüber hinaus soll sie ihre manuelle Geschicklichkeit einschätzen und auch die häuslichen Lebensgewohnheiten berücksichtigen, um feststellen zu können, ob die Fähigkeit der PatientInnen zur erfolgreichen selbständigen Medikamenteneinnahme durch soziale Faktoren beeinträchtigt wird. Zur Unterstützung dieser Maßnahmen sollte jeder Patient eine Karte bekommen, die er bei der Entlassung mit nach Hause nehmen kann. Auf dieser Karte sollten alle Medikamente aufgeführt sein, die der Patient einnimmt, einschließlich der Angaben zur Dosierung und Häufigkeit. Dies ist besonders wertvoll für Verwandte und andere Personen wie beispielsweise die Gemeindeschwester. Bradshaw stellt abschließend fest, daß jegliche Zweifel hinsichtlich der Befähigung der PatientInnen dem praktischen Arzt oder den entsprechenden Stellen mitgeteilt werden müssen.

Die oben beschriebenen Ansätze sind Beispiele für gute pflegerische Arbeit, die auf eine rationale Lösung des Problems abzielen. Jede dieser Methoden ist leichter durchführbar, wenn die Pflege individuell gestaltet und die Medikamentenausgabe, wie an früherer Stelle beschrieben, aufgeteilt wird, damit die Pflegeperson, die die Verantwortung für die Pflege eines Patienten trägt, auch diejenige ist, die jeden Tag die Medikamente verabreicht. Bei der herkömmlichen Medikamentenausgabe handelt es sich um ein zeitaufwendiges Ritual, bei dem die mit der Verabreichung von Medikamenten verbundene Verantwortung seitens der Pflege nicht zum Ausdruck kommt.

«Es tut mir leid, die Nachtschwester legt gerade die intravenösen Infusionen auf Station 23, und ich habe meine Zulassung dafür noch nicht.»

In den letzten Jahren hat die intravenöse Verabreichung von Arzneimitteln stark zugenommen. Dies hat zu erheblichen Kontroversen im Hinblick auf die Beteiligung des Pflegepersonals an dieser Praxis geführt mit dem Ergebnis, daß die Gesundheitsbehörden es zur Bedingung gemacht haben, daß eine Pflegeperson erst einen Kurs über intravenöse Medikation zu absolvieren hat, bevor sie Arzneimittel intravenös verabreichen darf.

Es können in Anbetracht der mit einer intravenösen Therapie verbundenen Gefahren kaum Zweifel über die Notwendigkeit einer solchen Ausbildung bestehen. Sobald aber eine Pflegeperson von einer Gesundheitsbehörde zu einer anderen wechselt, dann muß sie oder er erneut einen Kurs über intravenöse Medikation belegen, um mit noch einem weiteren Zertifikat über ihre Kompetenz ausgestattet zu werden. Dies ist ein wahrhaft lächerliches Ritual!

Solche Zertifikate werden auch für andere Qualifikationen ausgestellt, die nicht Teil des Lehrstoffes der Grundausbildung sind, z. B. für das Zunähen von Wunden und für die Defibrillation. Es ist unlogisch, daß eine Pflegeperson, die ihre Kompetenz bei einer Gesundheitsbehörde unter Beweis gestellt hat, gezwungen wird, eine Übung, was bestimmte Qualifikationen anbelangt, jedesmal zu wiederholen, wenn sie wechselt. Warum wird bei einem Wechsel von einer Gesundheitsbehörde zu einer anderen nicht überprüft, ob er oder sie die Qualifikation hat, eine Ganzkörperwäsche durchzuführen oder den Blutdruck zu messen? Das ist genauso logisch!

Die Lösung liegt in einer Vereinbarung, daß alle Gesundheitsbehörden gegenseitig ihre Zertifikate anerkennen, die für Qualifikationen wie z. B. intravenöse Therapie ausgestellt werden. Als Alternative dazu sollte der Erwerb dieser Qualifikationen in der Grundausbildung enthalten sein.

Empfehlungen für eine gute Pflegepraxis

1. Die Medikamentenausgabe sollte aufgeteilt werden, damit die für eine Patientengruppe verantwortliche Pflegeperson auch die Verantwortung für deren Medikation übernehmen kann. Für den Fall, daß der Name dieser Pflegeperson nicht vermerkt ist, wird auf Seite n ein Kompromiß vorgeschlagen.

2. Die Medikamentenausgabe sollte von 6 Uhr auf 8 Uhr verlegt werden.

3. Wenn die vereinbarte Methode der Medikamentenabgabe befolgt wurde, dann sollten Fehler bei der Medikamentenausgabe nicht mehr als Diszipli-

narvergehen betrachtet werden, sondern es sollten Beratung und Vermeidung im Vordergrund stehen. Zwar gibt es keine Entschuldigung dafür, daß die Identität eines Patienten nicht überprüft wird, dennoch sind Fehler beim Entziffern einer unleserlichen Handschrift oder ein Berechnungsfehler kein Grund für Disziplinarmaßnahmen, vielmehr ist Beratung angezeigt.

4. Die PatientInnen sollten vor der Entlassung über ihre Medikation in vollem Umfang informiert werden.

5. Die Qualifikation zur Durchführung einer intravenösen Therapie sollte auf nationaler Ebene einheitlich geregelt werden.

Literatur

Arndt, M. (1996): Aus Fehlern lernen. *Pflege* 1: 12–18.

Arndt, M. (1996): Fehler bei der Medikamentengabe. *Pflegezeitschrift* (Beilage). 4: 2–7.

Bliss, M. R. (1981): Prescribing for the elderly. *British Medical Journal* 283: 203–4.

Bradshaw, S. (1987): Treating yourself. *Nursing Times* 83 (6): 40–1.

Buseck, S. (2000): *Arzneimittellehre für die Krankenpflege.* Huber, Bern.

Gould, D. (1988): Called to account. *Nursing Times* 84 (12): 28–31.

Hildgard, E., Atkinson, R. L., Atkinson, R. C. (1987): *Introduction to Psychology.* New York: Harcout Jovanovitch Co..

Jackson, C. (1988): Tested to the limit. *Nursing Times* 84: 15, 18.

Kretz, F. (1999): *Medikamentöse Therapie.* Thieme, Stuttgart.

MacGuire, L., Preston, L., Pinches, D. (1987): Two pink and one blue. *Nursing Times* 83: 2, 32–3.

Orem D. (1985): Concepts of Practice. New York: McGraw Hill. Deutsche Ausgabe: *Strukturkonzepte der Pflegepraxis.* Huber, Bern 1998.

UKCC (1986): Administration of Medicines. A UKCC Advisory Paper. London: UKCC.

Williarnson, J., Chopin, J. M. (1980): Adverse reactions to prescribed drugs in the elderly. *Age and Ageing* 9: 73–80.

9. Die Pflege älterer Menschen

Im Jahre 1987 sah sich die Redaktionskolumne der *Nursing Times* zu der Bemerkung veranlaßt, daß die Pflege älterer Menschen «optimistisch betrachtet einfallslos, pessimistisch gesehen schier unglaublich bleiben wird». Es gibt erfreuliche Ausnahmen, die diese Feststellung widerlegen, aber sie enthält auch viel Wahrheit. Eine ganze Reihe von Problemen läßt sich sicher auf die Kürzung finanzieller und anderer Mittel zurückführen, aber auch auf einen Mangel an Initiative und kreativem Denken, was zu einer von institutionalisierten Ritualen und Mythen geprägten Praxis führt.

Bei einem derartig breiten Bereich, den es zu untersuchen gilt, bleibt nur Gelegenheit, sich mit einigen der ganz krassen Beispiele für irrige Auffassungen auseinanderzusetzen, die bei Pflegenden reichlich anzutreffen sind, und die entsprechenden Rituale zu erörtern, mit denen Pflegende ihre älteren PatientInnen traktieren.

«Man kann einem alten Hund keine neuen Tricks mehr beibringen.»

Garrett (1985) hat dieses Sprichwort als eine der klassischen irrigen Annahmen über ältere Menschen herausgepickt. Es wird allgemein angenommen, daß Menschen mit zunehmendem Alter nicht mehr in der Lage sind, neue Fähigkeiten zu erwerben oder sich wechselnden Situationen anzupassen, und natürlich, daß ihre geistigen Fähigkeiten nachlassen. Es trifft zu, daß die geistigen Fähigkeiten, bei denen es auf Geschwindigkeit und extensiven Einsatz des Kurzzeitgedächtnisses ankommt, in späteren Lebensabschnitten tatsächlich abnehmen (Hildgard et al., 1987). Allerdings weisen andere Areale, in denen die geistigen Fähigkeiten lokalisiert sind, mit zunehmendem Alter kaum Veränderungen auf, und die Erfahrungen, die sich im Laufe des Lebens angesammelt haben, können den Geschwindigkeitsverlust bei der Lösung von Problemen allemal wettmachen.

Es gibt zwei wichtige Implikationen im Zusammenhang mit dieser irrigen Annahme. Die erste berührt die Frage, wie alt die Menschen sich selbst empfinden. Nach Garrett können diese irrigen Annahmen zu einer sich selbst erfüllenden Prophezeiung werden mit dem Ergebnis, daß ältere Menschen selber glauben, daß sie keine neuen Fähigkeiten mehr erwerben können. Dieser Irrglaube untergräbt das bereits gefährdete Selbstkonzept und die Selbstachtung eines älteren Menschen.

Wenn Pflegende die Ansicht vertreten, daß ältere Menschen sich nicht anpassen und neue Fähigkeiten erwerben können, welche Mühe werden sie sich dann wohl geben, wenn es darum geht, älteren Menschen eine Beschäftigung anzubieten oder ihre Umgebung anregend und interessant zu gestalten? Tagesräume auf Langzeitstationen mit Stuhlreihen an den Wänden, die von dösenden PatientInnen besetzt sind, während ein Fernseher, von dem niemand Notiz nimmt, in der Ecke vor sich hinleiert, sind Ausdruck der traurig stimmenden Antwort.

Wenn eine Pflegeperson eine so negative Meinung von den PatientInnen hat, die bei diesen zu einem ebenso negativen Selbstkonzept führt, wie soll dann therapeutisches Lernen stattfinden? Wie kann man einem Patienten mit Altersdiabetes beibringen, mit der Erkrankung umzugehen oder die Pflege einer ischämischen Extremität durchzuführen, wenn beide, Patient und Pflegeperson glauben, daß der Patient nicht in der Lage ist, neue Fähigkeiten zu erlernen?

«Es ist ekelhaft. Ein Mann in seinem Alter interessiert sich noch für Sex, er ist bloß ein schmutziger alter Mann.»

Dies ist noch eine der verbreiteten irrigen Annahmen über das Alter. Irgendwie hat sich die Ansicht durchgesetzt, daß Menschen mit zunehmendem Alter ihr Interesse an Sex und ihre Sexualität verlieren. Das Bedürfnis nach körperlicher Zuwendung und persönlichem Kontakt nimmt mit zunehmendem Alter nicht ab, aber je älter ein Mensch wird, desto weniger akzeptiert man es, wenn dieses Bedürfnis öffentlich gezeigt oder befriedigt wird. Bei vielen Menschen erstreckt sich die sexuelle Aktivität bis weit ins siebente oder sogar achte Lebensjahrzehnt.

Sexualität ist ein Problem, mit dem viele Pflegende auch bei jüngeren PatientInnen nicht zurechtkommen, daher ist es nicht verwunderlich, daß sie die Bedürfnisse älterer Menschen auf diesem Gebiet gar nicht schätzen. Die älteren PatientInnen meinen vielleicht, daß ihre Sexualität nun unangemessen ist, und sie ziehen sich aus diesem Lebensbereich zurück, weil das Pflegepersonal dies erwartet. Eine solche Deprivation ist nicht zu entschuldigen.

Es gibt Stationen für ältere Menschen, auf denen die PatientInnen das typische Erscheinungsbild zeigen. Da sieht man ältere Männer mit ungepflegtem Äußeren, die ausgebeulte, fleckige Hosen tragen und dazu Nylonhemden, die viel zu groß sind. Dann gibt es noch die Uniform der Frauen, Nachthemd mit offenem Rücken oder lose herunterhängende Kleider aus Synthetikstoffen, die sich die Frauen wahrscheinlich selbst niemals gekauft hätten. Männer und Frauen wurden hier auf Pflegefälle ohne jegliche sexuellen Bedürfnisse reduziert. Die Gründe, weshalb manche Stationen auf dieses Niveau absinken, sind vielschichtig, aber mangelndes Bewußtsein für die Sexualität der PatientInnen spielt bei diesen Gründen sicher eine herausragende Rolle.

«Natürlich riecht es auf der Station nach Urin. Dies ist eine geriatrische Station, was erwarten Sie also?»

Das Märchen von der Inkontinenz ist unlöslich mit der Pflege älterer Menschen verquickt.

McCarthy (1987) zeichnet ein düsteres Bild, wenn es darum geht, die Einstellung des Personals und der PatientInnen gegenüber dem Irrglauben zu verändern, Inkontinenz sei im Alter unvermeidbar. Er ist der Auffassung, daß es gegenwärtig und auch mit Blick auf die Zukunft kaum Anzeichen für ein Engagement gibt, das zur Unterstützung der Kontinenz erforderlich wäre – eine schlimme Anklage gegen das britische Gesundheitssystem.

McCarthy berichtet, daß jüngere PatientInnen mit Inkontinenz in unserem Gesundheitssystem wahrscheinlich besser behandelt werden und mehr Anerkennung finden, während die älteren Menschen sehr viel schlechter davonkommen. Dies wird noch durch die unter älteren Menschen verbreitete Meinung verschlimmert, Blasenprobleme und Inkontinenz seien unvermeidlich. Dies ist nicht der Fall.

Die Daten von Thomas et al. (1980) haben ergeben, daß die Fälle von Inkontinenz bei älteren Menschen zwischen 75 und 84 Jahren 8 % bei Männern und 16 % bei Frauen ausmachen, während sie in der Altersgruppe von 85 Jahren und darüber bei 15 bzw. 16 % liegen. Bei einer anderen Interpretation dieser Zahlen zeigt sich, daß ca. 8 von 9 Männern und 5 von 6 Frauen über 75 Jahre kontinent sind. Mit der wachsenden Anzahl der sich bietenden Möglichkeiten, Kontinenz zu fördern oder wenigstens die Auswirkungen der Inkontinenz zu minimieren, hat das Pflegepersonal alle Chancen, älteren Menschen zu helfen, ihre Lebensqualität entscheidend zu verbessern.

Soziale Isolation wird zu Recht als ein wesentliches Problem gesehen, mit dem ältere Menschen konfrontiert sind. Ein Hauptgrund für die Abkehr von der Gesellschaft könnte sehr wohl das Gefühl von Scham und Peinlichkeit wegen der Inkontinenz sein. Oft herrscht bei älteren Menschen die Einstellung vor, sie dürften keine Hilfe in Anspruch nehmen; sie empfinden zuviel Scham bei dem Eingeständnis der offenkundigen Regression in die frühe Kindheit, des Kontrollverlustes über ihren Körper. Die Folge davon sind Rückzug und Isolation.

Um den Trugschluß der Unvermeidbarkeit in vollem Umfang einschätzen zu können, sei auf die Studie von Rantz und Miller (1987) über Pflegediagnosen verwiesen, die bei 328 älteren LangzeitpatientInnen vorgenommen wurde. Bei 26 % dieser PatientInnen wurde Inkontinenz festgestellt, oder, anders ausgedrückt, für drei Viertel einer großen Stichprobe von älteren LangzeitpatientInnen war Inkontinenz kein Problem. Die häufigsten Pflegediagnosen sind in **Tabelle 1** auf Seite 136 aufgeführt.

Tabelle 1: Pflegediagnosen von 328 älteren LangzeitpatientInnen

Rang	Pflegediagnose	Prozentsatz der PatientInnen
1	Körperliche Mobilität, beeinträchtigt	85
2	Selbstversorgungsdefizit, total	66
3	Denkprozesse, beeinträchtigt	60
4	Hautzustand, beeinträchtigt	48
5	Herzleistung, vermindert	39
6	Hautzustand, beeinträchtigt, Gefahr	39

Aus: Rantz und Miller (1987)

Abschließend liefert Waters (1987) mit ihrer eingehenden Beobachtung einer Stichprobe von 32 älteren, aus dem Krankenhaus entlassenen PatientInnen mit einem Durchschnittsalter von 82,5 Jahren einen Beweis, der diesen Irrglauben in Frage stellt. Bei einem Interview, das mit den PatientInnen 5 bis 10 Tage nach ihrer Entlassung in ihrer häuslichen Umgebung durchgeführt wurde, gaben 26 der PatientInnen an, sie seien völlig kontinent. Wir werden später noch auf die Studie von Waters zurückkommen.

All diese Belege zeigen, daß Inkontinenz für einen beträchtlichen Teil der Population älterer Menschen sicher ein Hauptproblem darstellt, jedoch nicht für die Mehrzahl. Das einzig Unvermeidbare im Zusammenhang mit Inkontinenz ist die Tatsache, daß die unter Pflegenden verbreitete Einstellung, Inkontinenz sei unumgänglich, sich nachteilig auf die Pflege der älteren Menschen auswirkt.

«Das ist Ihr Alter, Schätzchen.»

Dieser einfachen Aussage liegen zwei irrige Annahmen zugrunde, denen man häufig begegnet, wenn es um die Pflege älterer Menschen geht. Day (1986) hat dargelegt, wie es kommt, daß das Pflegepersonal in Krankenhäusern immer wieder fälschlicherweise annimmt, alle älteren Menschen erlebten aufgrund des Alterungsprozesses einen erheblichen Verfall ihrer Gesundheit, der somit irreversibel ist, während sich Knowles (1987) mit der herabwürdigenden Sprache auseinandergesetzt hat, die Krankenschwestern benutzen, wenn sie mit älteren Menschen sprechen.

Day betrachtet ein solches Verhalten als Diskriminierung älterer Menschen. Sie vertritt die Ansicht, daß Pflegende älteren Menschen gegenüber eine diskriminierende Haltung an den Tag legen, wenn sie geringfügige Beschwerden und Symptome in reduktionistischer Manier auf den Umstand zurückführen, daß die PatientInnen alt sind. Dies befreit sie von der Verpflichtung, über Ursachen nachdenken zu müssen oder von der Notwendigkeit, dem Patienten zu helfen. Man kann eben nichts tun, an allem ist der unvermeidliche Alterungsprozeß Schuld.

Wenn man in einer solchen Art und Weise, in der sich Hoffnungslosigkeit ausdrückt, mit älteren Menschen spricht, dann hat das bei den PatientInnen oft eine Vernachlässigung der Gesundheit zur Folge. «Was bringt es schon, wenn ich in meinen Alter noch das Rauchen aufgebe?» ist in etwa die Haltung, die das Pflegepersonal fördert. Es gilt, eine weitaus positivere Einstellung gegenüber dem Alterungsprozeß zu fördern, die der Bedeutung der Gesundheitserziehung in dieser Altersgruppe gerecht wird. Ältere Menschen können innerhalb der Gemeinschaft eine aktive Rolle spielen und ein erfülltes und lohnendes Leben führen. Selbst wenn ein älterer Mensch gebrechlich ist und Unterstützung und Hilfe braucht, kann er ein gutes Leben führen, das sehr wohl lebenswert ist.

Die Verwendung von herabwürdigenden und kindischen Ausdrücken beim Umgang mit älteren PatientInnen leistet dem Irrglauben Vorschub, ältere Menschen seien kindisch und bewegten sich auf eine Stufe ihrer frühen Kindheit zu. Krankenschwestern neigen dazu, bei der Pflege älterer Menschen Ausdrücke wie «Schatz», «Püppchen» oder «Liebchen» zu gebrauchen. Eine solche Sprache beleidigt nicht nur die PatientInnen; nach Knowles (1987) trägt sie auch dazu bei, das Engel-Image weiterzuverbreiten, das viele Pflegende so brennend gern loswerden möchten, und sie untergräbt darüber hinaus die Errungenschaften der individualisierten Pflege.

Knowles stellt die Frage, ob Krankenschwestern diese Sprache benutzen, um die PatientInnen in die Rolle eines Kindes zu versetzen, die ihrer Mutterrolle schmeichelt. Damit nimmt die Pflegeperson eine Machtposition ein, in der sie sich wohl fühlt, wenn sie einen erwachsenen Menschen zu pflegen hat, der vielleicht 60 Jahre älter ist als sie. Es läßt sich nicht leugnen, daß diese Sprache zum Kleinkindalter und zur Kindheit gehört, allerdings ist es gerade das vorrangige Ziel bei der Pflege älterer Menschen, Selbstpflege und Unabhängigkeit zu fördern und eine Heimunterbringung zu verhindern. Diese Ziele werden durch eine solche Sprache ganz klar unterlaufen. Knowles macht geltend, daß die bekannte Abkürzung TLC, von der häufig im Zusammenhang mit der Pflege älterer Menschen die Rede ist, in Wirklichkeit «treat like a child» (wie ein Kind zu behandeln) bedeutet und nicht «tender loving care» (liebevolle, fürsorgliche Pflege).

«Essen auf Rädern und die Gemeindeschwester werden sich nach der Entlassung um sie kümmern.»

Pflegekräfte im Krankenhaus entlassen die PatientInnen, ohne immer genau zu wissen, welche Hilfsdienste den älteren Menschen in ihrer Gemeinde zur Verfügung stehen und wie effektiv diese arbeiten. Die Vorstellung, daß die Bedürfnisse aller älteren Menschen nach ihrer Entlassung von sozialen Pflegediensten und den Gemeindepflegediensten erfüllt werden, ist ein Irrglaube.

Die Arbeit von Waters (1987) beleuchtet dieses Problem. Sie untersuchte, wie selbständig ältere Menschen die Verrichtungen des täglichen Lebens eine Woche nach ihrer Entlassung bewältigen konnten und wie effektiv ihre Bedürfnisse erfüllt wurden. In ihrer Stichprobe aus 32 PatientInnen lebten 26 allein. Die Ergebnisse ihrer Untersuchung über die unbeschränkte Selbständigkeit bei Verrichtungen des täglichen Lebens sind in **Tabelle 2** zu sehen.

Bekamen die PatientInnen, die ihre Unabhängigkeit nicht wiedererlangen konnten, die Hilfe, die sie brauchten? Insgesamt 12 von 32 PatientInnen sagten, dies sei nicht der Fall. Das Heraussteigen aus der Badewanne erwies sich als das größte Problem; die Hälfte der Stichprobe hatte Schwierigkeiten beim Gehen, selbst mit Gehhilfen. **Tabelle 3** zeigt die Leistungsfähigkeit der PatientInnen bei der Haushaltsführung.

Die Hilfe, auf die die PatientInnen zurückgreifen konnten, kam zu 60 % von der Familie, zu 17 % von Nachbarn und Freunden, zu 16 % von Sozialarbeiter-

Tabelle 2: Anzahl älterer Menschen, die uneingeschränkt selbständig die Verrichtungen des täglichen Lebens durchführen konnten

Verrichtungen des täglichen Lebens	Anzahl (n = 32)
Baden	4
Anziehen	25
Kontinenz	26
Zur Toilette gehen	27
Transfer (Bett/Stuhl)	30
Essen	30

Aus: Waters (1987)

Tabelle 3: Leistungsfähigkeit älterer Menschen bei der Haushaltsführung

Aufgaben	Anzahl (n = 32)
Große Wäsche	0
Großeinkauf	1
Schwere Hausarbeit	3
Kleine Einkäufe	4
Kochen	8
Kleine Wäsche	12
Leichte Hausarbeit	13

Aus: Waters (1987)

Innen, zu 6 % von Gemeindeschwestern und zu 1 % von «Essen auf Rädern». Mit diesen Zahlen soll keinesfalls Kritik an dem Gemeindepflegedienst geübt werden, sondern es handelt sich hier um eine realistische Wiedergabe der pflegerischen Möglichkeiten, die solche Dienste mit den geringen Mitteln, die ihnen zur Verfügung stehen, leisten können. Die diesen Unterabschnitt einleitende falsche Annahme – «Essen auf Rädern und die Gemeindeschwester werden sich um die PatientInnen kümmern» – entpuppt sich als das Märchen, das es ist. Es ist vielmehr das große Heer von unbezahlten, meist weiblichen BetreuerInnen, die privat den größten Teil der täglichen Unterstützung älterer Menschen in der Gemeinde leisten.

Die Erfahrungen der Gruppe lassen sich wie folgt zusammenfassen: 20 der 32 PatientInnen waren der Meinung, ihre Selbständigkeit sei nach dem Krankenhausaufenthalt eingeschränkt; nur 3 gaben an, sie seien selbständiger geworden. Die Tabellen 2 und 3 zeigen, wie ein älterer Mensch in Wirklichkeit nach der Entlassung aus dem Krankenhaus zurechtkommt, und dieses Bild unterscheidet sich deutlich von der Ansicht des Pflegepersonals im Krankenhaus, der falsche Annahmen zugrunde liegen.

«Sie ist heute ein bißchen durcheinander, aber ich glaube, das ist in ihrem Alter nicht verwunderlich.»

Verwirrtheit und Demenz sind weitere Varianten der Unvermeidbarkeitslegende im hohen Alter. Weil Pflegende in der Tat viele ältere PatientInnen mit Demenz sehen, hat sich die Überzeugung verfestigt, dies gehöre unweigerlich zum Alterungsprozeß. Noch schlimmer ist, daß das Pflegepersonal Verwirrung mit Demenz verwechselt und ein verwirrter älterer Mensch folglich als dement gilt.

Nach Sugden und Saxby (1985) sind diese beiden Zustände grundverschieden. Bei der Demenz handelt es sich bedauerlicherweise um eine progressive Erkrankung, die medizinisch nicht zu behandeln ist. Dagegen ist Verwirrtheit gewöhnlich ein kurzzeitig auftretendes Problem, dessen Ursache oft behandelt werden kann, z. B. eine akute Bronchitis, ein Ungleichgewicht im Elektrolythaushalt oder die psychologischen Auswirkungen einer plötzlichen Einweisung ins Krankenhaus.

Bei einem verwirrten älteren Menschen ist das Risiko groß, daß er Schaden erleidet; er benötigt intensive Pflege. Wenn das Pflegepersonal jedoch weiß, daß die Verwirrung nur vorübergehend besteht und die Ursache des Problems aktiv bekämpft, dann kann der Patient schnell sein normales klares Bewußtsein wiedererlangen. Wird schnelles Eingreifen versäumt, können die Auswirkungen verhängnisvoll sein: Der Patient gerät in die Mühlen des Krankenhaussystems, bekommt höher dosierte Beruhigungsmittel, gilt als verwirrt mit all den negativen

Assoziationen, die mit einem solchen Attribut verbunden sind; schließlich fällt er hin und erleidet einen vermeidbaren Oberschenkelhalsbruch, oder es passiert ein anderes Unglück.

Das Pflegepersonal muß genau zwischen Demenz und Verwirrtheit unterscheiden und zur Kenntnis nehmen, daß die Ansicht, solche Zustände seien bei älteren Menschen unvermeidbar, ein Irrglaube ist.

Wir haben in diesem Kapitel lediglich ein paar der Mythen unter die Lupe genommen, die mit dem Alter assoziiert werden. Es wird lange dauern, bis die Erkenntnis, daß es sich um falsche Annahmen handelt, dazu beiträgt, den Pflegestandard für ältere Menschen im Krankenhaus zu verbessern. Dies sollte ein Hauptziel der Pflege sein, wenn auch nur aus Gründen eines aufgeklärten Eigeninteresses. Eines Tages werden die meisten von uns alt sein, und die meisten werden im Krankenhaus sterben.

Empfehlungen für eine gute Pflegepraxis

Das Pflegepersonal sollte bei der Pflege älterer Menschen folgende Fakten berücksichtigen. Ältere PatientInnen:

1. können neue Fähigkeiten erlernen und geistig angeregt werden;

2. sind Menschen mit sexuellen Bedürfnissen;

3. sind sehr wahrscheinlich kontinent;

4. haben Probleme, deren Ursachen nicht mit ihrem Alter zusammenhängen;

5. sind erwachsene Menschen und sollten auch als solche behandelt werden;

6. haben nach der Entlassung wahrscheinlich eine erheblich eingeschränkte Selbständigkeit und bekommen nur einen geringen Teil der Hilfe, die sie benötigen, von den entsprechenden offiziellen Stellen;

7. leiden wahrscheinlich nicht an Demenz und werden auch nicht schwachsinnig.

Literatur

Bosch, C. M. (1998): *Vertrautheit.* Studie zur Lebenswelt dementierender alter Menschen. Ullstein Medical, Wiesbaden.
Buseck, S. (2000): Arzneimittellehre für die Krankenpflege. Hans Huber, Bern.
Dash, K., Zarle, N., O'Donnell, L. (2000): *Entlassungsplanung und Überleitungspflege.* Urban & Fischer, München.

Day, E. (1986): Time to value the golden age. *Nursing Times* 82: 42, 67–9.

Garrett, G. (1985): Ageing and individuals. *Nursing* 2: 1230.

Knowles, R. (1987): Who's a pretty girl then? *Nursing Times* 83: 27, 58–9.

McCarthy, C. (1987): Incontinence in the elderly mentally frail. *Nursing* 3: 842–4.

Müller-Lobeck, S. (2000): Arzneimittellehre für die Altenpflege. Hans Huber, Bern.

Norton, Ch. (1999): *Inkontinenz*. Urban & Fischer, München.

Nursing Times Editorial (1987): Editorial comment. *Nursing Times* 83: 33, 3.

Rantz, M., Miller, T. (1987): How diagnosis are changing in long term care. *American Journal of Nursing* 87: 360–1.

Sugden, J., Saxby, P. J. (1985): The confused elderly patient. *Nursing* 2, 1022–5.

Thomas, T. M., Plymar, K. R., Blannin, J., Meade, T. W. (1980): Prevalence of urinary incontinence. *British Medical Journal* 280: 1243–5.

Waters, K. (1987): Outcomes of discharge from hospital for elderly people. *Journal of Advanced Nursing* 12: 347–55.

10. Tod und Sterben

Der veränderte Umgang mit dem Tod im zwanzigsten Jahrhundert bringt es mit sich, daß heutzutage die meisten Menschen im Krankenhaus anstatt zu Hause sterben. Die meisten Todesfälle betreffen normalerweise Menschen im Alter von 55 Jahren und darüber, die an einer chronischen Krankheit leiden. Plötzliche Todesfälle und solche im Kindesalter sind relativ selten. Für Pflegende bedeutet dies, daß sie häufig mit PatientInnen im fortgeschrittenen Lebensalter in Kontakt kommen, deren Tod eher vorhersehbar ist, als daß er plötzlich eintritt. Ausnahmen bilden hier natürlich Unfall- und Notfallstationen sowie die Kinderkrankenpflege.

Der Tod ist in der jüngeren Geschichte immer ein Tabuthema gewesen, daher ist es nicht verwunderlich, daß sich gerade um die Pflege sterbender PatientInnen im Krankenhaus eine Vielzahl irriger Auffassungen und ritualisierter Verhaltensweisen ranken. Solche Praktiken wirken sich nicht nur nachteilig auf die PatientInnen aus, sondern auch auf die Familien und auf das Pflegepersonal. In den letzten Jahren ist der Umgang mit dem Sterben offener und einfühlsamer geworden, wobei der entscheidende Anstoß für diese begrüßenswerte Entwicklung von der Hospizbewegung ausging. Die Mythen bleiben jedoch weiter bestehen.

«Man kann nichts mehr für sie tun.»

Dieser Kommentar bringt die negative Haltung vieler Pflegenden und Ärzte auf den Punkt, wenn es um einen sterbenden Patienten geht. Sie führt dazu, daß für solche PatientInnen nichts getan wird, wo doch in Wirklichkeit sehr viel getan werden kann, um die Qualität der ihnen noch verbleibenden Zeit zu verbessern.

Dicks (1985) spricht sich vehement gegen diese Verzweiflungshaltung aus und macht geltend, daß angemessene Symptomkontrolle ein ganz wesentlicher Faktor ist. Man kann in der Tat viel tun, um Schmerzen, Übelkeit und Erbrechen, Atemnot, Störungen des Darms und der Harnwege, Appetitverlust, Husten, Schlaflosigkeit und Verwirrung zu vermeiden, um nur einige der Probleme zu nennen, an denen sterbende PatientInnen leiden (Saunders und Baines, 1983).

Dicks gibt dem Konzept der kontinuierlichen Pflege vor dem herkömmlichen Modell der phasenorientierten Pflege mit seiner kurativen bzw. palliativen Behandlung den Vorzug. Bei dem zweiten Ansatz wird ein abrupter Wechsel in der Behandlung vorgenommen, der von den PatientInnen nicht unbemerkt bleibt und dazu führen kann, daß sie sich verlassen fühlen. Der Eindruck «Die haben mich aufgegeben» ist da nicht abwegig. Kontinuierliche Pflege zielt auf Symptomkontrolle, Rehabilitation, Kontinuität in der Pflege und schließlich, wenn es erforderlich ist, auf Sterbebegleitung ab. Auch bei diesem Ansatz ist die kurative Pflege ein wichtiger Bestandteil, aber aufgrund des allmählichen Übergangs von diesem Stadium in das der Symptomkontrolle und der unterstützenden Pflege wird dabei der abrupte Bruch zwischen kurativer und palliativer Behandlung vermieden.

Pflegende müssen daran glauben, daß Symptome gelindert werden können, bevor Linderung eintreten kann. Wenn erst einmal der Irrglaube, daß nichts getan werden könne, zerstreut ist und die Pflegenden hinter ihrem Tarnmanöver von TLC (tender loving care = liebevolle fürsorgliche Pflege) hervorkommen und die Probleme des einzelnen Patienten erkennen und wirksam in Angriff nehmen, dann kann viel zur Verbesserung der Lebensqualität eines Patienten getan werden. Unangenehme und quälende Symptome müssen keine Begleiterscheinungen des Sterbeprozesses sein.

«Es regt die PatientInnen nur auf, wenn man darüber spricht.»

Das Pflegepersonal wird kaum in Gesprächsführung ausgebildet. PatientInnen mit einer schweren Krankheit stellen oft heikle Fragen, z. B. «Ich habe doch Krebs, nicht wahr?» oder machen Bemerkungen wie: «Ich wünschte, alles wäre vorbei.» Das Problem wird weiter durch eine Übereinkunft in der Medizin erschwert, daß nur der Arzt die Erlaubnis geben kann, einem Patienten die Wahrheit über seine Krankheit mitzuteilen. Als Folge dieser unheiligen Allianz versucht das Pflegepersonal verzweifelt, ein Gespräch mit den PatientInnen über den Tod und über ihre Krankheit zu vermeiden. Rationalisierungen wie die oben angeführte, die ein solches Verhalten rechtfertigen, gibt es haufenweise.

All dies trägt zu dem «Syndrom der stets beschäftigten Krankenschwester» bei. Eine Pflegeperson hat jederzeit aktiv zu sein und irgendwelche Arbeiten zu erledigen, damit sie vor der Notwendigkeit geschützt ist, mit den PatientInnen zu sprechen. Was passiert, wenn die Arbeitsplätze knapp werden, wie es manchmal trotz all des Geredes über Personalmangel vorkommt? Wir werden diese Frage in Kapitel 12 beantworten. Fürs erste begnügen wir uns mit der Feststellung, daß dem Gespräch mit PatientInnen oft wenig Aufmerksamkeit geschenkt wird.

Gooch (1988), die dargelegt hat, daß das fehlende Gespräch der Grund für die meisten Beschwerden über die Pflege im Krankenhaus ist, weist darauf hin, wie tragisch es für sterbende Menschen sein kann, wenn kein Gespräch stattfindet. Saunders (1978) ist noch weitaus kritischer, wenn sie feststellt, daß ein fehlendes Gespräch mehr Leid verursachen kann als die meisten Symptome einer unheilbaren Krankheit.

Die Behauptung, die PatientInnen wollten nicht über ihre Krankheit sprechen, ist erschreckend. Es stimmt, daß einige lieber nicht darüber reden möchten und die Verleugnung als eine Form der Abwehr benutzen, aber viele wollen es, vorausgesetzt man gibt ihnen Gelegenheit dazu. Wenn die PatientInnen wissen, daß ihren Fragen die Zeit und Aufmerksamkeit geschenkt wird, die sie verdienen, dann werden sie aller Wahrscheinlichkeit nach über ihre Krankheit reden. Das Pflegepersonal muß den PatientInnen den entsprechenden Eindruck vermitteln. Wenn ein Patient bei einer Ganzkörperwäsche sagt: «Es wäre besser für mich, wenn alles vorbei wäre», dann ist dies ein Hinweis, den Patienten abzutrocknen, den Vorgang zu unterbrechen und ein Gespräch anzufangen, anstatt gleichgültig zu sagen: «Oh, morgen werden Sie sich schon wieder besser fühlen» und dabei das andere Bein des Patienten schnell mit noch mehr Seife und Wasser zu bearbeiten.

Uferna (1987) zeigt anhand mündlicher Berichte über solche Gespräche auf, wie eine Krankenschwester einfühlsam mit einem sterbenden Patienten sprechen kann, und um zu zeigen, daß es sich hier um einen ganz wesentlichen Teil der pflegerischen Arbeit handelt. Sie rät zu Ehrlichkeit und Offenheit – die berufliche Verpflichtung einer Krankenschwester. Sie übt in scharfer Form Kritik an Ärzten, die den PatientInnen nicht die Wahrheit sagen wollen, und vertritt die Auffassung, daß Pflegepersonen solch bewußte Falschinformation ebenso ernsthaft in Zweifel ziehen sollten wie eine falsche Arzneimittelverordnung. Wie Uferna berichtet, haben PatientInnen niemals berichtet, daß sie mit ihnen über das Sterben gesprochen hat.

«Haben die Ärzte es dem Patienten schon gesagt?»

Der Grund für diese häufig gestellte Frage ist die Tatsache, daß einige Ärzte das Recht für sich in Anspruch nehmen, bewußt zu lügen, wenn es um Dinge geht, die Leben und Tod berühren. Diese ungeheuerliche Arroganz widerspricht dem natürlichen Rechtsempfinden, dem Landesrecht und den Sittenkodizes der meisten großen Religionen. Welche Rechtfertigung haben diese Ärzte also dafür, daß sie sich über Gott und das Gesetz stellen? Ganz einfach: Sie wissen es am besten. Welche Anmaßung!

Pflegende fühlen sich durch diesen Irrglauben der Ärzte in einer Falle, wenn sie mit der schwierigen Frage «Habe ich Krebs?» konfrontiert werden, denn nur der behandelnde Arzt oder ein anderer Vertreter der Ärzteschaft kann diese Frage beantworten. Es gilt das ungeschriebene Gesetz, daß Pflegende den PatientInnen nur das gleiche erzählen dürfen wie der Arzt; sie haben sich dem Willen des Arztes zu fügen. Dies führt dazu, daß eine Krankenschwester gezwungen ist, gegen das Berufsethos zu verstoßen und das Spiel der Täuschung des Patienten mitzuspielen, wenn der Arzt beschlossen hat, den Patienten bewußt zu belügen.

Was ist, wenn eine Pflegekraft sich dazu entscheidet, ihrem Verhaltenskodex treu zu bleiben und dem Patienten die Wahrheit zu sagen, selbst wenn der Arzt beschlossen hat, daß der Patient die Diagnose nicht erfahren soll? Dimond (1987) hat anläßlich einer Überprüfung der rechtlichen Situation des Pflegepersonals darauf hingewiesen, daß der Vertrag eines jeden Arbeitgebers Bestimmungen des Inhalts impliziert, daß er oder sie den zumutbaren Anweisungen des Arbeitgebers Folge zu leisten hat. Gehört dazu auch, dem Patienten Informationen vorzuenthalten, wenn der Arzt dies angeordnet hat? Die Nichtbefolgung stellt einen Vertragsbruch dar, der die Entlassung zur Folge haben kann. Die Frage, was in diesem Zusammenhang zumutbar ist, ist äußerst strittig. Eine Pflegeperson ist vor die Wahl gestellt, ihrem Berufsethos treu zu bleiben und deshalb entlassen zu werden, oder ihren Arbeitsplatz zu behalten und ihr Berufsethos zu ignorieren, indem sie den Patienten belügt.

Diese vertrackte Situation scheint für PatientInnen und Pflegepersonal gleichermaßen unfair zu sein. Allerdings überrascht sie nicht in Anbetracht der traditionellen Abhängigkeit der Pflege von der Medizin, die, wie Darbyshire (1987) dargelegt hat, klassen- und geschlechtsspezifische Ursachen hat. Webb (1987) macht jedoch zu Recht geltend, daß ein Mensch allein aufgrund seines Wissens oder seiner Klassen- bzw. Geschlechtszugehörigkeit nicht dazu befugt ist, anderen vorzuschreiben, wie sie sich zu verhalten haben.

Wir verweisen auf das folgende Beispiel aus Amerika, das von Webb (1987) stammt. Ein Patient bat eine Krankenschwester um spezielle Auskünfte über Alternativen zu der Chemotherapie, die die Ärzte zur Behandlung des Krebses angeordnet hatten. Die Pflegeperson gab dem Patienten diese Auskünfte und wurde daraufhin von der Pflegekammer des betreffenden Staates beschuldigt, sich in das Arzt-Patienten-Verhältnis einzumischen. Das Gerichtsurteil entschied gegen sie und sie mußte mit ihrem Fall vor das oberste Gericht des Bundesstaates gehen, um eine Aufhebung dieses Urteil zu erwirken.

Nach Webb wäre es sehr interessant zu sehen, wie sich die entsprechende nationale Kommission bei einem ähnlichen Fall in Großbritannien verhalten würde. Pflegende sind per Gesetz und gemäß ihrem Berufsethos für ihr Handeln verantwortlich – dazu gehört auch das bewußte Zurückhalten von Informationen gegenüber den PatientInnen sowie das Belügen – mit welchen berufsethischen Argumenten könnte wohl eine nationale Kammer gegen eine Pflegeperson in einem Fall wie dem oben beschriebenen vorgehen?

Es soll noch angemerkt werden, daß sich die Beschäftigung mit der bedeutenden Studie von Field und Kilson (1986) lohnt, die sich mit dem Unterricht zum Thema «Tod» sowohl in der Pflege- als auch in der Medizinerausbildung auseinandergesetzt hat. Die AutorInnen zeigten auf, daß dieses Thema in den meisten Grundkursen behandelt wird, in der Krankenpflegeausbildung und auch in Hochschulkursen. Sie fanden auch heraus, daß die PflegeschülerInnen in der Krankenpflegeausbildung im Durchschnitt 50 % mehr Zeit auf dieses Thema verwendeten als MedizinstudentInnen. Wenn Ärzte schon das Recht für sich in Anspruch nehmen, PatientInnen Informationen über ihren bevorstehenden Tod vorzuenthalten, dann sollten sie im Studium wenigstens genauso viel Zeit wie die anderen Berufsgruppen für die Auseinandersetzung mit diesem Thema verwenden.

Betrachtet man alle Aspekte dieses Themas, dann kommt man zu dem Schluß, daß «Grundrechte» für PatientInnen längst überfällig sind; diese würden sicherstellen, daß ein Patient eine ehrliche Antwort auf alle Fragen bekommt, die er an das Personal richtet. Dadurch würde auch ein für allemal klargestellt, daß eine Pflegeperson Fragen wahrheitsgemäß zu beantworten hat und nicht mit den Ärzten bei der Täuschung der PatientInnen zusammenarbeiten darf.

«Es ist besser für den Patienten, wenn er zu Hause stirbt.»

Dicks (1985) hat diese weit verbreitete Auffassung mit der einfachen Frage, «Besser für wen?» hinterfragt. Es wurde gezeigt, daß der Grund für eine Einweisung ins Krankenhaus eher in den Schwierigkeiten der Verwandten lag, mit dem fortgeschrittenen Stadium der Krankheit fertig zu werden und nicht den Bedürfnissen des Patienten entspricht. Wenn Kontinuität in der Pflege erreicht werden soll, dann müssen die Möglichkeiten der Familie, den Patienten zu Hause zu pflegen, ein grundlegender Bestandteil des Einschätzungsprozesses sein. Zwar steht der einzelne Patient im Mittelpunkt der pflegerischen Arbeit, aber man muß auch den Auswirkungen der Krankheit auf die Familie gebührende Beachtung schenken. Deshalb muß der Patient möglicherweise zu einer bestimmten Zeit mit Rücksicht auf die Familie ins Krankenhaus eingewiesen werden.

«Sehen Sie mich an. Ich weine. Ich bin für eine Krankenschwester nicht hart genug.»

Diese Worte richtete eine Pflegeschülerin im dritten Studienjahr, die in der Schleuse angetroffen wurde, nach dem Tod eines Kindes auf der Unfall- und Notfallstation an eine(n) der AutorInnen. Darin kommt ein weiterer Irrglaube zum Ausdruck, daß Pflegende ihre Gefühle verbergen müssen oder, besser noch, gar keine haben dürfen.

Eine Krankenschwester, die keine Gefühle hat, sollte nicht Krankenschwester sein, wohingegen eine Krankenschwester, die nie ihre Gefühle zeigt, wahrscheinlich auf eine Art und Weise leidet, die sie nicht zugibt. Eine solche Unterdrückung der Gefühle muß sich nachteilig auf ihr Leben auswirken: Wer soviel Streß verinnerlicht, muß letztendlich auf irgendeine Art psychisch Schaden nehmen.

Entscheidend ist, daß Gefühle und Emotionen nicht die pflegerische Arbeit beeinträchtigen, weder auf der Unfall- und Notfallstation, noch bei der sachlichen Pflegeplanung auf der Station. Pflegende müssen ihre Emotionen in einer Krisensituation vorübergehend in den Hintergrund drängen, aber danach müssen sie diese Gefühle annehmen und sich damit auseinandersetzen. Die entsprechenden Situationen müssen aufgearbeitet werden, damit das Pflegepersonal – sowohl leitende als auch auszubildende Pflegende – die Möglichkeit hat, Gefühle und Emotionen in Worte zu fassen.

In bestimmten Bereichen sind Todesfälle relativ häufig, und einige von ihnen sind aufgrund des Alters der Opfer oder eines ganz plötzlich eintretenden Todes besonders tragisch. Onkologische Kinderstationen, Intensivstationen sowie Unfall- und Notfallstationen sind lediglich drei Beispiele für Bereiche, in denen das Personal Hilfe durch Unterstützung braucht. Dabei geht es nicht um aufwendige Konzepte, sondern bloß um die Erkenntnis, daß Pflegende durch das Reden über einen Todesfall und durch die Aufarbeitung von Gefühlen und Emotionen ihre Trauer verarbeiten können. Dies sollte durch entsprechende Vereinbarungen erleichtert werden. So könnte das Pflegepersonal eventuell zur Mittagszeit bei Sandwiches und Kaffee regelmäßige Arbeitstreffen abhalten, die diesem Zweck dienen.

«Sie wird letztendlich darüber hinwegkommen.»

Dies ist eine Ansicht, die oft von Krankenschwestern geäußert wird, die nach einem Trostpflaster suchen, wenn sie eine trauernde Witwe auf einer Krankenstation oder eine junge Frau nach dem tragischen Ausgang einer Entbindung sehen. In Wirklichkeit kommt man nicht über den Verlust eines geliebten Menschen hinweg, ob es sich nun uni einen Ehemann von 50 Jahren oder um einen Fetus von 9 Monaten handelt. Das Beste, worauf man hoffen kann, ist, daß die betreffende Person lernt, mit dem Verlust zu leben und sich daran zu gewöhnen. Die Leserinnen werden wohl so weit mit den verschiedenen Stadien des Trauerprozesses vertraut sein, um zu wissen, daß der/die Trauernde viel Trauerarbeit leisten muß. Es kann Monate dauern, bevor er oder sie sich mit dem Verlust abfindet, aber es bleibt trotz allem ein Verlust.

Die Annahme, der Verlust eines Fetus sei nicht so schlimm, da die Frau das Baby ja nie als lebendiges menschliches Wesen gekannt hat, ist ein gefährlicher Irrglaube. Lovell et al. (1986) wiesen in einer detaillierten Untersuchung an 15 Frauen, die einen solchen Verlust erlitten hatten, nach, wie tief der Kummer und die Trauer bei diesen Müttern gehen. Sie alle machten die verschiedenen Stadien der Trauer durch, außerdem hatten sie noch zusätzlich das Problem, daß sie das Menschenleben, um welches sie trauerten, gar nicht kannten. Sie hatten starke Schuldgefühle und schenkten unterschwellig den verschiedenen Erklärungen der Fachleute keinen Glauben. Kommen solche Frauen mit der Zeit über diese Gefühle hinweg?

In einer anderen, von Lovell et al. (1986) beschriebenen Studie ging es im Zusammenhang mit der Untersuchung von Geburtspraktiken in den Anfangsjahren dieses Jahrhunderts um eine Stichprobe älterer Frauen. Von den Frauen, die um Teilnahme gebeten worden waren, lehnten 20 % die Beteiligung ab, weil sie ein Baby verloren hatten und die Erinnerungen daran zu schmerzhaft waren – ein halbes Jahrhundert später!

Abschließend noch eine Beobachtung: Ein zuvor fröhlicher Patient erscheint eines Tages aus keinem ersichtlichen Grund in sich gekehrt und deprimiert. Anlaß könnte der Todestag eines geliebten Menschen oder der Geburtstag eines verstorbenen Ehepartners sein. Sollte dies zutreffen, leistet man gute Pflegearbeit, wenn man einen solchen Patienten behutsam befragt und ihm die Möglichkeit gibt, über seine Gefühle zu sprechen.

«Können Sie sich um die Sterbesakramente für Herrn Wilson kümmern, Schwester?»

Der Tod ist in allen Gesellschaften mit Ritualen verbunden, das Krankenhaus bildet da keine Ausnahme. Die Versorgung Sterbender ist von vielen seltsam anmutenden Ritualen begleitet, denen keine logische Erklärung zugrunde liegt.

Normalerweise wird ein Mensch, mit dessen Tod man rechnet, einige Tage vorher in ein Sterbezimmer verlegt; damit beginnt der Prozeß der Isolation. Es ist leichter für das Pflegepersonal, einem Gespräch mit einem sterbenden Menschen auszuweichen, wenn er sich in einem solchen Zimmer befindet; es fällt dann leichter, nicht an ihn oder sie zu denken. Handelt es sich dabei möglicherweise um eine unserer Abwehrmaßnahmen gegen die Auseinandersetzung mit dem Tod? Wenn wir einen Menschen sterben sehen, werden wir an unsere eigene Sterblichkeit erinnert; daher möchten wir in den letzten Tagen und Stunden lieber nicht allzu viel von diesem Patienten sehen. Dies wird dadurch rationalisiert, daß man sagt, es wäre für die anderen PatientInnen zu bedrückend, wenn sie wüßten, daß jemand stirbt. Pflegende, die tatsächlich glauben, sie könnten einen offensichtlich kranken Patienten zum Sterben in ein Sterbezimmer verlegen, ohne daß die anderen PatientInnen merken, was passiert, machen sich selbst etwas vor.

Wenn der Patient gestorben ist, wird der Körper normalerweise gewaschen. Warum? Dieses Ritual wird selbst dann häufig durchgeführt, wenn bei dem Patienten erst eine Stunde vorher eine Ganzkörperwäsche vorgenommen wurde. Chapman (1983) berichtet von Pflegenden, die bei dem Waschritual sterile Kittel tragen, obwohl häufig kein Risiko einer Kreuzinfektion besteht, das eine solche Maßnahme rechtfertigen könnte. Selbst wenn dies der Fall sein sollte, dann wären Plastikschürzen die richtige Bekleidung. Chapman stellte die Frage, ob dieses Ritual den Ekel und die Furcht vor der Leiche bannen soll.

Oft wird die Bettwäsche gewechselt, auch wenn sie vollkommen sauber ist, und nach Abtransport der Leiche werden das Bett und die Matratze ebenso wie der Nachtschrank und andere Dinge im Sterbezimmer desinfiziert. Es gibt keinen vernünftigen Grund für dieses Ritual. Chapman berichtet, daß in einigen der von ihr beobachteten Krankenhäuser die Matratzen sogar zum Sterilisieren weggegeben wurden.

Mit dem Verbergen des Körpers beim Abtransport werden die Rituale fortgesetzt. Leichentragen werden immer als irgend etwas anderes getarnt; in einem Londoner Krankenhaus geht dieses Ritual so weit, daß tote Babies in Transportkörben für Katzen weggebracht werden. Während die Leiche mit der Leichentrage abgeholt wird, ist es nicht unüblich, daß alle Betten rundherum mit Vorhängen abgeschirmt werden, damit die PatientInnen nichts sehen können. Sie können aber hören, und sie können ein leeres Bett sehen, in dem eine halbe Stunde vorher noch ein sehr kranker Patient gelegen hat. Die meisten PatientInnen merken, was geschehen ist, aber niemand spricht darüber. Ist dies ein Vorteil oder ein Nachteil für einen Patienten, dem man einen Tag vorher gesagt hat, er habe Krebs, oder der gerade seinen zweiten Myokardinfarkt überstanden hat? Welche unausgesprochenen Gedanken gehen ihm durch den Kopf und welche Ängste werden wachgerufen, während die den Tod begleitenden Rituale vor seinen Augen vollzogen werden?

Wir brauchen Pflegende mit einer rationalen Einstellung gegenüber Fragen, die mit dem Tod in Zusammenhang stehen. Sie müssen die Rituale durchschauen und sehen, was sich dahinter verbirgt. Welches sind die Befürchtungen und Ängste beim Tod eines Patienten, die zu solch irrationalen Maßnahmen führen? Eine solche Aufarbeitung kann eine einfühlsame, von Fürsorge geprägte Atmosphäre entstehen lassen, in der die Pflegenden das, was sie tun, wirklich verstehen.

Empfehlungen für eine gute Pflegepraxis

1. Das Pflegepersonal sollte wissen, daß sehr viel getan werden kann, um die Lebensqualität eines sterbenden Patienten zu verbessern.

2. Die Patienten müssen das Recht haben, jederzeit die Wahrheit über ihre Diagnose zu erfahren.

3. Es sollte dem Pflegepersonal erlaubt sein, im Gespräch mit den PatientInnen offen und ehrlich zu sein.

4. Gespräche des Pflegepersonals über den Tod eines Patienten sollten als Möglichkeit verstanden werden, Trauerarbeit zu leisten, und als solche gefördert werden. In Bereichen, in denen Pflegende starkem Streß ausge-

setzt sind, sollten Gruppen gebildet werden, in denen sich die Mitglieder gegenseitig unterstützen können.

5. Die Maßnahmen, die mit den letzten Diensten an einem Toten zusammenhängen, sollten überprüft werden, damit Rituale von sinnvollen Maßnahmen getrennt und die psychosozialen Bedürfnisse des Pflegepersonals auf andere, sinnvollere Art und Weise erfüllt werden können.

Literatur

Chapman, G. E. (1983): Ritual and rational action in hospitals. *Journal of Advanced Nursing* 8: 13–20.

Darbyshire, P. (1987): The burden of history. *Nursing Times* 83 (4): 32–4.

Dicks, B. (1985): Care of the dying cancer patient. *Nursing* 2: 1278–9.

Dimond, B. (1987): Your disobedient servant. *Nursing Times* 83 (4): 28–31.

Field, D., Kilson, C. (1986): Formal teaching about death and dying in UK nursing schools. *Nursing Education Today* 6: 270–6.

Gooch, J. (1988): Dying in the ward. *Nursing Times* 84 (21): 38–9.

Lovell, H., Bokoula, C., Misra, A. (1986): Mothers' reaction to perinatal death. *Nursing Times* 82 (46): 40–2.

Maisonneuve, J. L. (2000): *Pflege ist die beste Medizin.* Huber, Bern.

Rest, F. (1998): *Sterbebeistand, Sterbebegleitung, Sterbegeleit.* Kohlhammer, Stuttgart.

Saunders, C. (1978): *The Management of Terminal Disease.* London: Edward Arnold.

Saunders, C., Baines, M. (1983): *Living with the Dying: The Management of Terminal Disease.* Oxford: Oxford University Press.

Saunders, C. (1991): *Leben mit dem Sterbenden.* Huber, Bern.

Student, J. C. (1999): *Das Hospiz-Buch.* Lambertus, Freiburg.

Uferna, J. K. (1987): Dying patients. *Nursing* 8: 43–5.

Webb, C. (1987): Professionalism revisited. *Nursing Times* 83: 35, 39–41.

Teil 2

Rituale im organisatorischen Bereich

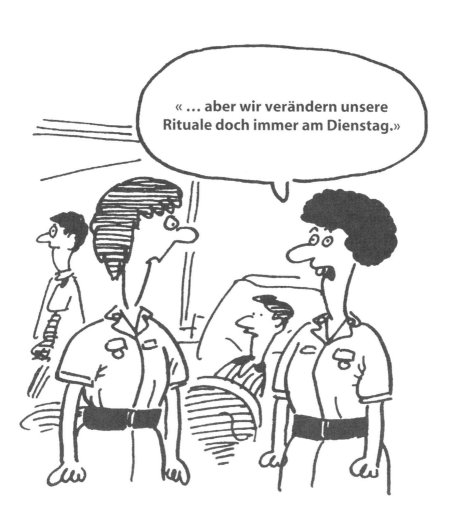

11. Der Tag eines Patienten

Eine Situation kann auf sehr unterschiedliche Art und Weise wahrgenommen werden, je nachdem, welchen Standort der Beobachter einnimmt. Wenn wir diese Tatsache auf eine Krankenhausstation anwenden und einmal mit den Augen eines Patienten den Tagesablauf betrachten, dann stellen sich die Dinge anders dar als aus dem normalen Blickwinkel der Pflege. Wie sinnvoll sind die Dinge, die im Laufe des Tages von den PatientInnen erwartet werden? Wie sieht die Station aus der Sicht des Patienten aus? Diese beiden Fragen lassen sich am besten beantworten, wenn man sich anschaut, wie es auf einer imaginären, aber typischen Station rund um die Uhr zugeht.

«Aufwachen Herr Klein, es ist Zeit für Ihre Medikamente.»

Wir haben das Ritual der Medikamentenausgabe um 6 Uhr früh bereits erörtert (S. 125). Der Tag beginnt für die meisten PatientInnen immer noch ungefähr um diese Zeit, während die zermürbten Nachtschwestern versuchen, bis 6 Uhr alle vierstündlich auszufüllenden Beobachtungsprotokolle fertigzumachen – von denen einige wahrscheinlich unnötig sind – Medikamente und den Morgentee zu verteilen und die Station für die Morgenschicht in Ordnung zu bringen. Wenn es sich um eine chirurgische Station handelt, auf der an diesem Morgen Operationen anstehen, dann beteiligen sich die Nachtschwestern möglicherweise auch an der Vorbereitung der PatientInnen für den Operationssaal.

Dies ist ein Beispiel für den Tagesablauf eines Patienten, der auf die Bedürfnisse des Pflegepersonals und nicht auf die Wünsche des Patienten abgestimmt ist. Die meisten Leute stehen normalerweise nicht um 6 Uhr auf, aber jetzt müssen sie es. Die PatientInnen beklagen sich oft darüber, daß die Tage im Krankenhaus so lang sind. Kein Wunder, wenn der Morgen so früh beginnt.

Wenn die Medikamentenausgabe um 6 Uhr und die vierstündlichen Beobachtungen auf 8 Uhr verlegt und die übrige Zeitplanung entsprechend verändert würde (12, 16 und 20 Uhr), dann könnte das Durcheinander zu früher Stunde – und damit viele Fehler – vermieden werden. PatientInnen, deren Zustand eine Medikation oder Beobachtung zu anderen Zeiten bzw. in kürzeren Zeitabständen erfordert, würden dann immer noch individuell nach Bedarf versorgt.

«Kommen Sie mit ins Speisezimmer, Herr Klein, es gibt Frühstück.»

Herr Klein frühstückt vielleicht normalerweise nicht um 8 Uhr. Möglicherweise ist ihm 9 Uhr lieber, oder aber er zieht es vor, im Schlafanzug auf seinem Bett zu sitzen und eine Schale Cornflakes zu essen. Leider führen auf einigen Stationen des Krankenhauses die Regeln das Regiment, und alle PatientInnen sollen am selbem Platz und zur selben Zeit frühstücken. Wenn individuelle Pflege mehr als ein Lippenbekenntnis sein soll, ist so etwas dann vertretbar?

Sandford (1987) wies nach, daß die Speisen und die Essenszeiten so variiert werden können, daß auf einer Langzeitpflegestation für ältere Menschen wieder eine individuelle Gestaltung der Pflege eingeführt werden konnte. Sie war betroffen von dem mangelnden Appetit vieler PatientInnen und davon, daß diese keine Flüssigkeit zu sich nahmen, und beschloß, das Problem durch eine attraktivere Gestaltung der Essenszeiten zu lösen. Dies bedeutete, daß viele der ritualisierten üblichen Praktiken abgeschafft und Innovationen eingeführt werden mußten. Nicht all ihre Ideen ließen sich umsetzen: Die älteren Männer waren nicht sehr beeindruckt von Salaten («Kaninchenfutter») oder von Wein als besonderem Genuß (sie wollten Bier!), aber viele Ideen wurden eben doch umgesetzt, und ihre Arbeit ist ein großartiges Beispiel dafür, was man erreichen kann, wenn man erkennt, daß ein Großteil des Tagesablaufs der PatientInnen von der ritualisierten Routine bestimmt wird, die sich mit Duldung des Pflegepersonals durchsetzen konnte. Als beispielsweise die Küchen in dem Krankenhaus, in dem Stanford arbeitete, die Wagen für warmes Essen erst um 10 Uhr zurückforderten, konnte der zeitliche Ablauf des Frühstücks flexibler gestaltet werden. Wo die PatientInnen essen wollten – ob im Bett oder im Speisezimmer –, blieb der Wahl des einzelnen überlassen.

«Wir machen bei Ihnen eben eine Ganzkörperwäsche, Herr Klein.»

Den PflegeschülerInnen wird das Ritual der Ganzkörperwäsche in ihrem Einführungsblock eingebleut. Es trifft zu, daß einige PatientInnen sich nicht um die elementaren täglichen Hygienemaßnahmen kümmern können und deshalb im Bett gewaschen werden müssen. Wie alle Aspekte der Pflege, sollte aber auch dieser individuell gestaltet werden, um den Bedürfnissen des Patienten gerecht zu werden, aber die Art und Weise, wie die Ganzkörperwäsche häufig vermittelt wird – es wird fast nur auswendig gelernt – garantiert, daß sie zum Ritual gerät.

Wie im Fall der Verbandtechniken erlernen die PflegeschülerInnen eine Reihe von Arbeitsabläufen, die sie in einer ganz bestimmten Reihenfolge wiederholen müssen, wenn sie als kompetent eingeschätzt werden wollen. Wieviel Aufmerksamkeit wird jedoch darauf verwendet, den PflegeschülerInnen beizubringen, die Bedürfnisse und Wünsche eines jeden Patienten zu berücksichtigen, damit unnötige Rituale vermieden werden? Ein guter Anfang wäre schon gemacht, wenn man sich überlegen würde, ob der Patient überhaupt eine Ganzkörperwäsche braucht bzw. wünscht. Werden beide Fragen mit «nein» beantwortet, dann sollte die Pflegeperson nicht die ganze Prozedur durchführen, da der Patient offensichtlich zufrieden ist, wenn nur Hände und Gesicht gewaschen werden.

Die Erfahrung zeigt, daß einige Pflegende fast Angst haben, Seife zu benutzen, wenn sie die PatientInnen waschen. Man sieht nicht gerade selten, daß das Tuch ganz leicht eingeseift und dann im Wasser ausgespült wird, so daß das bißchen Seife wieder ausgewaschen wird. Aanschließend wird das Tuch beinahe trocken gewrungen, bevor die Pflegerin dann versucht, den Patienten zu waschen. Fragt sie die PatientInnen, wieviel Seife sie nehmen oder welche Temperatur das Wasser haben soll? Die Vorgaben gestehen dem Patienten eine Rolle bei der Pflege oft nicht zu, es sei denn die des passiven Empfängers.

Die Mundpflege ist ein weiteres Beispiel für ritualisierte Pflegepraktiken, wie Page et al. (1987) in ihrer Literaturüberprüfung zu diesem Thema gezeigt haben. Sie belegten, daß es sich bei den meisten Methoden der Mundpflege um althergebrachte Maßnahmen handelt, die weder vernünftig sind noch sichtbare Erfolge aufzuweisen haben. Die «bewährten» Glycerin-Thymol-Tabletten für die Mundpflege haben keinerlei antibakteriellen Effekt, sondern bewirken bloß eine vorübergehende Erfrischung. Mit Natriumbikarbonat kann der Mund nicht wirksam gereinigt werden, darüber hinaus besteht dabei die Gefahr einer chemischen Verbrennung, wenn die Lösung zu stark ist. Wieviele Pflegende kennen schon die korrekte Stärke? Die Aktivblasen des Wasserstoffsuperoxids können zwar Beläge entfernen, aber es gibt eine exzellente Alternative, die sich über Jahrzehnte erwiesenermaßen höchst effektiv bei Milliarden von Menschen bewährt hat. Diese Alternative heißt Zahnpasta.

Für die Mundpflege werden eine ganze Reihe von Materialien benutzt. Häufig verwendet werden Verbandmull und Baumwollkugeln, aber diese fasern aus und bleiben an rauhen Oberflächen hängen. Sie befreien die Zähne nicht von Plaque, und man muß ziemlichen Druck ausüben, wenn man bei dem weichen Gewebe im Mund eine Wirkung erzielen will. Watteträger können zusammen mit einer Lösung Beläge von weichem Gewebe entfernen, nicht jedoch von den Zähnen, während der Einsatz einer Pinzette zur Handhabung des Materials bei der Mundpflege von vielen ForscherInnen für vollkommen unpraktisch erklärt wurde. Der mit einem Tupfer umwickelte Finger preßt lediglich Plaque zwischen die Zähne, ist für den Patienten äußerst unangenehm und bedeutet ein nicht zu vertretendes Infektionsrisiko für die Pflegenden. Eine Bißwunde von einem Menschen führt zu einer sehr hohen Inzidenz infizierter Wunden, und es besteht ebenfalls die Gefahr einer Hepatitis- bzw. AIDS-Infektion.

Das beste Instrument für die Mundpflege ist das naheliegendste – eine kleine, weiche Zahnbürste. Selbst bei bewußtlosen PatientInnen, vorausgesetzt die Luftwege sind geschützt, kann eine Pflegekraft die Mundpflege mit einer Zahnbürste durchführen, wie es nach den Erfahrungen der AutorInnen auf Intensivstationen durchaus auch geschieht.

Nach der Ganzkörperwäsche wird bei Herrn Klein vermutlich die gesamte Bettwäsche gewechselt, ganz gleich, ob sie sauber oder schmutzig ist. Wechseln die Pflegepersonen zu Hause auch alle 24 Stunden die Laken? Selbst bei gehfähigen PatientInnen wird das Bett komplett neu gemacht, nachdem es bis auf die Matratze auseinandergenommen wurde. Machen die Pflegenden dies zu Hause auch jeden Abend mit ihren eigenen Betten? Die Pflegenden beklagen sich darüber, daß die Stationen über zu wenig Personal verfügen und sie nicht genug Zeit aufbringen können, um sich richtig um die PatientInnen zu kümmern, trotzdem finden sie auf einigen Stationen die Zeit, jeden Tag schon vor 10 Uhr 30 Betten komplett neu zu machen! Es gibt keinen Grund, die Betten in der beschriebenen Art und Weise auseinanderzunehmen und neu zu machen, es sei denn, die Bettlaken sind schmutzig.

«Zeit für Ihr morgendliches Bad, Herr Klein.»

Auf vielen Stationen ist man geradezu besessen von der Idee, alle gehfähigen PatientInnen morgens in die Badewanne zu stecken. Wie viele Menschen nehmen normalerweise morgens ein Bad? Die Durchsetzung dieses Rituals ist ein weiteres Beispiel dafür, daß die PatientInnen nicht ganz einfach sie selbst sein dürfen. Im nächsten Kapitel wird noch zu erörtern sein, ob es überhaupt vernünftig ist, die PatientInnen um diese Zeit zu baden. Wenn es nachmittags eine personelle Überlappung gibt und mehr Pflegepersonal anwesend ist, dann kann diese Zeit für derartige Aktivitäten eingeplant werden. Andere PatientInnen ziehen vielleicht ein Bad später am Abend vor, weil es sie entspannt und ihnen beim Einschlafen hilft.

Beim Baden der PatientInnen können Kreuzinfektionen übertragen werden, insbesondere wenn die PatientInnen offene Hautstellen oder einen Katheter haben. Darüber hinaus ist Baden für manche PatientInnen unbequem. Viel häufiger sollten Duschen benutzt werden, weil einige Patienten dies lieber mögen und Duschen auch weitaus hygienischer ist.

«Herr Kaufmann ist nach Hause gegangen. Ziehen Sie sein Bett ab und machen Sie es für die nächste Aufnahme fertig.»

Es ist sicher sinnvoll, das Bettlaken zu erneuern, aber ist es auch vernünftig, die Matratze zu reinigen? Noch ein weiteres sinnloses Ritual sieht das Reinigen der Matratze mit verschiedenen Lösungen vor, die von Wasser und Seife bis zu Spiritus reichen. Abgesehen davon, daß Zeit für die Pflege verschwendet wird (reinigen Sie zu Hause die Matratze jedesmal, wenn Sie die Bettwäsche wechseln?), werden die Matratzen durch diese Prozedur beschädigt. Die äußere Hülle verliert ihre wasserabweisenden Eigenschaften, die sie möglicherweise hat, und die Matratze wird allmählich ein nasser Schwamm, der Urin, Erbrochenes, Wundabsonderungen, verschütteten Tee oder Suppe und natürlich noch mehr Wasser aufsaugt, wenn die Matratze das nächste Mal gewaschen wird, nachdem ein anderer Patient nach Hause gegangen ist. Die Plastikschicht hält die Matratze außen trocken, aber innen brodelt mit Sicherheit eine Bakterienbrühe mit vielfältigen Möglichkeiten für Kreuzinfektionen vor sich hin. Eine für die Infektionsüberwachung zuständige Fachkraft teilte neulich einer der beiden AutorInnen mit, sie mache sich keine Sorgen mehr über das Fehlen von feuerhemmenden Decken auf den Matratzen, weil darin soviel Wasser sei, daß man sie im Falle eines Feuerausbruchs getrost auf das Feuer werfen könne, um es zu löschen!

«Ich frage mich, warum Herr Klein so besorgt aussieht?»

Es gibt viele Gründe, warum ein Patient nachmittags an seinem Bett sitzt und besorgt aussieht. Maguire (1985) hat gezeigt, daß psychische und soziale Probleme bei bis zu 80 % der körperlich kranken PatientInnen von dem Pflegepersonal nicht erkannt werden. Pflegende gehen zu Unrecht von der Voraussetzung aus, daß die PatientInnen diese Probleme von sich aus mitteilen.

Berichte von PatientInnen über ihre Krankenhauserfahrungen bieten einen Einblick in ihre Befürchtungen und Ängste und sollten von Pflegenden sorgfältig studiert werden. Fehlende Kommunikation ist ein allgegenwärtiges Thema entweder sagt dem Patienten niemand, weshalb bestimmte Dinge geschehen, oder es wird nur eine unvollständige Erklärung gegeben. Zwei solcher Berichte stammen von Holgate (1988) und Mallows (1985).

Holgate berichtet, er habe sich nach seiner Bypass-Operation der Koronararterien isoliert und verletzlich gefühlt. Er stellte überrascht fest, wie beruhigend es war, von Pflegenden berührt zu werden, selbst wenn dies nur im Rahmen ihrer Arbeit geschah, z. B. bei Beobachtungen. Berührungen sind in hohem Maße kulturgebunden, und in der britischen Kultur werden sie eher mißbilligt. Eines Tages saß Holgate im Bett und weinte ohne jeden Grund. Einige Pflegende gingen schnell an seinem Bett vorbei und machten einen verlegenen Eindruck, bevor eine ihn fragte, was los sei. Als er sagte, es sei nichts, er könne nicht verstehen, warum er weine, sagte sie bloß, das sei «ganz normal» und ging. Es gab keine Erklärung; man sagte dem Patienten lediglich, daß etwas, daß er für nicht normal hielt, ganz normal sei!

Mallows (1985) verfaßt einen bedrückenden Bericht über die Informationsversäumnisse, die seinen Aufenthalt auf einer Unfallstation begleiteten, nachdem er eine Kopfverletzung erlitten hatte, die zur Entfernung eines intrakraniellen Hämatoms einen neurochirurgischen Eingriff erforderlich machte. Die Informationsversäumnisse stellten sich wie folgt dar: Es wurde ihm nicht einmal gesagt, in welchem Krankenhaus er aufgewacht war (er nahm an, es sei das Hospital in seinem Wohnort, weshalb er auch falsch antwortete, als er gefragt wurde, ob er wisse, wo er sei); ein junger Arzt gab eine Erklärung über die Mechanismen seiner Hirnverletzung ab, die ganz klar den Gesetzen der Physik spotteten (er war außerordentlicher Professor für Maschinen- und Gerätebau)!

Berichte wie diese zeigen, daß das Pflegepersonal sehr beschäftigt mit der Pflege des Körpers zu sein schien – wofür die PatientInnen dankbar sind –, jedoch ohne daß Kommunikation stattfand. Es ist beinahe so, als sei eine stationäre Behandlung ein Spiel, bei dem der Patient selbst herausfinden muß, was aus welchem Grund geschieht, weil niemand es ihm sagt.

Eine gute Kommunikation, bei der die PatientInnen Informationen und Erklärungen erhalten, kommt ihrer Genesung auf vielerlei Art zugute. Angst und Besorgnis gedeihen dagegen auf dem fruchtbaren Boden der Unwissenheit. Wenn Pflegende wollen, daß die PatientInnen ihre Arbeit in vollem Umfang durch Kooperation unterstützen, dann muß die Pflege ihrerseits bereit sein, den PatientInnen in einer für sie verständlichen Sprache genau zu sagen, was geschieht und weshalb es geschieht, denn Mitarbeit erfordert Kommunikation. Wenn die Pflege sich an den Bedürfnissen der PatientInnen orientieren will, dann müssen die PatientInnen an der Planung beteiligt werden. Dies kann nur geschehen, wenn die Pflegenden mit den PatientInnen sprechen, anstatt ritualisierte, auswendig gelernte Arbeiten oder Prozeduren auszuführen.

«Licht aus, es ist 22 Uhr.»

Am Ende des Tages wartet auf Herrn Klein das, was sowohl Mallows (1985) als auch Holgate (1988) als das Schlimmste bei ihrem Krankenhausaufenthalt empfanden – die Nacht. Die Rituale werden fortgesetzt mit dem Befehl, das Licht auszumachen, lange bevor die meisten PatientInnen normalerweise zu Hause zu Bett gehen.

Mallows erinnert sich, daß er sich sehr einsam fühlte, seltsame Geräusche hörte aber kaum etwas von dem Pflegepersonal sah, während die Nächte für Holgate sehr lang waren. Er fand, daß das Pflegepersonal absolut nicht dafür ausgebildet war, mit Problemen umzugehen oder sich fürsorglich zu verhalten. Die Geräusche auf der Station sowie die Hitze und das Licht erschwerten das Einschlafen sehr. Kleinigkeiten stellten sich übertrieben dar, während er da lag und sich weder geistig betätigen noch schlafen konnte.

Hilton (1987) hat gezeigt, wie laut es in Krankenhäusern sein kann und herausgefunden, daß der Lärmpegel in Krankenhäusern oft die zulässige Höchstgrenze überschreitet, was den Streß der PatientInnen beträchtlich erhöht. Holgate überwachte mittels Mikrophon und Tonband den Lärmpegel auf vier Intensiv- und zwei Allgemeinstationen. Als die schlimmsten Übeltäter konnten in dem größten Krankenhaus der Studie die Wach- und die Intensivstation ausgemacht werden. Lautes Sprechen des Pflegepersonals, das Bewegen von Stühlen und Schemeln, das Rauf- und Runterziehen von Bettgittern, das Klingeln von Alarmen, das Abreißen von Papier und selbst das Benutzen von Abfalleimern verursachten mehr Lärm als unser aller Lieblingsmissetäter, das Telefon. Viele PatientInnen, die auf diesen beiden Stationen gelegen hatten, haben diesen Lärmpegel später beim Interview sehr kritisiert.

Wie sensibel sind Nachtschwestern, wenn es um die individuellen Bedürfnisse der PatientInnen geht? Viele versuchen, nachts mit den PatientInnen über deren Gefühle zu reden, aber bei dem Personalmangel, der oft vorherrscht, ist dies schwierig. Individuelle Pflege in Form von Gesprächen mit den PatientInnen wird erschwert, da andere PatientInnen, die zu schlafen versuchen, gestört werden könnten. Wenn die Station jedoch über einen Tagesraum verfügt, kann das Problem gelöst werden. Die Pflegenden sollten aber trotz aller Schwierigkeiten versuchen, rund um die Uhr individuelle Pflegearbeit zu leisten.

Empfehlungen für eine gute Pflegepraxis

1. Beurteilen Sie verschiedene Routinearbeiten. Sind sie notwendig?

2. Fragen Sie die PatientInnen nach ihrer Meinung über den Krankenhausaufenthalt. Diese Befragung sollte Teil eines fortlaufenden Qualitätskontrollprogramms sein. Eine Gesundheitsbehörde könnte eine Fachkraft für die Qualitätskontrolle einstellen, die eine Stichprobe von PatientInnen eine und zwei Wochen nach ihrer Entlassung zu Hause befragt. Aufgrund der Rückmeldungen der PatientInnen über deren Wahrnehmung des Krankenhausalltags können die Pflegenden dann ihre pflegerische Arbeit besser und patientenorientierter gestalten.

Literatur

Hilton, A. (1987): The hospital racket. *American Journal of Nursing* 1: 59–61.
Holgate, R. (1988): In the small hours. *Nursing Times* 84: 21, 34.
Maguire, P. (1985): Consequences of poor communication. *Nursing* 2: 1115–18.
Mallows, D. (1985): Communication, a patient's view. *Nursing* 2: 1112–14.
Page, C., Sammon, P., Shepherd, G. (1987): The mouth trap. *Nursing Times* 83 (19): 25–7.
Sanford J. (1987): Making meals a pleasure. *Nursing Times* 83 (7): 31–2.

12. Der Tag einer Pflegeperson

Die Pflege ist immer noch eine Domäne der Frauen, und deshalb beginnen wir dieses Kapitel mit einem Blick darauf, wie die Zugehörigkeit zum weiblichen Geschlecht Einfluß auf den typischen Tagesablauf einer Pflegeperson nimmt. Der Dienst einer weiblichen Pflegeperson beginnt, wenn sie ihre Uniform anzieht: das Kleid, von dem viele Krankenschwestern sagen, es sei unpraktisch beim Heben, den Gürtel, die Abzeichen und Tressen, die dem Ganzen einen militärischen Anstrich verleihen, sowie die Haube und die Schürze, die viktorianischen Embleme der Unterwürfigkeit, die keinerlei praktischen Wert haben. Dieses sind die Bestandteile einer typischen Uniform, die allesamt an die Herkunft der Pflege erinnern. Das Tragen dieser Uniform kann nur als Ritual bezeichnet werden, da rationales Nachdenken über ihre Funktion zu radikalen Veränderungen führen müßte. Entsprechende Überlegungen haben bewirkt, daß die Uniformen in bestimmten Bereichen, z. B. in der Psychiatrie, weitgehend abgeschafft wurden.

Bei ihrer Erörterung des Themas «Uniform» hat Sparrow (1987) die Behauptung aufgestellt, daß es sich bei den drei Gründen, die gemeinhin zugunsten der traditionellen Uniform vorgebracht werden – Identität, Reinlichkeit und Bewegungsfreiheit – um Trugschlüsse handelt.
Die Vielfalt der Uniformen verwirrt die PatientInnen eher als daß sie ihnen hilft herauszufinden, wer die Krankenschwester und wer die in der Ausbildung befindliche Pflegeperson ist. Der schlechte Service der Wäscherei wird dafür verantwortlich gemacht, daß die Pflegepersonen ihre Bekleidung nicht jeden Tag wechseln; darüber hinaus zieht Sparrow die Bewegungsfreiheit eines A-förmig geschnittenen Kleides mit Gürtel ernsthaft in Zweifel.

Wenn Krankenschwestern versuchen, eine vertraute, von Fürsorge geprägte Atmosphäre für PatientInnen in Bereichen wie der Pflege älterer Menschen zu schaffen, dann untergräbt das Tragen einer Uniform dieses Ziel nur, indem es die PatientInnen daran erinnert, daß sie sich auf einer Pflegestation befinden. Eine Uniform trägt dazu bei, daß eine Barriere zwischen Krankenschwester und Patient aufgebaut wird. In der Akutpflege fördert das Tragen der traditionellen Uniform das Stereotyp «Engel/garstige Schwester», das die meisten Krankenschwestern so widerlich finden. Die Uniform stört auch beim Heben und ist somit eine Gefahr für den Rücken der Pflegepersonen. Die Nationaluniform schließlich stellt eine erhebliche Gefahr bei Feuer dar. Man sollte meinen, daß praktischere Uniformen, die aus einer Hose und einer kurzen Jacke bestehen und auf Gürtel und Haube verzichten, eine begrüßenswerte Alternative sind, sowohl mit Blick auf die Verbesserung der Patientenpflege als auch, wenn es darum geht, in der Öffentlichkeit das stereotype Image der Krankenschwester loszuwerden. Durch eine solche Entwicklung könnten männliche und weibliche Pflegepersonen auch die gleiche Bekleidung tragen – ein subtiler, aber wichtiger Schritt, der hilft, die sexistische Vorstellung auszumerzen, daß ein Mann, der zufällig eine Pflegeperson ist, für eine Frau in gewisser Hinsicht eine etwas andere Pflegeperson ist. Männer haben etwas dagegen, wenn man sie als «männliche Krankenschwester» bezeichnet; sie sind Pflegepersonen genauso wie ihre weiblichen Kolleginnen.

«Zeit für den Bericht.»

Der Tag einer Pflegeperson beginnt auf der Station mit dem Ritual der Berichterstattung. Ein herkömmlicher Bericht enthält für sie oder ihn anstelle spezieller Informationen über die PatientInnen, die ihr oder ihm zugeteilt sind (wir gehen davon aus, daß irgendeine Art von Zuteilung der PatientInnen stattfindet; siehe Kapitel 16), eine Unmenge von Informationen über sämtliche PatientInnen auf der Station, ganz gleich ob er oder sie diese PatientInnen betreut oder nicht. Dieser Bericht kann das gesamte Pflegepersonal einer Schicht bis zu einer Stunde beschäftigen, besonders zur Mittagszeit, so daß die Pflegenden der Frühschicht erst nach 13.30 Uhr zum Mittagessen gehen können.

Wir verfügen über ein ineffizientes System, bei dem es sich um ein Überbleibsel aus der Vergangenheit handelt, anders ausgedrückt, um ein Ritual. Auf einer funktional orientierten Station ist die Stationsschwester die einzige Person, die weiß, was vorgeht, und deshalb ist vollständige Berichterstattung nötig. Wie effektiv ist ein solcher Bericht? Lelean (1973) wies in ihrer klassischen Studie nach, daß die Anweisungen der Stationsschwester nicht verläßlich interpretiert werden konnten. Die mündlichen Berichte gingen nicht über die schriftlichen Anweisungen aus der Pflegedokumentation hinaus und standen vielleicht sogar im Widerspruch dazu, des weiteren kam es vor, daß eine Anweisung auf derselben Station und am selben Tage drei verschiedene Bedeutungen hatte. Eine dieser Anweisungen, «aufstehen und umhergehen» wurde nachweislich von verschiedenen Pflegepersonen achtmal anders gedeutet.

Selbst bei dem System der Bereichs- oder Teampflege ist dieses Vorgehen ineffizient, da die Pflegenden dasitzen und sich Informationen über PatientInnen anhören, die sie nicht zu betreuen haben. Schlimmer noch, es kann passieren, daß eine Pflegeperson diese Informationen mitteilt, die keinen dieser PatientInnen betreut hat, falls die zuständige Pflegeperson nicht in die Berichterstattung einbezogen wird.

Ein anderes Ritual hat mit den kleinen, in der Pflege verwendeten Notizbüchern zu tun, in die die PflegeschülerInnen verzweifelt einige Notizen kritzeln, in der Hoffnung, einige der Informationenfetzen zu behalten, die für ihre PatientInnen relevant sind. Die Erfahrung lehrt, daß diese mitgeschriebenen Informationen normalerweise unleserlich sind und manch eigentümliche Schreibweise offenbaren – da sich die PflegeschülerInnen bei den Fachtermini und -kürzeln auf ihr Gehör verlassen müssen – und kaum eine Bedeutung für die Bedürfnisse der PatientInnen bei der betreffenden Schicht haben. Auf einigen Stationen sind diese Notizbücher verboten. Sie sind auch nicht notwendig, da theoretisch alles, was eine Pflegeperson wissen muß, dem Pflegeplan entnommen werden kann. Auf dieses Thema werden wir in Kapitel 16 zurückkommen.

Die Zeit könnte viel effizienter genutzt werden, wenn die Berichterstattung am Bett des Patienten stattfände, wobei die für eine Patientengruppe verantwortliche Krankenschwester dann auch die Übergabe an die Pflegeperson der nächsten Schicht vornehmen könnte. So wird zeitgleich drei- oder viermal Bericht erstattet, was die Zeit insgesamt auf vielleicht 10–15 Minuten verkürzt und einige Stunden Pflegearbeit einspart. Die für alle PatientInnen zuständige Schichtleitung nimmt die allgemeine Übergabe an die nächste Kollegin vor und konzentriert sich dabei auf die wesentlichen Aspekte bei der Pflege der PatientInnen. In Anbetracht des höheren Dienstalters dieser Pflegepersonen und ihrer Kenntnis der PatientInnen wird dies nicht viel Zeit in Anspruch nehmen.

Die Erfahrungen bei der Arbeit mit auszubildenden Pflegenden zeigen, daß diese bei der herkömmlichen Berichterstattung sehr wenig von dem behalten, was wirklich wichtig ist. Dieser Bereich ebenso wie die Anzahl der Pflegestunden, die in diesem Zusammenhang verlorengehen, bedürfen der Erforschung. Es muß eine effizientere Methode gefunden werden, Informationen über PatientInnen weiterzugeben als durch das übliche Ritual.

«Gehen Sie Kaffee trinken, wenn alle PatientInnen gebadet sind.»

Die Art und Weise, wie das Pflegepersonal damit beschäftigt zu sein scheint, «alle Arbeiten bis zur Mittagszeit erledigt zu haben» ist ein faszinierendes Ritual im Stationsalltag. Es bewirkt, daß alle Pflegenden herumhetzen und mit Verbänden beschäftigt sind, gerade zu einer Zeit, wenn die Anzahl der durch Luft übertragbaren Bakterien ihren Maximalwert erreicht hat, nämlich nachdem alle Betten (in ritualisierter Manier) auseinandergenommen und neu gemacht wurden. Beobachtungen und die Medikamentenausgabe werden zwischendurch erledigt, während die PatientInnen allesamt aufgestanden, gewaschen und gebadet sein müssen, bevor um 12 Uhr der Wagen mit den Mahlzeiten auf die Station geschoben wird.

Die Folge dieses Rituals: PatientInnen, die nicht korrekt versorgt wurden, weil die Zeit nicht reichte, und erschöpfte Pflegende, die für ein Gespräch mit den PatientInnen zu beschäftigt sind und erst nach 13.30 Uhr zum Essen gehen können. Auf diese hektische Aktivität am Morgen folgt ein Nachmittag, an dem das Pflegepersonal wenig zu tun hat. Wenn diese Zeit genutzt würde, um ein konstruktives Unterrichtsprogramm für PatientInnen und PflegeschülerInnen auszuarbeiten und um Gespräche mit den PatientInnen zu führen, dann hätte das morgendliche frenetische Tempo eine gewisse Berechtigung, aber dies ist häufig nicht der Fall.

Der Stationsalltag könnte sehr viel sinnvoller gestaltet werden, wenn der Nachmittag mit in die Arbeitsplanung einbezogen würde, eine Zeit, in der die meisten Pflegekräfte verfügbar sind. Würde die individuelle Pflege praktisch umgesetzt, dann müßten weniger PatientInnen morgens gebadet (oder geduscht) werden, weil ihnen vielleicht der Nachmittag oder Abend lieber ist; dieser Vorliebe könnte man so entgegenkommen. Glücklicherweise wird auf vielen Stationen der Verbandwechsel nachmittags anstatt morgens durchgeführt. Faktoren wie die Notwendigkeit des Verbandwechsels, die Verfügbarkeit des Pflegepersonals und eine minimale Luftverseuchung sollten Richtmaß für den Zeitpunkt des Verbandwechsels sein. Unter diesem Aspekt bietet sich der Nachmittag als die logischere Alternative an.

Der Zeitplan mit den täglich auf der Station anfallenden Arbeiten, der an der Wand der Schleuse aufgehängt ist und genau anzeigt, was an jedem Tag des Jahres bei allen PatientInnen wann zu geschehen hat, ist eine traurige Erinnerung daran, wie Rituale verbreitet werden und wie der Institutionalisierung Vorrang vor der individualisierten Pflege eingeräumt wird. Diese Zeitpläne findet man noch in großen Allgemeinkrankenhäusern für die Akutversorgung.

Was die Abschaffung einer festen zugunsten einer patientenorientierten Zeitplanung bedeutet und wie wichtig die Kommunikation mit den PatientInnen und deren Einbeziehung in den Prozeß der Pflegeplanung ist, wird gut durch einen Bericht von Swaffield (1988) über eine Experimentalstation belegt, auf der solche Neuerungen eingeführt wurden. Diese Studie hat gezeigt, daß so etwas möglich ist, auch wenn das Verhältnis von Personal/PatientInnen ungünstiger ist als auf den Stationen dieses speziellen Krankenhauses, das untersucht wurde.

«Bei Verordnungsplänen weiß man wenigstens, daß die Arbeit getan wird.»

Funktional orientierte Stationen arbeiten normalerweise mit Verordnungsplänen, die sich bis heute hartnäckig gehalten haben. Jeden Tag werden die Namen von PatientInnen unter den verschiedenen Pflichten, z.B. «vierstündliche Beobachtung» oder «zweistündliche Umlagerung», aufgelistet. Das Pflegepersonal geht bei der Arbeit nach diesen Listen vor, um sicher zu sein, daß alle Arbeiten ordnungsgemäß erledigt werden. Lelean (1973) hat für die sechs typischen, von ihr untersuchten Stationen nachgewiesen, daß die Annahme, den PatientInnen käme die Pflegeleistung tatsächlich auch zugute, oft ein Märchen ist.

Bei nur 5% der PatientInnen mit der schriftlichen Anweisungen einer zwei- bzw. vierstündlichen Umlagerung wurde diese Maßnahme wirklich durchgeführt.

Die Zeitspanne zwischen den vierstündlichen Beobachtungen entsprach selten annähernd dieser Vorgabe, sie lag teilweise bei nur 80 Minuten. Bei PatientInnen, die Hilfe benötigten, wenn sie aus dem Bett heraus und wieder zurück wollten, wurde die Zeit, die sie sich außerhalb des Bettes aufhielten, von der Stationsroutine und nicht von ihren Bedürfnissen bestimmt. Ein letzter Befund bezog sich auf die Zeitdauer, die die PatientInnen außerhalb des Bettes zubrachten; sie überstieg die schriftlich vorgegebene Maximaldauer häufig um 2 Stunden oder mehr.

In diesen Befunden schlagen sich die Auswirkungen eines funktional orientierten Ansatzes nieder, dessen Entsprechung die klassische medizinische Dokumentation auf Fieberkurven ist. Die Meinungsverschiedenheiten, in deren Mittelpunkt verschiedene Ansätze des Pflegeprozesses stehen, werden in Kapitel 16 erörtert, doch zeigen Befunde wie diese, daß die Annahme, mit dem althergebrachten Ansatz sei alles in Ordnung, ein Irrglaube ist.

«Sehen Sie, wir haben heute morgen wenig Personal, aber gestern hatten viele Dienst. Ich verstehe nicht wieso.»

Die Dienstplangestaltung in der Pflege nimmt viel Zeit des leitenden Pflegepersonals in Anspruch und aus diesem Grunde scheinen viele Stationen an dem Überfluß-oder-Mangel-Syndrom zu leiden. Das Problem wird noch durch ein kostenbewußtes Management verschärft, das bestrebt ist, die Anzahl der relativ gut bezahlten Pflegepersonen gering zu halten, die abends und an den Wochenenden Dienst tun und deshalb eine Zulage für Nacht- und Feiertagsschichten bekommen.

Lelean (1973) stellte fest, daß die Anzahl der Stunden, die das Pflegepersonal für die PatientInnen aufwendete, nicht in Relation zu dem Arbeitspensum auf der Station stand, und daß die Unterschiede im Hinblick auf das Arbeitspensum der einzelnen Stationen desselben Krankenhauses enorm waren. Obwohl wir uns schon in den neunziger Jahren befinden, haben ihre Darlegungen immer noch Gültigkeit, weil man auf vielen Stationen versäumt, eine sinnvolle Freizeitregelung einzuführen und die Leitung keine patientenbezogenen Qualitätskontrollen durchführt. Der Mangel an BerufsanfängerInnen, der jetzt auf die Pflege zurückschlägt, sowie die schlechte finanzielle Ausstattung des «National Health Service» durch die Regierung verschärfen das Problem.

Die Stationsschwestern können Freizeitregelungen, denen häufig falsche Voraussetzungen zugrunde liegen, nicht länger im Ad-hoc-Verfahren durchführen. Die personelle Besetzung muß dem Arbeitspensum angepaßt werden. Als erstes gilt es also festzustellen, wie das Arbeitspensum sich von Tag zu Tag und von Schicht zu Schicht verändert. Dabei müssen chirurgische Stationen Operationstage von Fachärzten, die Betten auf der Station belegen, berücksichtigen, Unfall-

und Notfallstationen müssen ihr Augenmerk auf Bereitschaftsdienste lenken. Erst nachdem solche Muster für die einzelnen Tage festgestellt wurden, kann man den nächsten Schritt tun und auswerten, wie man das Arbeitspensum sinnvoll über den Tag verteilt. Erst auf dieser Basis kann ein Dienstplan ergestellt werden, der für einen festgelegten Zeitraum gilt. Anhand dieses Planes wissen die Pflegenden mehrere Wochen im voraus, wann sie dienstfrei haben. Das unsystematische Ritual, Dienstpläne quasi von der Hand in den Mund von einer Woche auf die nächste aufzustellen, ist unfair gegenüber dem Pflegepersonal und führt vermutlich nicht zu der optimalen personellen Besetzung, die den Bedürfnissen der PatientInnen gerecht wird.

«Das ist die Schuld der Nachtschicht.»

Dieser Kommentar bringt die Kluft zwischen der Tag- und Nachtschicht auf den Punkt. Scott (1988), die über die Ergebnisse einer großangelegten Studie aus dem Jahre 1986 über Nachtdienste berichtet, weist auf diese Kluft als Hauptproblem hin. Da es nur in einem der an dieser Studie beteiligten Krankenhäuser eine interne Rotation gab, muß unweigerlich das «Die-Und-Wir-Syndrom» entstehen. Wenn eine 24-stündige Pflege der PatientInnen Pflicht ist, kann eine solche Teilung dann gerechtfertigt werden?

Diese Studie deckte den Mangel an berufsbegleitender Fort- und Weiterbildung für die in der Nacht diensttuenden Pflegenden auf, woraus hervorgeht, daß diese Pflegenden, was neue Entwicklungen angeht, nicht auf dem neuesten Stand sind, auf dem sie sein sollten. Die Nachtschicht hatte den Eindruck, sie sei von solchen Entwicklungen ausgeschlossen und solle selbst die Initiative ergreifen. Allerdings ist in Anbetracht des Führungsstils einiger Gesundheitsbehörden davon auszugehen, daß die Tagesschicht in vielen Bereichen wahrscheinlich genau dasselbe empfindet.

Die Rituale des Nachtdienstes sind einigen Pflegepersonen, die jahrelang nicht mehr tagsüber auf einer Station gearbeitet haben, in Fleisch und Blut übergegangen, wohingegen für die Tagesschicht der Nachtdienst wahrscheinlich nur eine schwache und entfernte Erinnerung an die lange zurückliegende Ausbildung ist. Ob aus einer solchen Situation wohl ein optimaler integrierter 24-Stunden-Pflegedienst entstehen kann? Es gibt gute Argumente für einen internen turnusmäßigen Wechsel. Man muß allerdings zugestehen, daß es viele teilzeitbeschäftigte Pflegepersonen gibt, für die ein interner turnusmäßiger Wechsel nicht in Frage käme, weil sie kleine Kinder haben. Für solche Frauen müßten als Alternative Möglichkeiten einer flexibleren Dienstgestaltung überprüft werden, wie z. B. der Dienst in einer Zwischenschicht von etwa 18.00 bis 23.00 Uhr. Ein Nachteil dabei ist, daß die Frauen dann ein eigenes Transportmittel benötigen, weil öffentliche

Verkehrsmittel zu dieser Zeit rar sind und weil eine Frau, die zu später Stunde zu Fuß auf dem Heimweg ist, ein Risiko für ihre persönliche Sicherheit trägt.

Die Einführung von Reformen, wie sie das «Projekt 2000»[2] vorsieht, hat in vielen Bereichen entscheidende Auswirkungen auf die personelle Besetzung, da viele Stationen zum gegenwärtigen Zeitpunkt bei der Nachtschicht auf PflegeschülerInnen angewiesen sind. Der Nachtdienst macht deutlich, daß die PflegeschülerInnen tatsächlich die billigen Arbeitskräfte sind, als die sie nur allzu oft eingesetzt werden. Es ist unvermeidlich, daß sie weitgehend von den Stationen abgezogen werden, so daß jede(r) Schüler vielleicht nicht mehr als ein oder zwei Wochen während ihrer/seiner achtzehnmonatigen allgemeinen Grundausbildung Nachtdienst hat. Dieser Aspekt des «Projekt 2000» muß unbedingt beachtet werden, wenn größere Probleme mit der personellen Ausstattung der Nachtschicht vermieden werden sollen.

Die traditionelle Aufteilung der Pflege in Tages- und Nachtschichten muß im Interesse der Patientenpflege und zum Nutzen derer, die gegenwärtig die Nachteile der Nachtschicht haben, aufgegeben werden. Die Teilnahme an Studientagen, Konferenzen oder Fortbildungskursen ist für das Pflegepersonal der Nachtschicht noch schwieriger als für das der Tagesschicht. Es gibt nicht den einen, einfachen Weg, der zu dieser Integration führt. Pauschale Erlasse, die die Nachtschicht abschaffen und dem gesamten Pflegepersonal eine interne Rotation aufzwingen, hätten mit dem erbitterten und berechtigten Widerstand der Gewerkschaften zu rechnen. Die Lösung eines solchen komplexen Problems erfordert Flexibilität, Sensibilität und Kreativität.

Abschließend kann festgestellt werden, daß es sich zwar bei vielen einzelnen Arbeiten im Tagesablauf einer Krankenschwester um Rituale handelt, daß aber auch die Gesamtgestaltung des Tages, ja selbst die Bekleidung, die das Pflegepersonal trägt, zu einem umfassenderen Ritual gehört – dem Ritual der Pflege.

Empfehlungen für eine gute Pflegepraxis

1. Die Forschung ist aufgefordert, eine andere, praktischere Berufskleidung für das Pflegepersonal zu entwickeln.
2. Die Stationsberichterstattung sollte in eine parallel ablaufende Teamberichterstattung umgewandelt werden.
3. Das Arbeitspensum sollte immer von der Anzahl der diensttuenden Pflegepersonen und nicht von Ritualen und Routinearbeiten abhängig gemacht werden.

---

2 Die Akademisierung der britischen Pflege einschließlich Grundausbildung.

4. Die Dienstpläne sollten das Muster des Arbeitspensums erkennen lassen und weit im voraus aufgestellt werden.

5. Die Integration der von der Tages- und Nachtschicht geleisteten Pflegearbeit sollte oberstes Ziel sein, wobei nach Möglichkeit die interne Rotation sowie andere flexible Formen der Dienstgestaltung in Erwägung gezogen werden müssen. Darüber hinaus würden Zusammenkünfte des Pflegepersonals der Tages- und Nachtschicht einen Beitrag zur Integration leisten.

Literatur

Lelean, S. (1973): *Ready for Report, Nurse?* London: Royal College of Nursing.

Scott, E. (1988): Lighting up the darkness. *Nursing Times* 84 (21): 28–30.

Sparrows, S. (1987): The case against. *Nursing Times* 83 (15): 41.

Swaffield, L. (1988): Tuned in. *Nursing Times* 84 (23): 28–31.

13. Hierarchie und Autokratie

Zweifellos gibt es in der Pflege eine strenge Hierarchie, angefangen von StudienanfängerInnen mit einem Streifen auf der Uniform über die Stationsleitung bis hin zur Führungsebene. Wie hat sich diese Struktur entwickelt und welche Rolle spielt sie bei der Verbreitung von Mythen und Ritualen?

Mit zunehmender Größe einer Organisation werden bestimmte Funktionen und die Menschen, die diese Funktionen ausüben, für wichtiger gehalten als andere. So entwickelt sich eine Hierarchie mit von oben nach unten abgegrenzten Zuständigkeits- und Kontrollbereichen – das Management, das wir kennen.

Wenn wir verstehen wollen, wie sich die Hierarchie in der Pflege entwickelt hat, dann müssen wir sie zu ihren Anfängen zurückverfolgen und sie in ihrem historischen und sozialen Kontext betrachten. Diese Anfänge liegen sowohl im militärischen als auch im religiösen Bereich; folglich dürfte das hierarchische System mit seiner Rangordnung und seinen Titeln, wie z. B. «sister» und «matron» (deutsch: Oberschwester) nicht weiter verwundern. Solche Titel sind natürlich sehr sexistisch – wenn Begriffe wie spokesman (deutsch: Sprecher, Wortführer) in spokesperson (deutsch: dieselbe Bedeutung wie vorher, jedoch in neutraler Form) umgewandelt werden, dann bedarf auch die Bezeichnung «sister» einer Überprüfung, um sie von ihrem sexistischen Beiklang zu befreien. Hinter dieser Bezeichnung verbirgt sich jedoch noch mehr, denn Nightingale lebte zur Zeit der Königin Viktoria mit ihren viktorianischen Wertmaßstäben, in der besonders betont wurde, daß der Mann das natürliche Oberhaupt der Familie sei. Die Frau war dem Mann untergeordnet und es wurde erwartet, daß sie Befehlen bedingungslos gehorcht.

Der Arzt männlichen Geschlechts sah es infolgedessen als natürlich an, der untergeordneten Pflegeperson weiblichen Geschlechts zu sagen, was sie zu tun habe, und sie fügte sich, perfekt ausgestattet mit den berühmten viktorianischen Abzeichen der Unterwürfigkeit, Haube und Schürze, die noch heute von den Krankenschwestern so geliebt werden, wie ihre Besessenheit von Uniformen zeigt. Befehle hatten ausgeführt, nicht in Frage gestellt zu werden, also tat die brave Krankenschwester, was man ihr sagte. Unterordnung gegenüber Ärzten, Männern und allen mit Autorität ausgestatteten Personen sowie eine starre Hierarchie sind allesamt das Vermächtnis Nightingales und der viktorianischen Gesellschaft, das sich bis auf den heutigen Tag in der Pflege erhalten hat.

Die hierarchische Struktur in der Pflege hat im zwanzigsten Jahrhundert zwei entscheidende Veränderungen erfahren, erstens aufgrund des «Salmon-Reports»[3]

---

3 Bericht einer Expertenkommission auf Regierungsebene, der Anfang der siebziger Jahre eine weitgehende Umstrukturierung des Pflegemanagements und eine stärkere Beteilung der Pflege auf allen Ebenen vorsah

(siehe Kap. 8) in dem die Organisation des höheren Managements auf eine rationale Grundlage gestellt und innerhalb der leitenden Funktionen über dem Dienstgrad der Stationsschwester eine Reihe von Dienstgraden geschaffen wurden; zweitens im Anschluß an den neueren «Griffiths-Report»[4] und die Einführung des Generalmanagements, mit dem die von Salmon etablierten Strukturen des Pflegemanagements wieder verschwanden.

Viele in der Pflege Tätige empfanden dies als direkten Angriff auf die Basis der Macht, die im Anschluß an den «Salmon-Report» von Führungskräften in der Pflege aufgebaut worden war, eine Basis, die sich auf die große Anzahl der Pflegenden und das riesige Budget stützte, das für eine solch personalintensive Berufssparte erforderlich war. Welche Gründe auch immer für den Wechsel angeführt wurden, sie gehören der Vergangenheit an, und die Pflege muß trotz des heftigen Widerstandes des «Royal College of Nursing» mit dem Generalmanagement leben.

In der Hierarchie war die Vorgesetzte einer Pflegeperson traditionsgemäß auch immer eine Pflegeperson, und so blieb die Verantwortung innerhalb der Pflege. Dies ist heute nicht mehr so, und deshalb kann es passieren, daß die unmittelbare Vorgesetzte der Stationsleitung keine Pflegeperson ist und kaum Einblick in die pflegerische Arbeit hat, was zu Reibereien und Unstimmigkeiten führen kann.

Es ist Griffiths zu verdanken, daß es jetzt eine Hierarchie innerhalb des Managements gibt, nur ist jetzt niemand mehr für die Leitung einzelner Gruppen des Pflegepersonals verantwortlich. Glennerster et al. (1986) zufolge steht denn auch die Einführung des Generalmanagements im Widerspruch zu der Unabhängigkeit der Pflege innerhalb des «National Health Service». Die AutorInnen bringen das Grundproblem, das noch nicht gelöst wurde, auf den Punkt: Wie kann ein(e) GeneralmanagerIn durch Kontrolle der Pflege gewährleisten, daß effektive Pflegestandards eingehalten werden, wenn es sich um eine pflegefremde Person handelt?

Eine solche Frage impliziert, daß in der Vergangenheit die Führungskräfte in der Pflege sehr wohl auf einen hohen Pflegestandard geachtet haben. Obwohl einige dies sicher getan haben, drängt sich doch der Verdacht auf, daß viele es versäumt haben. Sie entfernten sich schnell von der klinischen Pflegearbeit und hatten keinen Kontakt mehr damit, was ihnen in den Augen der in der Praxis tätigen Pflegenden einen Verlust an Glaubwürdigkeit eintrug. Aufgrund der rigiden Hierarchie in der Pflege vereinte das Management alle Macht auf sich, was zu Frustration bei den Pflegenden in der Praxis führte, die keine Möglichkeit hatten, Verän-

---

4 Neuer organisatorischer Ansatz, der in den mittleren und oberen Managementebenen des Gesundheitswesens einen Generalmanager vorsieht. Diese Position kann, muß aber nicht von einer entsprechend qualifizierten Person aus der Pflege besetzt werden.

derungen herbeizuführen. Schlechtes Pflegemanagement wurde nach und nach gleichbedeutend mit schlechter Pflegeleistung.

Es erscheint deshalb etwas weit hergeholt, daß manche Führungskräfte behaupten, durch das Generalmanagement würde der Standard gesenkt, denn sie haben sich selbst so weit von der klinischen Pflegearbeit entfernt, daß sie gar nicht wissen, was ein guter Pflegestandard ist!

Es gibt eine Lösung für dieses Problem: den flächendeckenden Einsatz klinischer PflegespezialistInnen. Diese Pflegenden dürfen keine Funktionäre sein, bei denen sich bloß die Bezeichnung geändert hat, sondern sie müssen über Fachwissen und klinische Erfahrung verfügen und in der Lage sein, den höchsten Standard in der klinischen Pflegearbeit praktisch umzusetzen sowie entsprechende Beratungen und Unterricht durchzuführen. Je nach Gebiet könnten sie entweder für eine Station bzw. Einheit verantwortlich sein oder aber im ganzen Krankenhaus tätig werden, wie beispielsweise ein(e) StomaberaterIn. Solch eine Pflegeperson kann nicht nur den Standard festsetzen, sondern sie oder er kann durch nachhaltige Qualitätskontrolle und Bewertung der Pflegeleistung auch die Verantwortung dafür übernehmen, daß die einmal festgesetzten Standards eingehalten werden.

Für die klinische Pflege ist die grundlegende Neuordnung aus dem Jahre 1988 trotz der Spaltung, die sie aufgrund unfairer und unlogischer Anwendung in einigen Bereichen verursacht hat, eine wunderbare Gelegenheit, weil die Einrichtung solcher Stellen jetzt möglich ist und das Pflegepersonal, das diese Stellen besetzt, seiner Fachkenntnis entsprechend bezahlt werden kann. Es bleibt zu hoffen, daß zukünftige Generationen von Pflegenden nicht zurückschauen und erkennen müssen, daß diese großartige Gelegenheit in einem Wirrwarr von Gezänk, Eifersüchteleien und Unnachgiebigkeit vertan wurde.

Es gibt selbstverständlich auch eine Hierarchie innerhalb einer Station, angefangen von der Stationsschwester bis hinunter zu den StudienanfängerInnen. Diese Hierarchie ist auf Autorität und Macht gegründet, aber wodurch wird diese Macht gestützt?

Schein (1970), die von drei Organisationsformen ausgeht, hat eine interessante Analyse vorgenommen. Erstens kann Autorität sich durch reine Zwangsmaßnahmen Geltung verschaffen (z. B. im Gefängnis); dann gibt es Organisationsformen auf der Grundlage sinnvoller gesetzlicher Regelungen, die sich durch finanzielle Belohnung die Mitarbeit von Untergebenen sichern (z. B. die Geschäftswelt und die Industrie). Die dritte Kategorie setzt auf ideelle Belohnung; die Autorin meint damit, daß die Belohnung in der Ausübung einer Funktion besteht. Der mit dieser Funktion verbundene Wert ist die Belohnung, nicht das Geld, und in diesem System von Werten etabliert sich eine Hierarchie. Zu dieser dritten Form gehören Krankenhäuser und religiöse Orden.

Die hierarchische Struktur einer Krankenhausstation stützt sich auf dieses letzte System, in dem es Tätigkeiten mit einem hohen Prestige gibt, z. B. die Visite der Ärzte und Spezialaufgaben, die von der Stationsschwester bzw. einer leitenden Pflegekraft durchgeführt werden, aber auch Tätigkeiten mit einem niedrigen Prestige, z. B. das Reinigen der Schleuse durch eine(n) StudienanfängerIn. Turnock (1987) legt dar, wie die Pflegenden selbst bestimmte Aufgaben sehen, die mit einem höheren Prestige verbunden sind als andere. Es ist bedauerlich, wenn man hört, daß Pflegende von der «Grundpflege» reden, als sei sie eine gering einzustufende Aufgabe, die für unqualifizierte Hilfskräfte und StudienanfängerInnen geeignet ist, denn aus der Sicht der PatientInnen hat diese Grundpflege oberste Priorität. Man könnte auch die Frage stellen, was denn die Grundpflege anderes ist als das eigentliche Wesen der Pflege? Allerdings wird die Befähigung, ein Elektrokardiogramm anfertigen oder irgendein anderes High-Tech-Verfahren anwenden zu können, am höchsten bewertet und sichert dem, der es beherrscht, einen Spitzenplatz in der Stationshierarchie.

An der Spitze der Hierarchie steht eine Führungskraft, sei es nun die Stationsschwester oder das Generalmanagement. Welchen Führungsstil bevorzugt diese Person? Die Verwurzelung in der Tradition führt in der Pflege oft zu einem autoritären bzw. autokratischen Stil, doch gibt es auch erfreuliche Ausnahmen.

Sullivan und Decker (1985) beschreiben autokratische Führungskräfte als Menschen, die Entscheidungen alleine treffen. Sie beraten sich nicht mit anderen und haben daher nicht die Unterstützung einer Gruppe; sie erteilen anderen Anweisungen und sagen ihnen, was sie zu tun haben, anstatt sie erst nach ihrer Meinung zu fragen. Es kommt ihnen eher darauf an, daß die Arbeit erledigt wird, und es geht ihnen weniger um die Menschen, die diese Arbeit verrichten. Sie erwarten, daß Befehle ausgeführt werden und zeichnen sich dadurch aus, daß sie wenig Vertrauen zu BerufsanfängerInnen haben, die sie für verantwortungslos und faul halten. Als weitere Charakterzüge werden Innovationsfeindlichkeit und Gleichgültigkeit gegenüber organisatorischen Belangen genannt.

Wir möchten wetten, daß die LeserInnen sofort denken «das erinnert mich doch an ...» Dieser autoritäre Stil fügt sich nahtlos in die von Nightingales viktorianischen Damen übernommene Tradition des unbedingten Gehorsams und der Unterordnung ein.

Nach diesen allgemeinen Ausführungen über Hierarchien und Autokratie geht es nun darum herauszufinden, wie diese sich heute auf die Pflege auswirken, denn wir stellen die Behauptung auf, daß sie in hohem Maße zu der Verbreitung eines Großteils der Rituale und Mythen beigetragen haben, die bis jetzt in diesem Buch diskutiert wurden. Einen guten Einstieg bietet der Bereich, in dem SchülerInnen lernen – die Krankenpflegeschule.

Von verschiedenen AutorInnen wird die Ansicht vertreten, daß die traditionellen Krankenpflegeschulen bei einem Vergleich mit anderen Institutionen in der Erwachsenenbildung schlecht abschneiden. So ist Gooch (1984) beispielsweise der Ansicht, daß die SchulleiterInnen mit den SchülerInnen schulmeisterlich umgehen, weil sie meinen, daß die SchülerInnen bei weniger Aufsicht unverantwortlich handeln (Autokratie pur!). Diese Ansicht rief bei einer Gruppe von SchulleiterInnen Abwehr hervor (Wrigley et al., 1984); sie waren nicht in der Lage, sich sachlich mit dieser Kritik auseinanderzusetzen und sie verteidigten lediglich das, was sie taten.

Die Erfahrung, daß den Lernenden die Freiheit gewährt werden kann, selbst die Verantwortung für den Lernprozeß zu übernehmen, stammt sicher aus dem Bereich der höheren Pflegeausbildung. An den Universitäten und Polytechnika im Vereinigten Königreich werden ungefähr 20 Pflegekurse angeboten, die mit «honours degree» (akad. Grad mit Prüfung in einem Spezialfach) abschließen; die Ausbildung der PflegeschülerInnen in diesen Kursen unterscheidet sich meistens gravierend von der ihrer KollegInnen in vielen traditionellen Krankenpflegeschulen des «National Health Service».

Es wäre falsch, Hoch- oder FachschulabsolventInnen in der Pflege als Elite anzusehen. Einem verbreiteten Irrglauben zufolge beherrschen Pflegende mit Studium die Theorie, aber nicht die Praxis, oder sie studieren nur, damit sie eine leitende Funktion übernehmen können. Beide Behauptungen sind falsch.

Zunächst zu Punkt eins. Pflegende mit Studium haben die Mindestanzahl der von den gesetzlichen Organen Großbritanniens und der Europäischen Union vorgeschriebenen Praxisstunden abgeleistet. Zwar haben die Studierenden in der Ausbildung zu registrierten AllgemeinpflegerInnen tatsächlich mehr Praxiserfahrung, jedoch kann ein Großteil dieser Praxiserfahrung (wie z. B. der Nachtdienst) nicht als gewinnbringend für die Ausbildung angesehen werden, weil die Studierenden in der Tat nur Handlanger sind. Um diesen Punkt noch weiter zu vertiefen: Es trifft in der Tat zu, daß die StudentInnen sich während ihres Studiums viel mit Theorie befassen, aber wenn eine Pflegeperson nicht die theoretischen Grundlagen der Pflege kennt, was bleibt ihr dann anderes übrig, als ihre pflegerische Arbeit auf die in diesem Buch thematisierten Rituale und Mythen zu stützen? Ohne faktische Kenntnisse ist die pflegerische Arbeit dürftig, und es entspricht der Erfahrung der AutorInnen, daß die StudentInnen, die über die besten theoretischen Kenntnisse verfügen, die praktische Pflegearbeit mindestens so gut beherrschen wie die besten Studierenden in der Ausbildung zu registrierten AllgemeinpflegerInnen.

Was Punkt zwei angeht – alle Pflegekräfte mit Studium streben Führungspositionen an – zeigen diesbezügliche Studien, daß eine Pflegeperson mit Studium vermutlich eher in der klinischen Praxis arbeitet als die von den Gesundheitsbehörden ausgebildeten Studierenden. Sie werden keine Führungskräfte, sondern bleiben im klinischen Bereich, und dieser Trend wird sich wahrscheinlich infolge der Neuordnung in diesem Bereich noch verstärken.

Die Pflege würde deshalb einen schweren Fehler begehen, wenn sie sich in einer Statusdiskussion verzetteln und einen Vergleich zwischen registrierten AllgemeinpflegerInnen und Pflegenden mit Studium anstellen würde. Tatsächlich braucht die Pflege beide Arten von StudentInnen, und wenn die allgemeine Stoßrichtung des «Projekt 2000» das akademische Modell der höheren Ausbildung favorisiert, dann muß die Pflege zur Kenntnis nehmen, daß wir diesen Weg gehen müssen, wenn wir professionelle MitarbeiterInnen wollen, die die nötigen Fähigkeiten mitbringen, um in der Zukunft erstklassige Pflegeleistungen zu garantieren.

Der Widerstand der Pflege gegen eine akademisch orientierte Entwicklung ist wahrscheinlich einerseits auf die Unsicherheit der Pflegenden ohne eine solche Ausbildung und andererseits auf die Bedrohung zurückzuführen, die diese StudentInnen für sie darstellen. Die Erfahrung lehrt, daß die StudentInnen eine ganze Menge von den registrierten AllgemeinpflegerInnen lernen müssen und auch umgekehrt. Der selbstbestimmte, hinterfragende und selbstgesteuerte Lernansatz, der für die höhere Ausbildung typisch ist, stellt eine große Herausforderung für die Verfechter traditioneller Ansätze dar, aber es ist interessant festzustellen, daß es, gemäß den Erfahrungen der AutorInnen, viele Studierende in der Ausbildung zu registrierten AllgemeinpflegerInnen gibt, die durch Zusammenarbeit und Freundschaft mit StudentInnen deren Ausbildungskonzept kennengelernt und diesem den Vorzug vor ihrer traditionsverhafteten Ausbildung gegeben haben.

Johnson (1986) beschreibt Krankenpflegeschulen als bürokratische Institutionen mit stark autoritärem Charakter und einer ausgeprägten Hierarchie, die von klinischen LehrerInnen und TutorInnen über leitende TutorInnen bis zu DirektorInnen in der Pflegeausbildung reicht. Dies führt dazu, daß man sich mit den Problemen der Studierenden auf einer nicht dafür geeigneten Ebene auseinandersetzt, weil die Verantwortung von einer Stelle zur anderen bis mindestens zum leitenden Tutor weitergegeben wird, bevor eine Maßnahme praktisch umgesetzt werden kann. Dieses Weitergeben des Schwarzen Peters verzögert die Umsetzung von Maßnahmen und verweist die Studierenden an einen leitenden Tutor, den sie wahrscheinlich nicht kennen. Eine fremde Person, die zweifellos auch Autorität repräsentiert und die Macht hat, über Wohl und Weh zu entscheiden, ist vielleicht für eine Pflegeperson in der Ausbildung nicht unbedingt die geeignete Person, mit der sie ihre Probleme besprechen möchte.

Die Anwendung von Disziplinarmaßnahmen durch TutorInnen gegenüber PflegeschülerInnen ist völlig unangemessen. Der Rückgriff auf Maßnahmen, die von den Gesundheitsbehörden für schwerwiegende Vergehen wie z. B. Diebstahl vorgesehen wurden, ist im Bereich der Ausbildung nicht zu vertreten. In einem hierarchisch strukturierten System schätzt man es nicht, wenn die Autorität in Frage gestellt wird, und ein Studierender, der sich nicht ganz schnell fügt, sieht sich disziplinarischen Maßnahmen ausgesetzt. Für Reg Pyne, den für Fragen des Berufsethos zuständigen Direktor der UKCC, ist es ein leichtes zu bemerken, daß Pflegende sich klar gegen Bedingungen aussprechen sollten, die eine Gefahr für die Pflege der PatientInnen darstellen (Pyne, 1987), wenn sie es aber tun, dann sehen sie sich häufig der geballten Macht disziplinarischer Maßnahmen seitens der Gesundheitsbehörde ausgeliefert.

Worin besteht ihr Vergehen? Nach Auffassung der Gesundheitsbehörden in einem Verstoß gegen die Vertraulichkeit. Mit der Vertraulichkeitsklausel in Arbeitsverträgen wird völlig zu Recht versucht, die Privatsphäre des einzelnen Patienten zu schützen; sie ist aber nicht dazu da, als Waffe von autoritären Funktionären eingesetzt zu werden, die die Bedeutung der Klausel dahingehend verbiegen, daß sie alles darunter subsumieren, was die betreffende Person bei ihrer täglichen Arbeit sieht oder hört. Ein Studierender, der sich als Einzelperson gegenüber der Presse zu den bedrohlichen Zuständen im Zusammenhang mit der personellen Besetzung äußert, wird die Erfahrung machen, daß sie oder er durch disziplinarische Maßnahmen in üble Schwierigkeiten gerät. Die Berufung auf diese Klausel ist gegenwärtig sehr verbreitet, und sie wurde kürzlich von der Gesundheitsbehörde in Bath gegen einen Arzt verwendet, der die herrschenden Zustände kritisierte.

Der Schritt von der Spitzfindigkeit zur Lächerlichkeit soll durch ein weiteres Beispiel aufgezeigt werden, das von Johnson (1986) stammt. Es ist die Geschichte eines Studierenden, der nach Auffassung eines leitenden Tutors noch das Glück hatte, nur eine letzte schriftliche Verwarnung zu bekommen, nachdem er die Einladung eines Patienten der Psychiatrie angenommen und mit diesem zusammen zum Frühstück ein Stück Speck gegessen hatte. Der Studierende wurde des Diebstahls von Krankenhauseigentum bezichtigt!

Solch kleingeistiges, autoritäres Gehabe seitens der PflegeausbilderInnen veranlaßte Johnson zu einem vehementen Plädoyer für die Abkehr von den traditionsverhafteten autoritären Fachschulen und für einen humanistisch orientierten Ansatz, der kennzeichnend für andere Bereiche der Erwachsenenbildung ist. Wenn Studierende ihre Pflegeausbildung in einer Atmosphäre absolvieren, in der ein Prüfling sozusagen als disziplinarische Maßnahme bei einer Prüfung durchfallen kann, und die Einladung eines Patienten zu einem Stück Speck als Diebstahl angesehen wird, der eine Entlassung rechtfertigt, dann kann man sich nur schwer vorstellen, wie aus diesen Studierenden die mitdenkenden und kritischen Pflegenden von morgen werden sollen. Das «Projekt 2000» ist eine großartige Chance für die Pflege, aber gibt es auch genug PflegeausbilderInnen mit der visionären Kraft, es in die Tat umzusetzen?

Das Problem der hierarchischen Strukturierung wurde bei der Neuordnung im Jahre 1988 gründlich mitberücksichtigt. Oberstes Ziel war die Schaffung einer Gehaltsstaffelung, durch die Pflegende je nach Verantwortung und Erfahrung entlohnt werden sollten. Das Ganze endete mit einem erbitterten Streit und einem Arbeitskampf, bei dem es um das Konzept der «Arbeit nach Einstufung» ging. Als Folge davon gab es Berichte über die Pflegenden auf der Intensivstation in einem bekannten Kinderkrankenhaus, die sich weigerten, physiotherapeutische Maßnahmen bei ihren PatientInnen durchzuführen, wohingegen andere Pflegende es ablehnten, ihre PatientInnen ohne Oberaufsicht einer registrierten Pflegeperson zur Toilette zu begleiten. Derartige Aktionen schaden nicht nur den PatientInnen, sondern sie fügen dem Bemühen um Aufrechterhaltung eines nach professionellen Gesichtspunkten ausgerichteten Pflegestandards einen fundamentalen Schaden zu. Es wirft ein trauriges Licht auf die Pflege, wenn als Ergebnis der Neuordnung lediglich die Einführung einer neuen rigiden Hierarchie bleibt, deren Kennzeichen Rangbuchstaben – D-PflegerInnen und F-PflegerInnen, A-PflegerInnen und I-PflegerInnen – sowie eine Fülle von Abzeichen für Rang und Privilegien sind.

Das Konzept der Hierarchie kann auch auf den Konkurrenzkampf zwischen Pflegenden, Hebammen und Angestellten des staatlichen Gesundheitsdienstes übertragen werden. Hebammen grenzen sich von Krankenschwestern ab, da sie selbständig arbeitende Pflegepersonen sind. Ein Zyniker würde sagen, daß Hebammen sich den Krankenschwestern überlegen fühlen. An den Spannungen und Eifersüchteleien zwischen diesen Gruppen wäre beinahe die Gesetzgebung gescheitert, die zur Bildung der UKCC und der nationalen Kammern führte. Seitdem schmorte der Konflikt vor sich hin, um dann 1988 anläßlich des Streits um die Neuordnung wieder aufzuwallen. Bei den Versuchen, eine hierarchische Struktur innerhalb der beiden Berufsgruppen zu etablieren, wird nicht bedacht, was das Beste für die PatientInnen ist; diese Versuche haben mehr mit persönlichem Prestige als mit der Pflege der PatientInnen zu tun.

Die Forschungsarbeit von Lelean (1973) gibt einen interessanten Einblick in die Auswirkungen hierarchischer Strukturen auf den Stationsalltag. Sie fand heraus, daß Stationsschwestern nur 2 % ihrer verfügbaren Zeit für Gespräche mit Erstsemestern aufwendeten oder, anders ausgedrückt, mindestens während der Hälfte ihrer Dienstzeit sprach die Stationsschwester gar nicht mit Erstsemestern und während eines Zeitraumes von nur etwas mehr als einem Drittel der Dienstzeit sprach sie nicht mit Hilfskräften. Die Gespräche der Stationsschwester, die länger als eine Minute dauerten, führte sie zu 60 % mit den examinierten Pflegenden und zu 3 % mit den Erstsemestern. Mit den Ärzten sprach sie im Durchschnitt 40 bis 50 Minuten pro Schicht.

Diese Zahlen zeigen, daß sich eine rigide hierarchische Strukturierung dahingehend auswirkt, daß die leitende Pflegeperson, die Stationsschwester, keinen Kontakt zu den StudienanfängerInnen hat. Somit tritt die Person, die eine starke Vorbildfunktion haben sollte, kaum in Erscheinung; was dies bedeutet, wird im nächsten Kapitel thematisiert. Damit wird die Vermutung bestätigt, daß Hierarchien sich entsprechend der Wichtigkeit der Aufgaben ausbilden. Gespräche mit den Ärzten gelten als Funktion mit hohem Wert, also fällt diese Aufgabe der Stationsschwester zu. Es soll noch angemerkt werden, daß viele Ärzte nur mit der Stationsschwester sprechen wollen, aber dieser Punkt wird im nächsten Kapitel erörtert.

Die Stationsschwester ist die leitende klinische Pflegerin mit der größten Erfahrung, und sie trägt die Verantwortung für die pflegerische Arbeit auf der Station. Die StudienanfängerInnen und die Hilfskräfte gehören zu dem Pflegepersonal, das am häufigsten Kontakt zu den PatientInnen hat. Vor dem Hintergrund der Zahlen aus der Studie von Lelean (1973) wird ein grundlegendes Problem deutlich: Wie kann die Stationsschwester wissen, was vor sich geht und wie sie Einfluß auf die Betreuung nehmen kann, wenn sie so wenig Kontakt zu den Pflegepersonen hat, denen der Hauptanteil der Betreuung zufällt? Man könnte darüber hinaus die Bedeutung einer solchen Station als Lernumfeld ernsthaft in Frage stellen, denn wie sollen die StudentInnen von leitenden Pflegepersonen lernen, wenn diese nie mit ihnen sprechen?

Probleme wie diese sind die logische Folge eines funktional orientierten, hierarchischen Pflegemodells, deshalb wird ein alternativer Ansatz gebraucht. Erstens sollte das Konzept der funktional orientierten Pflege durch das der individuelle Pflege und der Bezugspersonenpflege ersetzt werden; zweitens muß das rigide hierarchische System abgeschafft werden. Die Stationsschwester muß als Teamleiterin mit demokratischer Gesinnung und nicht als Alleinherrscherin Anerkennung finden. Nicht ihr G-Rang, sondern ihr klinisches Fachwissen sollte Respekt gebieten. Sie muß sich selbst als Wegbereiterin eines Pflegekonzepts verstehen, das auf der Basis der Bezugspersonenpflege von geschulten Pflegenden praktisch umgesetzt wird. Ihr fällt die Rolle der Lehrerin und Beraterin zu, deren Führungsposition sich daraus ableitet, daß sie eine Vorbildfunktion erfüllt, wenn nötig auch zu praktischer Pflegearbeit bereit ist und daß sie für die geeignete Atmosphäre und Ressourcen sorgt, wenn es darum geht, die Pflege der PatientInnen zu verbessern. Wenn die LeserInnen dies für unmöglich halten, dann sollten sie an die Rolle des Krankenhausberaters denken; sie kommt diesen Vorstellungen ziemlich nah. Ferner möchten wir an die Philosophie von Lao Tse erinnern: «Um Menschen zu führen, muß man hinter ihnen gehen», anders ausgedrückt: «Wahre Führung muß dem Wohl der Geführten, nicht der Bereicherung der Führer dienen. Beim Kampf essen die Offiziere zuletzt» (Townsend, 1970).

Empfehlungen für eine gute Pflegepraxis

1. Die Krankenpflegeschulen müssen bei ihrer Ausbildung einen humanistischen Weg beschreiten. Sie können damit beginnen, indem sie den Disziplinarkodex nicht mehr auf Studierende anwenden. Dies wird mit der Verwirklichung des «Projekt 2000» ohnehin geschehen müssen, weil die PflegeschülerInnen dann nicht mehr länger Angestellte der Behörde sind.

2. Die Bezugspersonenpflege muß Wirklichkeit werden.

3. Die PflegeschülerInnen sollten während ihrer Ausbildung im Zusammenhang mit dem Thema «heimlicher Lehrplan» die verschiedenen demokratischen Führungsstile kennenlernen. Gleichzeitig sollten deren verschiedene Konzepte auch im Rahmen solider Managementkurse vermittelt werden.

Literatur

Glennerster, H. et al. (1986): *The Nursing Management Function after Griffiths*. London: London School of Economics.

Gooch, S. (1984): No apples for the teacher. *Senior Nurse* 1: 8.

Johnson, M. (1986): A message for the teacher. *Nursing Times* 82 (52): 41–3.

Lelean, S. (1973): *Ready for report, nurse?* London: Royal College of Nursing.

Pyne, R. (1987): A professional duty to shout. *Nursing Times* 83 (42): 30–1.

Schein, E. (1970): *Organisational psychology*. New Jersey: Prentice Hall.

Sullivan, E., Decker, P. (1985): *Effective management in nursing*. California: Addison-Wesley.

Turnock, C. (1987): Task allocation. *Nursing Times*, 83 (44): 71.

Wrigley, S. L, Reynolds, M., Whitehead, B. (1984): Our teaching isn't dull. *Senior Nurse* 1: 12.

14. Die Visite

Die Visite gehört zu den regelmäßigen Ritualen des Stationsalltags und bietet eine hervorragende Gelegenheit, etwas zu beobachten, das Chapman (1983) als das auffälligste Ritual in der Medizin bezeichnet, das Ritual der Unterwerfung. Durch Einschüchterung, Mystifizierung und Statussymbole lassen sich Status und Macht der «Insider» (Ärzte) aufrechterhalten, während die Außenstehenden (alle anderen) ausgeschlossen sind. Berger und Luckman (1975) haben dargelegt, wie die Ärzteschaft sich mit den uralten Symbolen der Macht und des Geheimnisvollen umgibt, angefangen von der rückständigen Bekleidung (der weiße Kittel, der, bei der Visite den Rücken des Arztes bedeckend, keinem besonderen Zweck dient) bis hin zu der unverständlichen Sprache (medizinische Fachsprache). Mit diesen Ritualen setzt sich die Ärzteschaft von allen anderen ab und verwehrt jedem den Zutritt, mit Ausnahme von einigen wenigen Auserwählten, die sich dann im Gegenzug den ritualisierten Praktiken eines Verhaltensmusters zu fügen haben, das gelegentlich an eine Kreuzung zwischen Freimaurerei, mittelalterlichen Gilden und Mafia erinnert.

«Schwester, ich möchte, daß die PatientInnen auf meiner Station täglich gewogen werden!»

Wie oft haben wir ähnliche Äußerungen gehört, mit denen eine Krankenschwester vor dem ganzen Gefolge der Visite angeschnauzt wurde. Hier hat der Arzt sein unfreiwilliges Publikum, vor dem er sich darstellen kann. Chapman (1983) berichtet über einen Arzt, der 2 Stunden zu spät zur Visite erscheint, von der Stationsschwester verlangt, daß sie die Überwachung der Mahlzeiten für die PatientInnen unterbricht und ihr dann befiehlt, gleichzeitig vier verschiedene Aufgaben mit sich gegenseitig ausschließenden Prioritäten zu erledigen. Während die Stationsschwester respektvoll versuchte, das Unmögliche zu tun, blickte er finster drein, seufzte tief, trommelte mit den Fingern, stützte sich auf den Essenswagen und starrte aus dem Fenster. Die Stationsschwester errötete und entschuldigte sich dafür, daß sie die von ihr verlangten unmöglichen Aufgaben so langsam erledigte und spielte so bei dem Ritual Demütigung mit.

Natürlich wird nicht bloß das Pflegepersonal so behandelt; MedizinstudentInnen und jungen Ärzten ergeht es ebenso. Ist es wirklich nötig, einen Medizinstudenten, der einen Ambu-Beutel verkehrt herum auf das Gesicht eines Patienten gelegt hat, zu fragen, ob die Nase des Patienten sich oberhalb oder unterhalb seines Mundes befindet? Vier Krankenschwestern und ein anderer Student waren Zeuge dieses Ausbruchs von Sarkasmus und Demütigung von seiten des Arztes, während dem unglücklichen Medizinstudenten die Schamröte ins Gesicht stieg.

Wenn es um Kindesmißbrauch geht, wird oftmals gesagt, daß aus einem mißbrauchten Kind sehr wahrscheinlich ein mißbrauchender Elternteil wird. Gilt dieses Prinzip auch für die Rituale der Ärzteschaft?

Ärzte, die ein rüdes Benehmen gegenüber Pflegenden an den Tag legen, sind im Alltag eine traurige Realität. Man kann zwar Zugeständnisse machen bei Ärzten, die überarbeitet sind und die dank der merkwürdigen Gestaltung der Dienstzeiten wahrscheinlich in den vorausgegangenen 36 Stunden nicht mehr geschlafen haben, aber sehr oft läßt sich einfach keine Entschuldigung finden. Dieses Benehmen ist Teil eines ritualisierten Verhaltensmusters, das durch die passive Mitwirkung der Pflegenden, die diese Behandlung zugelassen haben, über Jahre erlernt und verfestigt wurde. Zum Glück gibt es viele Ärzte, die Pflegende sehr wohl respektieren und sie mit der im Alltagsleben üblichen Höflichkeit behandeln, aber es gibt auch viele, die dies nicht tun.

Montgomery (1987) präsentiert eine interessante Analyse solcher Situationen. Nach ihrer Ansicht gehören Beleidigungen zu einem regelmäßig wiederkehrenden Verhaltensmuster. Menschen, die andere beleidigen, brauchen Opfer, um ihr Gefühl von Macht und Kontrolle über andere immer wieder aufzubauen, aber dazu müssen sie das Opfer seiner Persönlichkeit berauben. Sie sehen das Opfer also nicht als Maria Müller, sondern als Stereotyp der Krankenschwester, denn nähmen sie das Opfer als menschliches Wesen wahr, würde dies die Situation verkomplizieren und die Sache für sie schwieriger machen. (Hier zeigen sich auffallende Parallelen zu einem anderen Verhaltensmuster, das Männer gegenüber Frauen benutzen: Vergewaltigung.) Das Opfer spielt mit, indem es die Rolle der Unperson stillschweigend annimmt und ein stereotypes Verhalten zeigt, sowohl als Frau wie auch als Krankenschwester.

Duldung bewirkt, daß sich das Verhalten wiederholt, während Konfrontation zu einer ernsten Auseinandersetzung mit der Leitung führt, die normalerweise für die Ärzteschaft Partei ergreift. Die Analyse von Montgomery zeigt, wie man aus der Situation herauskommt, aber: Personifizierung heißt das Schlüsselwort. Wenn eine Krankenschwester sich weigert, durch eine stereotype Reaktion das Spiel mitzuspielen und die Situation dadurch personifiziert, kann sie den Teufelskreis von Ritual und Demütigung unterbrechen.

Selbstkontrolle spielt dabei eine entscheidende Rolle. Wie verletzend und ungerecht die Kritik auch sein mag, die Krankenschwester muß trotz inneren Aufruhrs nach außen den Anschein von Ruhe wahren. Es hilft vielleicht, wenn man dieses Verhalten mit dem Wutanfall eines Zweijährigen vergleicht und sich diesen tobenden Tyrannen in Windeln vorstellt. Alle Ärzte waren schließlich die Söhne oder Töchter einer Mutter! In diesem Stadium sollte die Krankenschwester keine Diskussion anfangen, weil dies nichts bringt und nur zu einer Eskalation der Feindseligkeiten führt. Besser ist es, sich nichts anmerken zu lassen, einen Moment innezuhalten und dann, wenn sich der Sturm etwas gelegt hat, entschlossen darum zu bitten, das Problem in Abwesenheit von Zuhörern unter vier Augen zu besprechen. Wird diese Bitte verweigert, dann sollte die Krankenschwester die schwierige Entscheidung treffen, die Sache weiterzuverfolgen, anstatt sie fallen zu lassen und sich notfalls von der Sekretärin des Arztes einen Termin geben lassen, um später mit ihm über das Problem zu sprechen.

Ziel ist, sich als vernunftbegabtes menschliches Wesen und als in der Pflege kompetente Krankenschwester zu zeigen. Wenn dieses Image vermittelt wird, die Stationsschwester also wieder mehr zur Person wird, dann ist es für den Arzt schwieriger, sich in Beleidigungen zu ergehen. Andere verantwortliche Pflegende auf der Station können ebenfalls Zielscheibe von Beleidigungen sein. Möglicherweise kann die Situation dadurch entschärft werden, daß dieses die Personifizierung fördernde Image anschließend auf das gesamte Pflegepersonal übertragen wird.

Dies erfordert allerdings ein gewisses Maß an Selbstsicherheit, etwas, das Webb (1987) so beschreibt: Man äußert seine Bedürfnisse auf eine selbstbewußte Art und Weise und tritt entschieden für seine Rechte und die anderer Menschen ein. Webb fordert zu Recht, daß Pflegende eine selbstbewußtere Haltung einnehmen sollen, und so wäre ein Selbstsicherheitstraining allemal eine willkommene Ergänzung berufsbegleitender Fort- und Weiterbildungsprogramme.

Wenn man es mit einem Arzt zu tun hat, der sich beleidigend oder sarkastisch äußert, dann ist Unterwürfigkeit taktisch ebenso unklug wie eine feindselige Auseinandersetzung. Ein Einblick in die Rituale der Macht und in die Hintergründe von Beleidigungen dürfte einer Krankenschwester helfen, mit dem Problem umzugehen, indem sie selbstbewußt auftritt und es nicht zuläßt, daß die Situation depersonalisiert wird.

«Sie sind nur eine Krankenschwester, dies ist mein Patient!»

Eine Äußerung wie diese vermittelt einen Eindruck von dem tief verwurzelten Gefühl der Überlegenheit, welches das Denken der Ärzteschaft kennzeichnet. Webster (1988) bezeichnet das Denken von Ärzten als ethnozentrisch. Dieses Attribut besagt, daß eine Person an eine der eigenen Gruppe und Kultur innewohnende Überlegenheit glaubt und für andere Gruppen und Kulturen Geringschätzung empfindet. (Kaum verwunderlich, daß manche Ärzte als «kleine Hitler» bezeichnet werden!) Webster führte während ihrer Studie zahlreiche Interviews mit MedizinstudentInnen und Ärzten und kam zu dem Schluß, daß ihr ethnozentrisches Denken sie zu der Annahme verleitet, alle im Gesundheitswesen Tätigen wären Ärzte geworden, wenn sie nur Gelegenheit zu einer medizinischen Ausbildung gehabt hätten. So betrachtet ist die Pflege eher eine minderwertige Form der Medizin als eine eigenständige Disziplin.

Der Widerstand der Ärzteschaft, der hierzulande in den letzten zehn Jahren gegen eine Reihe von Veränderungen in der Pflege beobachtet wurde, läßt sich auf die Angst der Ärzte vor Konkurrenz zurückführen. Die Pflege wird als eine Art verwässerte Medizin betrachtet, die von der Ärzteschaft kontrolliert werden muß. In welchem Maße mag wohl die Einführung des Generalmanagements, mit dem die starke Basis in der Pflege verlorenging, auf das Betreiben führender Kreise der Ärzteschaft hinter den Kulissen zurückzuführen sein? Es ist absolut unakzeptabel, daß in einigen Bereichen immer noch Ärzte in den Gremien sitzen, die für die Einstellung von leitenden Pflegenden zuständig sind. Schließlich stellen Pflegepersonen auch keine Ärzte ein.

Zwar geht es in diesem Buch in erster Linie um die Situation im Krankenhaus, aber es trifft darüber hinaus auch zu, daß viele versuchen, die Kontrolle durch die Ärzte auch auf die Gemeindepflege auszuweiten; dabei soll das Team-Konzept der Primärversorgung abgeschafft und durch ein von den praktischen Ärzten kontrolliertes System ersetzt werden.

Bei dieser Dominanz der Ärzteschaft über die Pflege handelt es sich um ein sich gegenseitig stützendes System, denn es gibt viele Krankenschwestern, die diese Dominanz als natürliche Ordnung empfinden. Das Pflegepersonal redet die Ärzte immer noch mit «Sir» an und läßt es zu, daß diese ihre Aufgaben übernehmen. Manche Krankenschwestern finden noch nicht einmal etwas dabei, wenn Ärzte Einstellungsgespräche bei in der Pflege zu besetzenden Posten führen, ein Sonderrecht, das im umgekehrten Falle bei der Einstellung von Ärzten nicht gewährt wird!

Es ist unmöglich, die Dichotomie Pflege – Medizin gegeneinander abzugrenzen, ohne auf die Geschlechterrolle einzugehen. Normalerweise sind Ärzte männlichen, Pflegepersonen weiblichen Geschlechts mit allen Konsequenzen, die dieser Sachverhalt in bezug auf Machtausübung und Kontrolle nach sich zieht. In Anlehnung an Smith (1987) wird Macht mit Männern, die Abwesenheit von Macht dagegen mit Frauen assoziiert. Sie hält es für eine Anmaßung seitens der Ärzte zu glauben, daß die Pflege keine andere als die ihr von der Medizin zudiktierte Funktion erfüllt. Man könnte auch anmerken, daß die Frauen in der Vergangenheit keine andere als die ihnen von den Männern zudiktierte Rolle spielten, folglich geht es in beiden Aussagen um dasselbe Thema. Das Recht der Ärzte auf Machtausübung darf sehr wohl als Irrglaube betrachtet werden, der von Generation zu Generation weitergegeben wurde (warum wird ein multidisziplinär arbeitendes Team immer von einem Arzt geleitet, fragt Smith?), aber es ist ein tief verwurzelter Irrglaube, dem immer noch viele Krankenschwestern anhängen.

Im vorigen Kapitel wurde das Thema der Distanz zu Personen mit Vorbildfunktion – Stationsschwestern – angeschnitten. Junge Ärzte haben sehr mächtige und erfolgreiche Vorbilder ganz in ihrer Nähe, nicht so die Krankenschwestern. Selbst wenn eine Stationsschwester engeren Umgang mit BerufsanfängerInnen pflegt als in den im vorigen Kapitel angeführten Beispielen, wie lange wird sich eine solch aufgeschlossene, weitsichtige Stationsschwester wohl in dieser Position halten? In der Vergangenheit zwangen finanzielle Gründe oder die pure Frustration eine solche Pflegeperson, in den Ausbildungsbereich bzw. das Management abzuwandern oder den «National Health Service» ganz zu verlassen. Wenn die Neuordnung, die gegenwärtig in die Wege geleitet wird, einigermaßen gut durchgeführt wird, dann besteht die Hoffnung, daß dies in Zukunft nicht mehr so häufig geschehen wird. Die Neuordnung könnte sich also dahingehend auswirken, daß junge Krankenschwestern im klinischen Bereich sich öfter an erfolgreichen Vorbildern orientieren können.

Junge Ärzte haben dagegen über Jahre erfolgreiche, mächtige Vorbilder gehabt, denen sie nacheifern konnten, während das weibliche Pflegepersonal das Gegenteil erfahren hat. Die Konsequenz daraus ist, daß viele Krankenschwestern und Ärzte die Dominanz der männlichen Ärzte als naturgegebene Ordnung ansehen.

In ihrer Studie kommt Webster (1988) zu dem Schluß, daß ein Wandel dieser Einstellung sich nur dann vollziehen kann, wenn soziale, institutionelle, interpersonelle und personelle Faktoren in die Betrachtung einbezogen werden. Auf der interpersonellen Ebene werden nämlich während der beruflichen Sozialisation soziale und institutionelle Erwartungen ausagiert, und deshalb scheint dieser Bereich reif für entsprechende Maßnahmen zu sein.

Die Krankenschwester, die wegen der Schimpfkanonade eines Arztes in Tränen ausbricht, verkörpert den sozialen Aspekt des weiblichen Stereotyps, während die Krankenschwester, die ihre Arbeit sofort unterbricht, wenn der Arzt zur Visite auf der Station erscheint, dem institutionellen Stereotyp entspricht.

Im Lauf der letzten 10 Jahre ist eine beachtliche, wenn auch immer noch geringe Anzahl von Männern als Pfleger in die Allgemeinkrankenhäuser gekommen. Wie die persönliche Erfahrung gezeigt hat, verhalten sich Ärzte gegenüber Pflegern ganz anders als gegenüber Pflegerinnen. Zwar bedarf die verläßliche Beschreibung von Verhaltensänderungen noch der Erforschung, aber die Bereitschaft, die Ansichten eines Pflegers als gleichwertig zu akzeptieren, scheint für jüngere Ärzte typisch zu sein, während die älteren einem Pfleger eher feindschaftliche Gefühle entgegenbringen. Wenn mehr Männer im klinischen Bereich der Pflege bleiben, dann wird es interessant sein zu verfolgen, wie sich das Verhältnis der Medizin zur Pflege weiterentwickelt.

Die Vorstellung, der Patient gehöre dem Arzt, wie in der Aussage «mein Patient» zum Ausdruck kommt, spiegelt die Realität des Machtverhältnisses zwischen Ärzten und Pflegerinnen wider, dessen Anfänge sich auf Gewohnheitsrecht und auf die Praxis zurückführen lassen. Als die Einführung des Pflegeprozesses noch ganz am Anfang stand, äußerten sich viele Ärzte kritisch angesichts dieser Entwicklung, weil sie der Auffassung waren, sie könne dazu führen, daß Pflegepersonen in ihren Verantwortungsbereich eindringen. Fachärzte sprechen nicht nur von «ihren PatientInnen», sondern einige sprechen immer noch von «ihren Krankenschwestern», so als sei das Pflegepersonal auf der Station, auf der sie Betten belegt haben, ihr persönlicher Besitz.

Die althergebrachten elitären Anschauungen einiger Mitglieder der Ärzteschaft erinnern mehr an die mittelalterlichen Gilden chirurgisch arbeitender Barbiere, von denen sie abstammen, als an eine moderne Wissenschaft, die mit anderen im Gesundheitswesen Tätigen zusammenarbeiten muß, um die besten Ergebnisse zu erzielen. Teamarbeit ist gefragt, was die wirklich guten Ärzte auch zugeben, und daraus kann sich dann ein ausgewogener interdisziplinärer Pflegeansatz entwickeln.

Die Bereiche, in denen die Medizin traditionell die Vorherrschaft hatte, werden in steigendem Maße von Gruppen wie den Pflegenden in Frage gestellt werden – dies liegt ganz einfach in der Dynamik des Umschwungs. Ein typisches Beispiel dafür ist der von Gemeindeschwestern erhobene Anspruch auf das Recht, Verbandmaterial und Arzneimittel verordnen zu dürfen, was Stillwell (1988) gut dargelegt hat. Wie sie ganz richtig bemerkt, muß die theoretische Wissensgrundlage des Pflegepersonals jedoch drastisch verbessert werden, bevor man für derartige Neuerungen mit Überzeugung eintreten kann.

«Wo ist die Stationsschwester? Ich möchte Visite machen.»

Die letzte Frage dieses Kapitels bezieht sich darauf, ob die Stationsschwester oder ihre Vertreterin bei der Visite überhaupt dabei sein soll. Wenn auf einer Station wirklich ein multidisziplinärer Ansatz verfolgt wird, dann muß das gesamte Pflegepersonal daran teilnehmen.

Dies ist in vielen Spezialbereichen von Krankenhäusern allerdings häufig nicht der Fall, obwohl es viele erfreuliche Ausnahmen bei der Pflege alter sowie geistig behinderter und psychisch kranker Menschen gibt. Wenn die Visite in erster Linie eine medizinische Konsultation sein soll, bei der über neue Untersuchungen, medikamentöse Therapien oder chirurgische Eingriffe entschieden wird, welchen Sinn hat dann die Anwesenheit einer Krankenschwester?

Eine Stationsschwester steht zeitlich enorm unter Druck. Ist es da gerechtfertigt, daß sie eine halbe bis eine ganze Stunde damit verbringt, den Wagen für den Arzt zu schieben, wenn dies ihr einziger Beitrag zur Visite ist? Wenn die Ärzte daran interessiert sind, was die Pflegenden zu sagen haben, dann übernimmt die Pflegeperson eine aktive Rolle bei der Visite, und ihre Anwesenheit ist somit berechtigt. Wenn dies nicht der Fall ist, dann könnte sie bei der pflegerischen Arbeit nutzbringender eingesetzt werden; die Visite ist ein Ritual, auf das sie gut verzichten kann. Sie kann später über die Entscheidungen hinsichtlich der medizinischen Behandlung informiert werden, soweit diese für die Pflegearbeit von Belang sind.

Empfehlungen für eine gute Pflegepraxis

1. Die Pflege sollte als eine der Medizin gleichgestellte, jedoch eigenständige Disziplin angesehen werden, und alle in diesen Bereichen Tätigen sollten sich gegenseitig respektieren.

2. Eine Stationsschwester sollte sich fragen, ob ihre Anwesenheit bei der Visite für die Pflege der PatientInnen relevant ist.

Literatur

Berger, P., Luckman, T. (1975): *The Social Construction of Reality*. Harmondsworth: Penguin.

Chapman, G. E. (1983): Ritual and rational action in hospitals. *Journal of Advanced Nursing* 1: 13–20.

Heering, Ch. et al. (1996): *Pflegevisite und Partizipation*. Ullstein Mosby, Berlin / Wiesbaden.

Montgornery, C. (1987): Taming a tyrant. *American Journal of Nursing* 2: 234–8.

Smith, L. (1987): Doctors rule OK? *Nursing Times* 83 (30): 49–51.

Stillwell, B. (1988): Should nurses prescribe? *Nursing Times* 84 (12): 31–4.

Webb, C. (1987): Professionalism revisited. *Nursing Times* 83 (35): 39–41.

Webster, D. (1988): Medical students and nurses. *Nursing Outlook* 36: 130–5.

Weidmann, R. (1996): *Rituale im Krankenhaus*. Ullstein Mosby, Wiesbaden/Berlin.

15. Der Pflegeprozeß

Der Pflegeprozeß wurde als wichtige Innovation angekündigt, die die Pflege revolutionieren, den Patientinnen einen weitaus höheren Pflegestandard und dem Pflegepersonal mehr Arbeitszufriedenheit verschaffen sollte. Es geht dabei um eine Methode, die in allen klinischen Bereichen angewandt werden muß, die von den nationalen Pflegekammern als geeignet für Ausbildung anerkannt werden wollen. Diese Methode ist außerdem die Grundlage der theoretischen Ausbildung.

Darüber hinaus wird der Pflegeprozeß von vielen Pflegerinnen überall im Land falsch verstanden und falsch angewandt. In der Praxis wird dieses Konzept wahrscheinlich nur auf sehr wenigen Stationen in einer Form umgesetzt, die dem ursprünglichen Konzept nahekommt. InspektorInnen der nationalen Pflegekammern führen Kontrollen durch, es werden sorgfältige Pflegepläne als wissenschaftliche Übung für diese Besuche ausgearbeitet, aber die pflegerische Arbeit, die zwischen den Besuchen geleistet wird, hat wenig Ähnlichkeit mit den Vorstellungen und Idealen derer, die den Mut zu dem Versuch aufbrachten, in Großbritannien mit diesem Konzept Veränderungen in der Pflege einleiten zu wollen.

Was ist falsch gelaufen mit dieser schönen neuen Idee (vgl. auch Kap. 19)? Warum ist das Erstellen von Pflegeplänen zu einem bedeutungslosen Ritual verkommen? Was ist dran an der reichlich geäußerten Kritik am Pflegeprozeß? Sollte es sich bei diesen kritischen Äußerungen bloß um eine andere Form von Irrglauben handeln?

«Als ich ein Badebuch hatte, wußte ich wenigstens, daß alle gebadet worden waren.»

Grundlage des althergebrachten Systems zur Organisation der Pflegearbeit war ein funktional orientierter Ansatz. Dabei wurden dem Pflegepersonal bestimmte Aufgaben zugeteilt, die bei allen Patientinnen durchzuführen waren. So machten zwei Pflegerinnen die Lagerungsrunde, und eine andere Pflegerin machte die Vitalzeichenrunde. Häufig wurde ein Stationsbuch geführt, in dem die einzelnen Arbeiten aufgelistet waren, die nach Erledigung von den Pflegerinnen abgehakt wurden.

KritikerInnen machen geltend, daß dieses System das Pflegepersonal daran hindert, die Patientinnen als Individuen wahrzunehmen; vielmehr werden diese auf eine Auswahl von Aufgaben reduziert. Alles, was die Pflegeperson A vielleicht von einem Patienten zu sehen bekommt, ist sein Hinterteil, wenn dies alle zwei Stunden, egal ob nötig oder nicht, gewaschen wird. Diese Zerstückelung der Pflege schränkt weitgehend die Kommunikation zwischen Patientinnen und Pflegepersonal ein und führt zu psychologischen und sozialen Problemen, die völlig ignoriert werden. Es muß noch hinzugefügt werden, daß die Durchführung der Aufgaben nicht sichergestellt ist. Als Beweis dafür wurde bereits die Arbeit von Lelean (1973) angeführt; des weiteren beobachtete Chapman (1983) PflegeschülerInnen, die sich bei einer Vitalzeichenrunde Temperatur- und Pulswerte ausdachten, die sie dann in das Protokoll eintrugen. Die Unzufriedenheit mit der Erkenntnis, daß die Pflege lediglich aus einer Reihe von ritualisierten Aufgaben besteht, könnte derartige Befunde erklären, und es gibt zahlreiche mündliche Berichte, die die Befunde von Chapman und Lelean bestätigen.

Bei dem System der Zuteilung von Aufgaben handelt es sich um ein ziemlich zentralistisches System, denn die tagsüber verantwortliche Pflegeperson entscheidet darüber, welche Aufgaben bei welchem Patienten durchzuführen sind. Es gibt keinen Raum für Eigeninitiative. Die Entscheidungen über pflegerische Maßnahmen basieren selten auf einer rationalen Einschätzung der Probleme des Patienten, sondern sie sind Spiegelbild der Routine sowie der Auffassungen der verantwortlichen Pflegeperson. Die Ansichten des Patienten sind kaum gefragt.

Vor diesem Hintergrund wurde das Konzept des Pflegeprozesses als Möglichkeit entwickelt, die Pflege der PatientInnen auf eine rationale Grundlage zu stellen. Ziel war eine auf die Bedürfnisse der einzelnen PatientInnen abgestimmte Pflegearbeit, die anerkennt, daß die PatientInnen menschliche Wesen mit eigenen Vorstellungen sind, die als Teil des sozialen Settings zu sehen sind und nicht bloß als Hinterteil, das alle zwei Stunden gewaschen werden muß. Individualisierung der Pflege ist in der Tat eine sehr viel treffendere Benennung als die Bezeichnung Pflegeprozeß, weil sie viel genauer ausdrückt, worum es eigentlich geht.

«Es gab da vor einigen Jahren eine Veranstaltung über den Pflegeprozeß, nun ja, aber irgendwie …»

Heutzutage wird der Pflegeprozeß auf vielen Station nur dem Namen nach umgesetzt. Die Pflegenden haben lediglich vage Vorstellungen, was damit gemeint ist. Ihre Einführung in dieses grundlegende neue Konzept bestand vermutlich aus der Teilnahme an einer zweistündigen Veranstaltung im Rahmen einer 6 Jahre zurückliegenden Fortbildungsmaßnahme, bei der sie über das Ausfüllen von Formularen informiert wurden, und aus einigen Schubkarren-Ladungen von Unterlagen, mit der die Station am darauffolgenden Montag überhäuft wurde.

Das Hauptproblem besteht darin, daß das Konzept ohne angemessene Vorbereitung eingeführt wurde. Es ist fraglich, ob viele AusbilderInnen überhaupt verstanden haben, welche Konsequenzen damit verbunden sind, ganz bestimmt aber haben nur sehr wenige PflegemanagerInnen dies verstanden. In einem ersten Schritt hätten die Gründe dargelegt werden müssen, die für einen Wechsel sprechen, sodann hätte man das Konzept der Individualisierung der Pflege, seine Vorteile sowie die verschiedenen Phasen im Pflegeprozeß erklären müssen. Im Rahmen einer beratenden Begleitung hätten die Pflegenden als nächstes an der Umsetzung des Konzepts beteiligt werden müssen, wobei sie Raum für eigene Vorstellungen zur Gestaltung der Pflegepläne gehabt hätten.

Logischerweise hätte ein Versuch folgen müssen, um das System auf ein oder zwei Station zu erproben. Ein entscheidender Faktor bei einem solchen Versuch ist die Festsetzung von Kriterien, mit denen sich Veränderungen bei der Pflegearbeit nachweisen lassen, die den PatientInnen zugute kommen. Das Fehlen eines geeigneten Bewertungsinstrumentes bleibt denn auch der Hauptkritikpunkt vieler Studien, in denen versucht wurde, den Pflegeprozeß mit der herkömmlichen Pflege zu vergleichen. Nach der Erprobung hätten vor Einführung des Konzepts im ganzen Krankenhaus Änderungen und Verbesserungen vorgenommen werden können. Auch hier wären Zugeständnisse bei der Umsetzung des Konzepts auf den einzelnen Stationen und Einheiten möglich gewesen, da jeder Bereich in einer Klinik anders ist und verschiedene Anforderungen an jedes Pflegesystem stellt.

Angesichts des autoritären Stils, der kennzeichnend für das Pflegemanagement ist (siehe S. 171), überrascht es nicht, daß der Ansatz der beratenden Begleitung nicht gewählt wurde, denn er paßt eher zu einem aufgeklärten, demokratischen Stil. Die Art und Weise, wie der Pflegeprozeß eingeführt wurde, bot die beste Gewähr, daß die Pflegenden ihn nicht verstehen und eine starke Abneigung dagegen entwickeln würden.

«Der Pflegeprozeß wird bei der Spätschicht und nachts nicht berücksichtigt.»

Diese Aussage, die man häufig zu hören bekommt, offenbart ein mangelndes Verständnis dessen, was den Pflegeprozeß ausmacht. Sie zeigt auch, daß der Pflegeprozeß auf der Station überhaupt nicht umgesetzt wird. Die meisten Pflegenden verbinden mit dem Pflegeprozeß die Begriffe «PatientInnenzuteilung» und «Pflegepläne». Die Zuteilung von PatientInnen erfolgt üblicherweise bei der Frühschicht und setzt Teampflege voraus. Eine Station kann auf zwei oder drei Teams aufgeteilt sein mit dem Ergebnis, daß an dem Morgen zwei oder drei Pflegende für 8 bis 10 PatientInnen verantwortlich sind. Kann so individuelle Pflege auf der Grundlage einer rationalen Einschätzung der Bedürfnisse gewährleistet werden?

Verschiedene AutorInnen, z. B. Turnock (1987), haben darauf hingewiesen, daß dies zu einer funktional orientierten Pflege führt, die lediglich in kleinerem Rahmen stattfindet. Bei der Lagerungsrunde sind nun 8 oder 10 anstelle von 30 PatientInnen zu versorgen. Der Aufgabenverteilung liegt immer noch die im vorangegangenen Kapitel thematisierte Hierarchie zugrunde, wobei den AnfängerInnen die «Grundpflege» überlassen wird und die SchülerInnen bzw. PflegerInnen im dritten Jahr sich mit dem schwierigen Verbandswechsel beschäftigen. Die PatientInnen erfahren keine integrierte Pflege.

Um die Mittagszeit erscheint ein anderes Team, aber nur dann, wenn auf der Station die PatientInnen nachmittags und abends auf Teams verteilt werden. Im ersten Fall wird die Pflege fragmentiert, weil zwei neue Pflegende den Patienten übernehmen; im letzten Fall ist überhaupt keine Pflegeperson für die Pflege des Patienten verantwortlich.

Eine Pflegeperson betreut vielleicht denselben Patienten zwei- oder dreimal in der Woche, mit dem Ergebnis, daß sie den Patienten nicht kennenlernt und dieser einen verwirrenden Wechsel von Pflegekräften erlebt. Eine so durchgeführte Patientenzuteilung wird weder den Ansprüchen der individualisierten Pflege gerecht, noch ist sie identisch mit dem «Pflegeprozeß».

In der Vorstellung der meisten Krankenschwestern ist der Pflegeplan das zweite Element des Pflegeprozesses; dieser steht, mehr als alles andere, im Mittelpunkt der Kritik seitens der Pflege. Das erste Problem hängt damit zusammen, daß an dem Entwurf der Dokumentationsformulare nur selten Pflegende beteiligt waren, die diese Formulare benutzen müssen; darüber hinaus ist die Vorstellung, daß die gleichen Formulare in den gänzlich verschiedenen Klinikbereichen einer Gesundheitsbehörde verwendet werden, einfach lachhaft. Das autokratische Management in der Pflege hat jedoch dafür gesorgt, daß dies so gehandhabt wird, und das Pflegepersonal hat sich mit den ungeeigneten Dokumentationsformularen abzumühen.

Selbst wenn man zugesteht, daß die Dokumentationsformulare schlecht sind, so zeigt die Erfahrung doch, daß viele Pflegende immer noch nicht begreifen, wie ein Pflegeplan erstellt wird. Die Theorie der Pflegeplanung wird einfach nicht praktisch umgesetzt. Die Einschätzungen enthalten häufig viele unwichtige Informationen, da die Pflegenden automatisch jedes Kästchen auf dem Formblatt ausfüllen. Die «Aufnahme von Herrn Meier» ist zu einem wichtigen Ritual geworden. Eine auszubildende Pflegeperson geht mit einer Schreibunterlage und diversen, beeindruckend aussehenden Papierbögen auf den Patienten zu und stellt eine Unmenge von Fragen, um alle Lücken des Formulars restlos auszufüllen.

Setzt diese Pflegerin sich dann hin und macht sich Gedanken über die potentiellen oder tatsächlichen Probleme des Patienten, und bespricht sie ihre Analyse mit ihm, um seine Ansicht über eventuelle Probleme zu hören? Natürlich nicht. Normalerweise schreibt sie eine Reihe von standardisierten Angaben in gestelzter und entstellter Sprache aus dem Plan eines anderen Patienten ab, ohne einen Gedanken an die individuellen Bedürfnisse des Patienten zu verschwenden.

Bei den Problemen, die schriftlich fixiert werden, handelt es sich um die Probleme der Pflege und nicht um die des Patienten. Die Spalte, in der die Ziele einzutragen sind, ist mit Wörtern wie «überwachen» und «verhindern» übersät: Wer verhindert was? Die Angaben zu den Interventionen sind standardisiert und vage, und gewöhnlich ist der ganze Plan seit mehreren Tagen überholt, und man stellt nicht selten fest, daß in die Pläne seit Wochen oder gar Monaten nichts mehr eingetragen wurde.

Wenn man den Anspruch erhebt, daß eine neue Pflegeperson aufgrund eines Pflegeplans in der Lage sein sollte, den Patienten während einer Schicht zu versorgen, sind viele Pflegepläne unzulänglich. Häufig wird Zeit damit verschwendet, daß das Pflegepersonal gefragt werden muß, wann der Verband bei einem Patienten zuletzt gewechselt wurde. Es gibt keine Aufzeichnungen über die Häufigkeit des Verbandwechsels, über die zu verwendenden Materialien und über das Aussehen der Wunde beim letzten Verbandwechsel. Es kann passieren, daß die Pflegeperson, die zuletzt den Verbandwechsel vorgenommen hat, dienstfrei hat, und wenn in dem Pflegeplan lediglich eine fünf Tage alte Eintragung, etwa in dem Wortlaut «Wunde, täglicher Verbandwechsel», zu finden ist, dann kann es nicht verwundern, daß es in der Pflege soviel Zeitverschwendung und Diskontinuität gibt.

Pflegepläne bestehen häufig aus einer Reihe standardisierter Eintragungen, die tagelang nicht mehr ergänzt wurden und einer Pflegeperson rein gar nichts über die notwendige Pflege mitteilen. Von Angaben wie «aufstehen und umhergehen» sowie «Zufuhr von Flüssigkeit» wird reichlich Gebrauch gemacht, aber bei näherer Überprüfung sagen diese nichts aus. Die Angabe «aufstehen und umhergehen» läßt offen, wie oft der Patient täglich aus dem Bett aufstehen soll und wie lange dies jedesmal dauern soll bzw. wie weit der Patient mit oder ohne Unterstützung laufen darf. Die Angabe «Zufuhr von Flüssigkeit» teilt der Pflegeperson nicht mit, welche Flüssigkeitsmenge erforderlich ist oder welche Flüssigkeiten gegeben werden sollen.

Der Ansatz der Teampflege hat erheblich zu derartigen Verwirrungen beigetragen, da keine Pflegeperson die alleinige Verantwortung für die Pflege des Patienten trägt. Man kann den Patienten gut mit einem Basketball und die Station mit einem Spielfeld vergleichen. Zwei Teams spielen sich den Ball zu, während die Spieler ständig ausgewechselt werden. Kein einziger Spieler kann etwas über den weiteren Verlauf des Spiels sagen, außer daß der Ball schließlich in einem der beiden Körbe landen wird. Diese beiden Teams sind wie die Pflegeteams auf einer Station – die Körbe sind entweder der Leichenwagen oder der Ausgang des Krankenhauses.

Individuelle Pflege (der Pflegeprozeß, wenn Sie so wollen) wird in vielen Bereichen nicht effektiv praktiziert. Pflegepläne werden oft nicht eingesetzt, was angesichts ihres unzulänglichen Standards vielleicht auch nicht weiter schlimm ist. Aus den obigen Darlegungen lassen sich die folgenden Vermutungen über die Gründe dafür ableiten:

1. Die Methode der Einführung war autoritär und unangemessen.

2. Die Konzepte wurden dem Pflegepersonal nie richtig erklärt.

3. Der Schwerpunkt lag auf der Dokumentation, nicht auf der Pflege. Die für die Dokumentation benutzten Formulare sind oft ungeeignet.
4. Teampflege heißt, daß keine Pflegeperson allein 24 Stunden für die Pflege eines Patienten verantwortlich ist.

Bevor wir praktische Vorschläge zur Verbesserung dieser Situation machen, müssen wir noch kurz auf einige weitverbreitete irrige Annahmen über den Pflegeprozeß eingehen.

«Das ist mit zu viel Schreibarbeit verbunden. Bei all dem Ausfüllen von Formularen bleibt für die Pflege keine Zeit.»

Diese Aussage zeigt, wie sehr man sich beim Pflegeprozeß in die Vorstellung von umfangreicher Schreibarbeit verrannt hat, eine Vorstellung, die wahrscheinlich auf die Bürokratenmentalität derer zurückzuführen ist, die für seine Umsetzung verantwortlich sind.

Nicht die Schreibarbeit, sondern die PatientInnen müssen im Mittelpunkt des Pflegeprozesses stehen. Das Papier dient lediglich dazu, den Behandlungsverlauf zu dokumentieren und zu gewährleisten, daß eine Pflegeperson, die ihren Dienst antritt, weiß, was für jeden einzelnen Patienten während der bevorstehenden Schicht zu tun ist – nicht mehr und nicht weniger. Der Pflegeprozeß ist in erster Linie eine bestimmte Art des Nachdenkens über die Pflegearbeit, ein rationaler, problemorientierter Lösungsansatz.

Angenommen Sie haben gerade geduscht und merken, daß der Haartrockner nicht funktioniert. Im Alltag beurteilen wir eine Situation, stellen fest, worin das Problem besteht (der Fön funktioniert nicht) und legen dann ein Ziel fest (er soll funktionieren). Dann entscheiden wir, was zu tun ist, um das Ziel zu erreichen (einen anderen Stecker nehmen), und setzen dies dann in die Tat um (wir wechseln den Stecker aus). Schließlich sehen wir nach, ob es funktioniert hat (wir stellen den Fön wieder an). Genau das gleiche geschieht beim Pflegeprozeß. Es gehört nichts Besonderes dazu, und man bekommt auch keinen Schreibkrampf durch stundenlanges Arbeiten.

Wenn eine Pflegeperson sich bei ihrer täglichen Arbeit dieses Beispiel vergegenwärtigt, dann setzt sie das Konzept des Pflegeprozesses um. Auf diese Art und Weise kann der Pflegeprozeß selbst in Bereichen wie Unfall- und Notfallstationen angewandt werden, d. h. in Situationen, in denen eine Pflegeperson es während einer Schicht mit Dutzenden von PatientInnen zu tun hat, für die sie wenig bzw. gar keine Dokumentationen zur Verfügung hat (Walsh, 1985). Der Pflegeprozeß ist lediglich eine bestimmte Art, logisch über die Pflege nachzudenken.

Die Dokumentation selbst sollte kritisch überprüft werden, um festzustellen, ob die umfangreichen Anamneseforinulare auf relevante Bedürfnisse der PatientInnen gekürzt werden können. Bei PatientInnen, die sich wegen eines eingewachsenen Zehnagels einer ambulanten Operation unterziehen müssen, braucht keine umfangreiche Anamnese durchgeführt zu werden, die mehr als eine halbe Stunde Zeit in Anspruch nimmt, aber die Erfahrung zeigt, daß dies immer noch vorkommt, Bloß weil sich ein freies Feld auf dem Formular befindet, fühlt sich das Pflegepersonal verpflichtet, es auszufüllen, auch wenn dies für die Pflege eines Patienten irrelevant ist und nur Zeit kostet.

Die Pflegedokumentation spart in Wirklichkeit Zeit ein. Sie erspart es der Pflegeperson, daß sie erst 15 Minuten die Kollegin suchen muß, die am Tag vorher den Verband gewechselt hat und weiß, was man dafür braucht, oder aber die verantwortliche Pflegeperson, um zu erfahren, ob ein Patient zur Toilette gehen kann oder einen Nachtstuhl benutzen sollte. Mit einem stets aktualisierten Pflegeplan, der die Kommunikation beschleunigt, läßt sich in der Tat Zeit einsparen.

Zeit kann man auch durch die Verwendung von Standardpflegeplänen einsparen. Glasper et al. (1987) haben ausführlich über diesen Ansatz berichtet, der in einer Krankenhauseinheit verfolgt wurde. Die AutorInnen stellten fest, daß für die PatientInnen 48 bis 72 Stunden nach ihrer Aufnahme immer noch keine Pflegepläne vorlagen, auf anderen Stationen waren sie sogar völlig abgeschafft worden. Mit den Standardpflegeplänen konnte die Situation grundlegend geändert werden.

Bei den allgemeinen Standardpflegeplänen handelt es sich um Vordrucke, die das Pflegepersonal einer Station vor Aufnahme eines Patienten unter Berücksichtigung der diversen Probleme ausfüllt, mit denen die meisten PatientInnen auf der Station im allgemeinen konfrontiert werden. Wenn die Pflege bei weitverbreiteten Problemen im voraus geplant wird, bleibt Zeit übrig, um sich auf die individuellen Probleme zu konzentrieren. Dieser Ansatz wurde für Bereiche wie Unfall- und Notfallstationen von Walsh (1985), und für die Intensivpflege von Foster (1987) beschrieben. Auch chirurgische Stationen könnten von einer Pflegeplanung profitieren. Die individuellen Probleme dürfen aber nie aus den Augen verloren werden.

Bei rationaler Durchführung der Pflegeplanung kann die Kontinuität der Pflege verbessert und Zeit eingespart werden. Ritualisiertes Ausfüllen von Formularen ist jedoch Zeitverschwendung und für die PatientInnen nutzlos.

«Es ist bewiesen, daß der Pflegeprozeß sowieso nicht funktioniert.»

Diese Aussage ist ein gefährlicher Irrglaube, der darauf zurückzuführen ist, daß die wenigen Studien mißverstanden wurden, in denen ein Vergleich zwischen der althergebrachten, funktional orientierten Pflege und dem Ansatz der individualisierten, an der Teampflege orientierten Pflegeplanung angestrebt wurde. Zunächst ist dazu zu sagen, daß Forschung niemals etwas beweist. Sie behauptet oder zeigt Sachverhalte mit unterschiedlichem Wahrscheinlichkeitsgrad, aber man kann nie irgend etwas hundertprozentig beweisen, dazu ist die Wirklichkeit viel zu kompliziert.

Berry und Metcalfe (1986) führten eine der typischen Studien durch, die zu diesem Irrglauben geführt haben; die Ergebnisse sind mit denen früherer Studien vergleichbar. Die AutorInnen untersuchten auf einer Entbindungsstation Unterschiede, die im Zusammenhang mit dem Wechsel von der funktional orientierten Pflege zur Teampflege mit Pflegeplänen standen. Die Ergebnisse zeigten, daß die Patientinnen keine Unterschiede bemerkten, wohingegen die Hebammen das neue System favorisierten, weil es ihnen mehr Arbeitszufriedenheit brachte. Dieser Befund ist typisch für viele Studien dieser Art.

Die ForscherInnen weisen darauf hin, daß ein beträchtlicher Unterschied zwischen einer Entbindungsstation und einer Station in einem Allgemeinkrankenhaus besteht, weil die Mütter sehr viel mehr an ihrer eigenen Pflege und an der Betreuung ihrer Babies beteiligt werden als die PatientInnen auf einer normalen Station. Sodann äußerten sie Zweifel daran, daß das Pflegepersonal den Wechsel in bezug auf die praktische Arbeit wirklich effektiv vollzogen hatte (eine Bemerkung, die auch für andere Studien gilt) und kamen dann bei der Erörterung der Genauigkeit des Meßinstrumentes zu der entscheidenden Feststellung.

In den meisten Studien wurden den PatientInnen Fragebögen mit sehr weit gefaßten Fragen vorgelegt, die sich auf die Zufriedenheit mit der Pflege im allgemeinen bezogen. Ist ein solches Instrument präzise genug, um damit Verbesserungen in der Pflege messen zu können? Die ForscherInnen sind nicht dieser Ansicht und drängen auf die Entwicklung von geeigneteren und präziseren Möglichkeiten zur Bewertung des Pflegestandards. Schließlich wird die Temperatur der PatientInnen mit einem Thermometer gemessen und nicht dadurch, daß man ihnen die Innenfläche der Hand auf die Stirn legt, und wenn ein Kochrezept 100 g Mehl vorschreibt, wird zum Abwiegen eine Küchenwaage benutzt und keine Brückenwaage.

Die ForscherInnen gestehen zu, daß die Methoden, die bis jetzt in den meisten Studien verwendet wurden, um zu bewerten, wie sich der Pflegeprozeß auf die PatientInnen auswirkt, nicht geeignet waren, und die Validität solcher Studien darf angezweifelt werden.

In einer Studie wurden verschiedene Instrumente eingesetzt und verschiedene Ergebnisse präsentiert. Miller (1985) wertete die Verweildauer im Krankenhaus sowie die Pflegeabhängigkeit der PatientInnen aus. Die Studie zeigte, daß nach Implementierung des Pflegeprozesses bei beiden untersuchten Phänomenen eine Verringerung zu verzeichnen war. Die Individualisierung der Pflege bewirkte, daß die PatientInnen weniger pflegeabhängig waren und früher entlassen werden konnten. Folglich handelt es sich bei der Aussage, daß der Pflegeprozeß erwiesenermaßen nicht funktioniert, um ein Märchen.

Die funktional orientierte Pflege wird abgelehnt zugunsten einer individuellen Pflege mit patientenorientierter Planung (dem Pflegeprozeß). Es bestehen jedoch ernsthafte Zweifel darüber, wie effektiv sich die individualisierte Pflege mit dem Konzept der Teampflege durchführen läßt. Die Lösung des Problems liegt in der Bezugspersonenpflege, die von Wright (1987) und MacGuire (1988) in zwei verschiedenen Settings gut beschrieben wurde. Bei der Bezugspersonenpflege geht es kurz gesagt darum, daß eine Pflegeperson die gesamte Verantwortung für die Pflege eines Patienten hat, unabhängig davon, ob sie Dienst hat oder nicht. Diese Pflegeperson führt bei einem Patienten eine Pflegeanamnese durch und richtet danach die Pflege aus. Wenn diese Pflegeperson keinen Dienst hat, gehen die anderen Pflegenden nach diesem Pflegeplan vor und aktualisieren ihn, falls erforderlich.

Eine Pflegekraft ist also 24 Stunden verantwortlich. Hierum geht es bei dem Konzept der individualisierten Pflege im Gegensatz zu dem Konzept der Teampflege, wo niemand, nicht einmal die Teamleitung, mehr als ein paar Stunden hintereinander verantwortlich ist. Die korrekte Dokumentation spielt also eine entscheidende Rolle, wenn es darum geht, einen Pflegeplan effektiv durchzuführen. Wenn eine Pflegeperson weiß, daß ein Patient und sein Pflegeplan während des gesamten Krankenhausaufenthaltes der Verantwortung einer einzigen Pflegeperson übertragen wird, dann dürfte sich die Pflegeplanung drastisch verbessern, und Kontinuität in der Pflege läßt sich auf diese Art und Weise vermutlich auch eher erreichen. In diesem Kapitel wurde gezeigt, daß das Konzept des Pflegeprozesses leider zu einem übersteigerten, ritualisierten Ausfüllen von Formularen und zu einer stattlichen Anzahl von Mythen geführt hat. Autokratisches Management und schlechte Einführung verhalfen dem Konzept des Pflegeprozesses zu einem denkbar schlechten Start und haben dazu beigetragen, daß die Pflege in vielen Bereichen funktional orientiert bleibt und Kontinuität und individuelle Gestaltung vermissen läßt.

Empfehlungen für eine gute Pflegepraxis

1. Der Begriff Pflegeprozeß sollte durch die Bezeichnung Individualisierung der Pflege ersetzt werden, die genauer beschreibt, worum es geht.

2. Wir benötigen eine große Umschulungskampagne, um das Pflegepersonal in stärkerem Maße zur Erstellung von Pflegeplänen zu befähigen.

3. Die einzelnen Stationen sollten ermutigt werden, eigene Dokumentationen zu verwenden und, wo dies angezeigt ist, Standardpflegepläne zu entwickeln.

4. Bei der Individualisierung der Pflege sollte die Teampflege durch die Bezugspersonenpflege ersetzt werden.

5. Es müssen geeignete Bewertungsinstrumente entwickelt werden, damit die Qualität der Pflege zum gegenwärtigen Zeitpunkt und nach der Umstellung überprüft werden kann.

Literatur

Berry, A. J., Metcalfe, C. L. (1986): Paradigms and practices, the organisation of the delivery of nursing care. *Journal of Advanced Nursing* 11: 589–97.

Capman, G. E. (1983): Ritual and rational action in hospitals. *Journal of Advanced Nursing*, 1: 13–20.

Foster, D. (1987): The development of care plans for the critically ill patient. *Nursing* 31: 571–3.

Glasper, A., Stonehouse, L., Martin, L. (1987): Core care plans. *Nursing Times* 83 (10): 55–7.

Lelean, S. (1973): Ready for report, nurse? London: *Royal College of Nursing*.

MacGuire, J. (1988): I'm your nurse. *Nursing Times* 84 (30): 32–6.

Miller, A. (1985): Nurse patient dependency; is it iatrogenic? *Journal of Advanced Nursing* 10 (1).

Turnock, C. (1987): Task allocation. *Nursing Times* 83 (44): 71.

Walsh, M. (1985): *A & E nursing: A new approach.* Oxford: Heinemann.

Wright, S. (1987): Patient centred practice. *Nursing Times* 83 (38): 24–7.

16. Rituale und die Herausforderungen der Forschung

In diesem Buch wurde die Pflegearbeit dargestellt, wie sie wirklich ist, nicht wie sie sein sollte, letzteres ist gewöhnlich das Anliegen von Lehrbüchern. Wir haben gezeigt, daß es in der Pflege eine stattliche Anzahl von Mythen gibt und daß viele Bereiche von Ritualen dominiert werden, die erwiesenermaßen ohne jeden Wert, wenn nicht sogar definitiv schädlich für die PatientInnen sind.

In diesem letzten Kapitel müssen wir uns nun der Frage zuwenden, warum dies so ist. Vor 1970 konnte die Pflege weder eine nennenswerte Forschungsgrundlage vorweisen, noch verfügte sie über einen spezifischen Wissensstandard. In den letzten 20 Jahren jedoch wurde die Pflegeforschung kontinuierlich ausgeweitet, und es hat sich gezeigt, daß viele Praktiken in der Pflege sinnlos sind, dennoch bestehen die Rituale weiter. Dieser Sachverhalt zeigt, daß das fundamentale Problem darin besteht, die Forschungsbefunde in die Pflegepraxis zu integrieren.

Es lohnt sich, einmal der Frage nachzugehen, mit welcher Bereitwilligkeit das Pflegepersonal in Amerika Forschungsbefunde aufnimmt. In einer Studie von Luckenbill-Brett (1987) wurde untersucht, in welchem Umfang 216 examinierte Pflegende in US-amerikanischen Krankenhäusern jeglicher Größenordnung Kenntnis von Forschungsbefunden hatten. Sie konzentrierte sich auf 14 verschiedene Forschungsbefunde aus den Bereichen «Auswechseln von intravenösen Infusionssystemen» bis hin zu «Festlegung von gemeinsamen Zielen»; die Ergebnisse ihrer Studie sind in **Tabelle 4** zusammengefaßt.

Luckenbill-Brett äußert sich vorsichtig optimistisch zu diesen Ergebnissen, da sie doch darauf hinzudeuten scheinen, daß Forschungsbefunde zu den praktizierenden Pflegenden durchdringen, aber nur in einem geringeren Maße umgesetzt werden. Die Tatsache, daß im Durchschnitt 70 % der Pflegenden Kenntnis von Forschungsbefunden hatten, aber nur 28 % sagten, daß sie diese immer implementieren, gibt allerdings nur wenig Anlaß zur Freude. Es wäre interessant, diese Stu-

Tabelle 4: Kenntnis von Forschungsbefunden bei 216 registrierten Pflegenden

Kenntnisstand	Mittelwert in %, bezogen auf 14 Forschungsbefunde
Kenntnis von Forschungsbefunden	70
Überzeugt von dem Wert der Befunde	58
Gelegentliche Implementierung von Befunden	33
Ständige Implementierung von Befunden	28

Aus: Luckenbill-Brett (1987)

die mit Pflegenden im Vereinigten Königreich zu wiederholen, um zu sehen, wie diese bei einem Vergleich mit ihren amerikanischen KollegInnen abschneiden.

Ist es realistisch, von einer einzelnen Pflegeperson zu erwarten, daß sie eine Studie liest und ihre praktische Arbeit entsprechend ändert? Die Antwort lautet wohl eher nein, da diese Pflegeperson mit Kommentaren wie «Die Stationsschwester hätte es gern so» oder «Wir haben das immer so gemacht» zu rechnen hat. Selbst wenn eine einzelne Pflegeperson bereit ist, den Hindernissen mutig zu begegnen, die ihr von seiten der geschmähten, traditions- und ritualverhafteten Pflege in den Weg gelegt werden, wird sie feststellen, daß ihre Versuche, Veränderungen herbeizuführen, von den anderen Pflegenden auf der Station spätestens dann unterlaufen werden, wenn ihr Dienst endet. Die mangelnde Flexibilität der Pflege läßt eine Station immer wieder zu den alten Praktiken zurückkehren.

Wenn eine Pflegeperson wirklich etwas ändern will, dann muß sie sich über die Schwierigkeiten im klaren sein, die mit der Veränderung von Einstellungen und Überzeugungen verbunden sind. Claxton (1987) definiert Überzeugungen als feststehende Ansichten eines Menschen darüber, wie bestimmte Dinge sind oder zumindest sein sollten. Zu einer solchen Überzeugung gehört folglich die Identifizierung mit einer Sache. Genau diese Identifizierung mit einer Überzeugung führt zum Widerstand gegen Veränderungen, denn wenn Veränderungen eine Gefahr darstellen, dann widersetzt sich ein Mensch dem, damit er an seiner ursprünglichen Überzeugung, wie die Dinge sein sollten, festhalten kann. Er kann Veränderungen aber auch völlig ignorieren und weiter so tun, als wäre nichts geschehen.

Wenn wir nun Veränderungen betrachten, sei es bei Verbandstechniken oder bei der Organisation der Pflege, dann wird klar, daß wir uns den Überzeugungen erfahrener Pflegenden gegenübersehen, wenn es um die Wahl der geeigneten Lotionen und Materialien bzw. um die Vorteile der Aufgabenverteilung bei der Erledigung der üblichen Arbeiten geht. Pflegende tendieren dazu, sich mit diesen Überzeugungen zu identifizieren und sträuben sich deshalb gegen Veränderungen, die sie als Bedrohung ihrer Persönlichkeit empfinden.

Wäre die Geschichte der Pflege anders verlaufen, dann hätte die pflegerische Arbeit möglicherweise eine tragfähigere Grundlage als Überzeugungen, und es gäbe dieses Problem nicht. Vor dem Jahre 1970 konnte die Pflege leider kaum auf eine Forschungstradition zurückblicken, auch fehlte ihr der Sinn für die Relevanz eines berufsspezifischen Wissensstandards; abgesehen von der Idee, der Medizin dienlich zu sein, war sie bar jeder Theorie. Folglich war die Grundlage der Pflege nicht ihre eigene Wirklichkeit, sondern einerseits das Wissen, über das Pflegende nach Ansicht der Ärzteschaft verfügen sollten, andererseits die Überzeugungen, die in althergebrachter Weise mündlich von der Stationsschwester an die Lernenden weitergegeben wurden. Deshalb ist die Pflege von Überzeugungen durchsetzt, und diese werden fälschlicherweise für Fakten gehalten.

Die Arbeit von ForscherInnen wurde in den letzten 20 Jahren in vielen Bereichen behindert, weil sie mit ihren Befunden Überzeugungen in Frage stellten. Wie oben dargelegt wurde, identifizieren sich die Menschen mit diesen Überzeugungen und werden so verleitet, alle Fakten zu ignorieren, die ihre Überzeugungen anzweifeln. Die Einstellung, PflegeforscherInnen hätten sich weit von der klinischen Praxis entfernt und seien in gewisser Hinsicht zu wissenschaftlich und hochgestochen, hat es dem klinischen Pflegepersonal leicht gemacht, Forschungsbefunde nicht zur Kenntnis zu nehmen. Mit Bemerkungen wie der folgenden können sie ihre Art der Problemlösung rational begründen: «Das hört sich in der Theorie ja alles gut an, aber Sie können sich ganz einfach nicht vorstellen, wie es in der Praxis auf meiner Station aussieht.»

Die Integration der Forschung in die Pflege kann durch eine enge Zusammenarbeit zwischen ForscherInnen und PflegepraktikerInnen vorangetrieben werden. Unter diesem Aspekt ist es auch hilfreich, wenn PflegeforscherInnen über ihre Befunde in einer für alle verständlichen Sprache berichten, anstatt eine komplizierte Fachsprache zu bemühen, die nur wenige im klinischen Bereich tätige PflegerInnen verstehen.

Die Tradition des Gehorsams in der Pflege ist ein weiterer Hemmschuh für die Durchsetzung von Veränderungen. Eine Pflegeperson, die für Veränderungen eintritt, wird sich mit leitenden Pflegenden, Ärzten und dem Pflegemanagement auseinanderzusetzen haben. Dabei ist Unterordnung nicht gerade hilfreich. Selbstbehauptung ist gefragt, und die fehlt leider, nicht nur wegen der Tradition des Gehorsams in der Pflege, sondern auch deshalb, weil die meisten Pflegenden Frauen sind, denen ihre potentiellen Selbstbehauptungstendenzen während ihrer Sozialisation systematisch ausgetrieben wurden.

Wir möchten die Curriculum-Planer dringend bitten, zukünftig in ihre Ausbildungsprogramme ein Selbstbehauptungstraining für Lernende einzubauen und die Selbstbehauptung mit den sprachlichen oder mathematischen Fähigkeiten auf eine Stufe zu stellen. Des weiteren sollten die Pflegepersonen auf die für die berufsbegleitende Fort- und Weiterbildung Verantwortlichen einwirken, Kurse in Selbstbehauptung einzurichten. Wir halten solche Fähigkeiten für unabdingbar, wenn es darum geht, die Pflege aus dem verknöcherten Griff der Tradition zu lösen und aus PflegepraktikerInnen Menschen zu machen, die die Kraft haben, einen Wechsel einzuleiten.

Die Analyse der Hemmnisse, die die Veränderung der Pflege blockieren, zeigt auf, welche Maßnahmen in der Zukunft zu ergreifen sind. Zunächst einmal müssen wir dafür sorgen, daß die Pflegepraxis nicht nur auf Überzeugungen fußt, sondern sich zu einer rationalen, faktisch begründeten Disziplin entwickelt, die Forschungsbefunden und neuen Ideen aufgeschlossen gegenübersteht. Die Pflege wird immer ein System von Grundwerten benötigen, in denen sich das ihr eigene Wesen widerspiegelt – eine umfassende Pflegephilosophie – aber dieses System darf nicht mit den Überzeugungen verwechselt werden, bei denen es um die beste Methode beim Verbinden einer Wunde oder bei der Vorbereitung eines Patienten für den Operationssaal geht.

Die Pflege könnte dieses System von Grundwerten bzw. diese Pflegephilosophie in den verschiedenen Pflegemodellen wiederfinden. AutorInnen wie etwa Henderson, Roy und Orem haben alle theoretische Konstrukte bzw. Modelle erarbeitet, die aufzeigen, was die Pflege ist. Sie haben versucht, einen pflegespezifischen Wissensstandard zu entwickeln und diesen dann auf die Grundlage einer Pflegephilosophie gestellt. Orem beispielsweise stützt ihr Modell auf eine Theorie, in deren Mittelpunkt Bestrebungen der Pflege stehen, die PatientInnen und ihre Familien zur Selbstpflege zu befähigen, wohingegen Roy die Ansicht vertritt, die Pflege solle den PatientInnen zur Wiedererlangung ihrer Gesundheit bei der Anpassung an Stressoren behilflich sein. Diese Stressoren können physische, psychische und soziale Ursachen haben.

Auf dieser philosophischen Betrachtungsebene kommen Anschauungen über die Pflege mit ins Spiel, denn in diesen Anschauungen sind auch die Überzeugungen der einzelnen Pflegeperson enthalten, was richtig und was falsch ist. Pflegende dürfen kein Urteil über PatientInnen fällen, und sie müssen bedenken, daß die Überzeugungen der PatientInnen sich wahrscheinlich von ihren eigenen unterscheiden. Diese unterschiedliche Wahrnehmung, die Fähigkeit, Dinge aus dem Blickwinkel der PatientInnen betrachten zu können, sind unabdingbarer Bestandteil einer guten Pflegearbeit. Allerdings dürfen wir die Ansicht darüber, wie ein Dekubitus am besten heilt, nicht mit bewiesenen Fakten verwechseln; auf dieser Betrachtungsebene führt gerade diese Verquickung von ureigenen, ganz persönlichen Ansichten mit der pflegerischen Arbeit zu vielen der in diesem Buch thematisierten Problemen.

Wenn die Pflegenden den Versuch unternehmen wollen, die gegenwärtige Praxis zu verändern, dann sollten sie wissen, was uns die Psychologie über die Veränderung von Einstellungen und Überzeugungen lehrt. Es ist zwar schwierig, Einstellungen zu verändern, aber nicht unmöglich. Das Konzept, das den Weg für Veränderungen ebnet, ist die «Theorie der kognitiven Dissonanz». Diese Theorie geht von folgender Annahme aus: Wenn wir die Einstellung haben, daß etwas nicht richtig ist oder nicht funktionieren kann, aber trotzdem damit arbeiten und schließlich die Erfahrung machen, daß es doch funktioniert, dann haben wir Probleme, unsere Erkenntnis mit unserer Auffassung in Übereinstimmung zu bringen. Geschieht dies jedoch, wird häufig ein Sinneswandel herbeigeführt, der mit einfachen Überzeugungsversuchen nicht erreicht worden wäre.

Ein gutes Beispiel für die Umsetzung dieser Theorie in einem größeren Rahmen bietet die Rassenintegration im Erziehungswesen, die in den sechziger Jahren in den USA in die Wege geleitet wurde. Die Gegner machten geltend, die weißen Kinder wüßten zu wenig über Schwarze, um mit ihnen in dieselbe Schule zu gehen. Es müsse erst ein großangelegtes Erziehungsprogramm gestartet werden, damit Weiße etwas über Schwarze lernen, bevor ein gemeinsamer Unterricht möglich sei, andernfalls wäre, bedingt durch Gewalttätigkeit zwischen den Rassen, mit einem völligen Auseinanderbrechen des Erziehungssystems zu rechnen. Wieder andere behaupteten natürlich, daß eine Integration von Weißen und Schwarzen überhaupt nicht möglich sei. Aufgrund der «Theorie der kognitiven Dissonanz» (Hilgard et al., 1987) wurde prognostiziert, daß die Weißen bei Integration des Unterrichts ihre Einstellung Schwarzen gegenüber mit ihren direkten Erfahrungen in Einklang bringen müssen, die sie durch die Anwesenheit im selben Klassenraum machen (und umgekehrt); die Folge davon sei, daß Weiße und Schwarze in integrierten Schulen miteinander auskämen.

Die Erfahrung hat gezeigt, daß das Konzept der kognitiven Dissonanz funktioniert. Zwar gibt es in der amerikanischen Gesellschaft auch weiterhin beträchtliche Spannungen und Reibereien zwischen den Rassen, aber sie sind weitaus weniger stark ausgeprägt als von den Gegnern der Integration vorausgesagt wurde.

Wenn man diesen Ansatz auf die Pflege überträgt, dann heißt dies, daß es bei der Einführung von Veränderungen auf Taten, nicht auf Überzeugungsversuche ankommt. In Anlehnung an die Theorie werden die Ansichten über Methoden des Verbindens am besten dadurch verändert, daß man eine neue Technik einführt und die Pflegenden selbst überprüfen läßt, ob sie funktioniert. Sie müssen dann die nachweisbaren Verbesserungen mit ihrer Auffassung in Einklang bringen, daß keine Verbesserung möglich ist. Es gilt in diesem Zusammenhang, nicht in eine offensichtliche Falle zu tappen, und zwar die klassische autokratische Methode des Pflegemanagements, ein neues Produkt per Befehl einzuführen. Selbstverständlich müssen Beratung und Erklärung im Vordergrund stehen, und es muß klargemacht werden, daß es sich um einen Versuch von begrenzter Dauer handelt. Eine Veränderung sollte stets so eingeführt werden, daß sie für das Pflegepersonal so wenig belastend wie möglich ist.

Veränderungen lassen sich geschickt einführen, wenn die Leitung es versteht, eine Gruppe dahin zu bringen, daß diese eigene Problemlösungen findet. So könnte man ein Mitglied der Gruppe einladen, sich einen Aspekt der Pflegearbeit genauer anzuschauen, um zunächst einmal auf das Problem aufmerksam zu machen, denn ohne Einsicht in die Notwendigkeit von Veränderungen werden diese sich niemals durchsetzen lassen. Die Leitung kann daraufhin versuchen, von den anderen Gruppenmitgliedern eine Lösung erarbeiten zu lassen, die anschließend in der Praxis ausprobiert wird, und hoffen, daß sich der Effekt der kognitiven Dissonanz einstellt. In diesem Kontext kann die Leitung auch eine Stationsschwester oder eine klinische Pflegespezialistin sein.

Während der Phase, in der Veränderungen eingeführt werden, muß jeder bereit sein zu akzeptieren, daß in der Übergangszeit Fehler gemacht werden. Wer lernt schon Autofahren, ohne Fehler zu machen? Dieser Aspekt stellt natürlich eine Bedrohung für die Selbstachtung eines Menschen dar, und diese Bedrohung kann solche Ausmaße annehmen, daß Veränderungen erst gar nicht angestrebt werden. Wenn also die Bereitschaft dazu gefördert werden soll, dann muß eine Pflegeperson das Gefühl haben, Fehler machen zu dürfen, die sich beim Ausprobieren neuer Techniken nun einmal nicht vermeiden lassen. Eine Pflegeperson wird in der Phase des Wechsels auch häufiger feststellen, daß sie sich anders verhält. Dies kann ebenfalls zu Schwierigkeiten führen, da Menschen ihr Anderssein nicht schätzen; sie ziehen es vor, sich anzupassen, um akzeptiert zu werden. Diese Punkte dürften deutlich gemacht haben, mit welchen Reaktionen des Pflegepersonals während der Einführungsphase von Veränderungen zu rechnen ist.

Eine Pflegeperson, die die Praxis verändern will, muß wissen, daß sie es darauf anlegt, die Überzeugungen einer anderen Pflegeperson in Frage zu stellen. Sie zweifelt damit etwas an, mit dem sich die andere Pflegeperson identifiziert. Wenn Sie wollen, daß diese Pflegeperson sich verändert, dann verlangen Sie, daß sie dafür mit Anderssein und möglichem Mißerfolg bei der Anwendung neuer Methoden bezahlt. Die Theorie der kognitiven Dissonanz zeigt zwar auf, wie man Einstellungen und Überzeugungen verändert, dennoch bedarf es eines großen Engagements und einer gut durchdachten Strategie, die einer Pflegeperson Unterstützung gewährt, wenn sie damit zurechtkommen muß, daß sie ihre Arbeit anders und zu Beginn vielleicht nicht ganz korrekt ausführt.

Hunt (1987) führte eine großangelegte Studie über Probleme im Zusammenhang mit der Integration von Forschungsergebnissen durch, in der die mit einem Wechsel verbundenen Schwierigkeiten bestätigt wurden. Hunt untersuchte die vor einer Operation üblichen Praktiken des Fastens und der Mundpflege und kam zu dem Schluß, daß der Aufwand, der erforderlich ist, um auf der Grundlage von Forschungsergebnissen Veränderungen in die Wege zu leiten, die Leistungsfähigkeit einer jeden Pflegeperson übersteigt. Die Unbeweglichkeit des Systems ist einfach zu groß. Es gibt viel zu viele Faktoren bürokratischer, politischer, organisatorischer und sozialer Art, mit denen sich eine einzelne Pflegeperson auseinanderzusetzen hätte.

Ein solcher Befund macht ziemlich mutlos, deshalb nun die gute Nachricht. Es gelang Hunt auch, auf einer rationalen, wissenschaftlichen Basis Veränderungen durchzusetzen, jedoch erst, nachdem sie PflegeausbilderInnen, Stationsschwestern und ManagerInnen für die Mitarbeit in einem Team gewonnen hatte; es ging darum, Probleme ausfindig zu machen, die entsprechende Forschungsliteratur herauszusuchen und notwendige Veränderungen der gängigen Praxis aufzudecken. Durch diese enormen Anstrengungen gelang es, sinnvolle Veränderungen herbeizuführen. Deshalb kommt Hunt abschließend zu der Feststellung, daß die Durchsetzung von Veränderungen ebenso große Anstrengungen erfordert wie die Generierung neuer Erkenntnisse.

Die Relevanz dieses Ansatzes wird von Alexander und Orton (1988) bestätigt, die von einer Studie unter Beteiligung des «King's Fund» berichten. Mit Unterstützung dieser Organisation wurden Dreiergruppen gebildet, die sich aus einer Stationsschwester, ihrer unmittelbaren Vorgesetzten und der für die Station zuständigen Lehrkraft zusammensetzten. Bei ihrer Arbeit mit 36 solcher Dreiergruppen über mehrere Jahre gelang es den ForscherInnen, auf der Grundlage wissenschaftlicher Erkenntnisse Veränderungen durchzusetzen.

Die aus diesen Studien abzuleitenden Folgerungen zeigen deutlich, daß die Pflegeperson, die einen Alleingang wagt, dem System unterliegen muß. Wenn wissenschaftlich fundierte Veränderungen in der Pflegepraxis umgesetzt werden sollen, ist großes Engagement von seiten des Ausbildungsbereiches und des Managements, aber auch von seiten des Pflegepersonals aus dem klinischen Bereich gefordert. Außerdem gilt es, der Bedeutung psychologischer Faktoren für die Veränderung von Überzeugungen und Einstellungen Rechnung zu tragen. Letztendlich spielt auch die Unterstützung durch Institutionen außerhalb der Pflege eine große Rolle. Es gibt zwar nur einen «King's Fund», aber mehr als 20 Pflegefachbereiche an Universitäten und Polytechnika, deren wissenschaftliches Know-how das Pflegepersonal in Krankenhäusern nutzen kann. Die gleichen Anstrengungen, die ursprünglich für eine Forschungsarbeit unternommen wurden, sind noch einmal gefordert, wenn ihre Befunde jemals Einzug in die Pflegepraxis halten sollen.

Wir haben aufgezeigt, daß in einigen Bereichen der Pflege vieles falsch läuft, daß es andererseits aber auch Bereiche gibt, in denen vorzügliche Arbeit geleistet wird, weil die Praxis von wissenschaftlich fundierten und nicht von ritualisierten Maßnahmen bestimmt wird. Wenn die Hoffnungen und Bestrebungen des «Projekt 2000» jemals Wirklichkeit werden sollen, dann muß die Pflege ihre Rituale und Mythen durch eine rationale, wissenschaftlich fundierte Grundlage ersetzen. Solange dies nicht erreicht ist, wird die Pflege schwerlich die Bezeichnung Profession für sich in Anspruch nehmen können. Die Bezeichnung Pflegehandwerk wird ihr eher gerecht.

Literatur

Alexander, M., Orton, H. (1988): Research in action. *Nursing Times* 4 (8): 38–41.

Clayton, G. (1987): Beliefs and behaviour: why is it so hard to change? *Nursing* 3: 670–3.

Hunt, M. (1987): The process of translating research findings into nursing practice. *Journal of Advanced Nursing* 2: 101–10.

Hillgard, E., Atkinson, R. L., Atkinson, C. (1987): *Introduction to Psychology*. New York: Harcourt Brace Jovanovitch Co.

LoBiondo-Wood, G., Haber, J. (1996): *Pflegeforschung*. Ullstein Mosby, Berlin/Wiesbaden.

Luckenbill-Brett, J. (1987): Use of nursing practice research findings. *Nursing Research* 36: 344–9.

Notter, L. E., Hott, J. R. (1997) *Grundlagen der Pflegeforschung*. Huber, Bern.

Vaughain, B., Pearson, A. (1986): *In Nursing Models for Practice*, Oxford: Heinemann.

17. Pflege und Veränderung

Einführung

Die Pflege steht in dem Ruf, eine sehr von Traditionen bestimmte, reaktionäre Disziplin zu sein; dennoch scheint sie auch die Fähigkeit zu besitzen, ganz plötzlich neue, radikale Ideen aufnehmen zu können, die zu Veränderungen führen, und es kümmert sie wenig oder gar nicht, ob die in Angriff genommenen Veränderungen sich auf eine fundierte Grundlage stützen. Zu letzterer Einschätzung kam auch das britische Gesundheitsministerium bei seiner Managementreform, die innerhalb eines Jahres auf einen Schlag durchgeführt wurde (Griffiths, 1985), bevor dann im Zuge der nächsten Reform wieder fast alles geändert wurde (Reformen des staatlichen Gesundheitsdienstes im Jahre 1991). Weshalb ist die Pflege also derartig resistent gegenüber Veränderungen und offenbar gleichzeitig in der Lage, immense Veränderungen herbeizuführen? Dieses janusköpfige Paradoxon wird in diesem Kapitel untersucht, in dem auch Veränderungstheorien und ihre Relevanz für die Pflegepraxis beleuchtet werden. Eine Antwort, die denkbar wäre, wird später gegeben.

Eine kritische Bewertung der Ideen, die mit Veränderungen zusammenhängen, ist unabdingbar, wenn die Pflegenden in die Lage versetzt werden sollen, ihren Weg zwischen den beiden extremen Einstellungen gegenüber Veränderungen zu finden: «Veränderung muß sein, ob ihr wollt oder nicht» und «Nur über meine Leiche, das habe ich schon immer so gemacht». Vielleicht ist die autoritäre, hierarchisch aufgebaute Organisation des staatlichen Gesundheitsdienstes eine Erklärung für die augenscheinliche Schnelligkeit, mit der die vom Management angeordneten Veränderungen durchgesetzt werden, während der Enthusiasmus und die intelligenten Ideen des Klinikpersonals häufig durch das Desinteresse oder das entmutigende Verhalten anderer zunichte gemacht werden. Veränderungen, wenn sie denn stattfinden, werden von denjenigen, die am wenigsten über die direkte Pflege der Patienten wissen, und vom Management des staatlichen Gesundheitsdienstes durchgesetzt, trotzdem erleben diejenigen, die am meisten über die Pflege Bescheid wissen – die Pflegepraktiker –, daß ihre Ideen von Mitarbeitern und Kollegen blockiert werden. Vielleicht gelingt es, dieses Phänomen durch die Betrachtung der Veränderungstheorien zu erhellen. Dies ist wichtig, da sonst die Bestrebungen, Mündigkeit zu erlangen, nur zu Frustration und Demotivation führen, während die ritualistischen Praktiken fortgesetzt werden trotz der oberflächlich sichtbaren Veränderungen, die ihre Existenz eher politischem Opportunismus, der Ausübung von Zwang, charismatischen Persönlichkeiten und kosmetischen Maßnahmen verdanken als der Realität.

Veränderungen in der Pflege können auf verschiedenen Ebenen stattfinden, von denen die wichtigste die Ebene der Eins-zu-eins-Pflege, die Ebene Pflegeperson-Patienten, darstellt. Darauf kommt es letztendlich in der Pflege an – auf die Art und Weise, wie eine Pflegeperson mit dem Patienten kommuniziert und wie sie sich um ihn und seine Familie kümmert. Auf dieser Ebene kann die Praxis beispielsweise durch die Einführung von Maßnahmen zur Gesundheitserziehung oder durch eine neue Art von Verband verändert werden. In einem etwas größeren Rahmen geht es bei den Veränderungen auf der nächsthöheren Ebene um die einzelnen Gruppen der Pflegenden, z. B. um solche, die Stationen leiten und in den Teams der Gemeindepflege arbeiten, und um die Art und Weise, wie sie die Pflege organisieren. Interessant ist hier eher, wer die Pflege durchführt und wie sie organisiert ist, als die Art der Pflege, wenngleich die Frage nach dem Wer und dem Wie einen großen Einfluß auf die Qualität der Pflege hat. Eine Veränderung der Anforderungsprofile oder die Einführung der Bezugspflege sind Beispiele hierfür. Die Veränderungen wirken sich dann auf die verschiedenen Gruppen der Pflegenden in den Krankenhäusern oder Trusts aus und können sogar den Verwaltungsrat mit einbeziehen oder dazu führen, daß Initiativen im Zusammenhang mit patientenzentrierter Behandlung entstehen. Zuletzt kann die Pflege auf nationaler Ebene verändert werden, sowohl offiziell von seiten des Gesundheitsministeriums, z. B. die Einführung des «Projekt 2000», als auch weniger offiziell, z. B. die Reaktion auf die Änderung der Arbeitszeiten für junge Ärzte.

In diesen drei Fällen fällt es leicht, das Wesen der Pflege beiseite zu lassen und sich statt dessen auf die Veränderung von sozialen Systemen und Organisationen zu konzentrieren, insbesondere deshalb, weil viele Veränderungstheorien sich im Rahmen von Managementstudien mit diesem Thema beschäftigen.

Pflegende können somit auf allen Ebenen Veränderungen initiieren, oder sie können Betroffene sein, die auf die Initiativen anderer reagieren. Nur allzu oft gehören Pflegende eher zur zweiten als zur ersten Gruppe. Es kann sein, daß Veränderungen lediglich auf die Pflegeperson und den Patienten begrenzt sind, sie können aber auch weite Kreise ziehen und in steigendem Maße unvorhersehbare Konsequenzen mit sich bringen. Die letzte Beobachtung stammt aus der Chaostheorie, nach der die geringfügige Veränderung eines Teils in einem System zu großen und gänzlich unvorhersehbaren Folgen an anderer Stelle führen kann (Gleick, 1987). Dieses Phänomen ist bekannt als hochsensible Abhängigkeit von Anfangsbedingungen. Der alte Reim, der bereits im Jahre 1758 von Benjamin Franklin zitiert wurde, kann dies gut veranschaulichen:

Es fehlte ein Nagel, der Schuh ward verloren,
Es fehlte ein Schuh, das Pferd ward verloren,
Es fehlte ein Pferd, der Reiter ward verloren,
Es fehlte ein Reiter, die Schlacht ward verloren,
Es fehlte eine Schlacht, das Königreich ward verloren.

Von Shakespeare stammt das weithin bekannteste Beispiel für den Verlust eines Pferdes in einer Schlacht, als König Richard III sein Schicksal auf dem Schlachtfeld von Bosworth beklagt («Mein Königreich für ein Pferd!»). Die Welt ist nicht der mechanistische und überschaubare Ort, für den ihn die positivistische Wissenschaft einst hielt, und einer Pflegeperson fallen beim Nachdenken sicher eine ganze Reihe von Beispielen aus der Pflege ein, auf die diese ersten Worte von Richard III zutreffen. Unvorhersagbarkeit und Ungewißheit, die durch Veränderungen entstehen, sind, wie wir sehen werden, die Hauptursachen für den Widerstand gegen Veränderungen.

Wie Kulturen verändert werden

Jede Schrift, in der es um Veränderungen geht, beschäftigt sich gewöhnlich mit diesem wichtigen Aspekt, denn entweder ist die Kultur selbst das direkte Ziel einer Veränderungsstrategie, oder es wird erkannt, daß dieses schwer faßbare Phänomen «Kultur» sich ebenfalls verändern muß, wenn konkrete, und seien es nur kleine, Veränderungen herbeigeführt werden sollen. Einer einfachen Definition zufolge besteht eine Kultur aus den allgemein verbreiteten Überzeugungen, Ansichten und Wertvorstellungen innerhalb einer Gruppe (Williams et al. 1989).

Einer der Gründe, weshalb die Pflege sich mit Veränderungen so schwer tut, besteht darin, daß vieles, was in der Vergangenheit als Wissensgrundlage der Pflege galt, in Wirklichkeit bloß die Meinungen und Überzeugungen der Pflegenden war. Das traditionelle Wissen der Pflege kann also gemäß dieser Definition als Kultur angesehen werden. Nach Williams et al. schottet die Kultur einer Gruppe sich selbst ab, sie ist das verinnerlichte Produkt früherer Strategien, die bewirken, daß jede neue Strategie, die Veränderungen erfordert, zunichte gemacht wird. Die Riten, Rituale und Symbole einer Gruppe sind allesamt Manifestationen ihrer Kultur, die alle Entscheidungen und die Praxis durchdringt.

Aus hierarchischem Denken abgeleiteter Respekt und Ehrerbietung gegenüber Autoritäten lassen sich sofort als typische Merkmale der Pflegekultur erkennen. Das Symbol «Uniform», das aus der viktorianischen Zeit stammt und ursprünglich den Dienstboten zugeordnet war, ist Ausdruck einer sehr veralteten und auf Traditionen gründenden Kultur. Das Bild, das sich aus den bisher beschriebenen Riten und Ritualen der Pflege ergibt, läßt die Pflegenden als eine Gruppe erscheinen, deren Kultur ihnen vorschreibt, Befehle zu befolgen. Selbstverständlich gibt es viele Situationen, in denen es gefährlich wäre, dies nicht zu tun, doch gibt es auch viele andere Situationen, in denen Befehle völlig fehl am Platze sind und nur dem Zweck dienen, das Machtgefälle zwischen den Beziehungsstrukturen innerhalb dieser Kultur deutlich zu machen. Es gibt darüber hinaus noch andere Situationen, in denen Befehle fragwürdig sind, und vielleicht ist da eine Bitte eher angebracht als ein Befehl.

Eine solche Kultur muß verändert werden, wenn auch die Praxis verändert werden soll, was zweifellos ein schwieriges Unterfangen ist. Nach Williams et al. besitzen Kulturen folgende Hauptmerkmale, und diese gilt es zu verstehen, bevor über Strategien nachgedacht wird, die Veränderungen in die Wege leiten.

Eine Kultur wird in erster Linie durch die Umgebung beeinflußt, und zwar sowohl innerhalb als auch außerhalb der Gruppe. Die innere Umgebung ist zuständig für die Rekrutierung und die Ausbildung des Personals in den Colleges, für die Verhaltensweisen anderer Pflegepersonen innerhalb des klinischen Bereichs sowie für die Entscheidungs- und Kontrollmechanismen innerhalb der Pflege; die äußere Umgebung richtet ihr Augenmerk auf den Kontext, in dem die Pflege stattfindet. Beispiele für diese äußeren Faktoren sind politische Vorgaben für den staatlichen Gesundheitsdienst sowie die personelle Ausstattung, gesetzliche Vorgaben und die Einstellung der Ärzteschaft gegenüber dem Pflegepersonal. Der Sozialisationsprozeß, den die Pflegenden während ihrer Ausbildung durchlaufen, ist uns allen bekannt: In dem Maß, wie die Lernenden mit der Materie vertrauter werden, entdecken sie den heimlichen Lehrplan, der es ihnen ermöglicht, im klinischen Bereich zu überleben, leider oft auf Kosten ihrer Ideale. Zu diesem heimlichen Lehrplan gehört, daß ein Lernender den Kopf gesenkt und den Mund geschlossen zu halten hat, wenn es darum geht, zufriedenstellende Noten zu erhalten – ein Verhalten, das Veränderungen nicht gerade fördert.

Die Kultur wird von Input und Output bestimmt; sie ist das Produkt bestimmter Einstellungen und Überzeugungen gegenüber der Pflege (Input), was wiederum bestimmte Handlungsweisen zur Folge hat (Output). Dieser Output dient dann wieder als Feedback für die ursprünglichen Einstellungen und Überzeugungen. Diese Charakteristika machen die Pflege äußerst widerstandsfähig gegenüber Veränderungen und führen leicht zu sich selbst erfüllenden Prophezeiungen. Ein Beispiel dazu: «Wir behandeln einen Dekubitus auf diese Art und Weise, weil wir es so für richtig halten und weil wir es schon immer so gemacht haben; warum also etwas ändern?» Williams et al. stellen fest, daß auf Karriere ausgerichtete Organisationen mit standardisierten Ausleseverfahren und Ausbildungsprogrammen, die in einem relativ stabilen Markt mit geringer personeller Fluktuation operieren, infolge dieses Input-Output-Mechanismus vermutlich am widerstandsfähigsten gegenüber Veränderungen sind. Diese Merkmale sind mehr oder weniger deutlich in der Pflege erkennbar, insbesondere in den Bereichen, die am widerstandsfähigsten gegenüber Veränderungen sind.

Die Kultur wird im wesentlichen von ihrer Geschichte bestimmt, und die Pflege ist ein erstklassiges Beispiel für diese These, da die Auswirkungen ihrer Herkunft aus dem religiösen und dem militärischen Bereich heute noch deutlich an ihrem zwanghaften Festhalten an hierarchischen Strukturen erkennbar sind. Eine

Kultur wird zum Teil von einem unbewußten Phänomen bestimmt: Grundlegende Annahmen verbreiten sich bis zu einem Punkt, an dem uns nicht mehr bewußt ist, daß sie existieren. So begleitet die Stationsleitung heute immer noch häufig den Facharzt bei der Visite. Dies wird einfach als ganz selbstverständlich hingenommen, doch oft gibt es wichtigere Arbeiten, die die Zeit der Pflegeperson erfordern. Bei Bezugs- oder Teampflege müßte die Bezugspflegeperson bzw. die Teamleitung nur bei den von ihr zu pflegenden Patienten die Visite begleiten bzw. an einer Fallbesprechung teilnehmen, wodurch die Ärzte die Möglichkeit hätten, sich bei der Visite auf rein medizinische Gesichtspunkte zu beschränken. Damit wäre die Zeit der Pflegenden besser genutzt, und es wäre sichergestellt, daß die Informationen seitens der Pflege bei der Visite oder Fallbesprechung von denjenigen Pflegepersonen kommen, die am meisten über den Patienten wissen.

Nicht alle Überzeugungen, Einstellungen und Wertvorstellungen, die eine Kultur ausmachen, werden von sämtlichen Mitgliedern geteilt, da einige von ihnen verschiedenen Untergruppen innerhalb der Gruppe angehören. Es gibt Unterschiede zwischen Intensivpflegeeinheiten bzw. Operationssälen und Altenpflegeeinheiten ebenso wie zwischen den Lernenden und den Pflegenden bzw. der Stationsleitung. Die Kultur innerhalb der Pflege ist also nicht homogen; es sind signifikante Unterschiede zwischen Spezialisten, Einheiten, Dienstgraden und den verschiedenen Landesteilen zu erwarten. Jeder Versuch, eine Veränderung herbeizuführen, muß dieser Vielfalt Rechnung tragen.

Die Diskussion, die im Zusammenhang mit der Pflege geführt wird, zeigt, daß die Pflege sich sehr gut in die gängigen Muster organisierter Kulturen einfügt; dabei zeigt sich, daß sie nahezu alle Merkmale von Kulturen aufweist, die sich als äußerst widerstandsfähig gegenüber Veränderungen erweisen. Im nächsten Schritt geht es also darum, einige der vorgestellten Veränderungsstrategien näher zu betrachten und herauszufinden, wie sie für die Pflege nutzbar gemacht werden können.

Verschiedene Veränderungsansätze

Rationale Entscheidungsprozesse: das lineare Modell

Zunächst werden wir uns mit dem Modell für rationale Entscheidungsprozesse auseinandersetzen, nach dem das Management bei größeren Krisen oder Problemen normalerweise vorgeht. Gemäß diesem Modell stellt das Management zunächst den Auftrag, den das Unternehmen verkörpert, und die Organisationsform fest und umreißt die grundlegenden Ziele, welche die eigentliche Existenz der Organisation begründen. Dann werden die Probleme einer Einschätzung und Diagnose unterzogen. Anschließend werden mögliche Lösungen formuliert und eine Lösung ausgewählt. Nach der Entscheidung für eine Lösung wird deren Implementation in einem nächsten Schritt geplant, bevor die erforderlichen Interventionen eingeleitet werden, und in einem letzten Schritt wird bewertet, wie effektiv die angestrebten Veränderungen mit Hilfe dieser Interventionen herbeigeführt werden können.

Ein solches Modell wird als linearer Ansatz bezeichnet, da die Entwicklung geradlinig von einer Stufe zur nächsten führt. Die Realität sieht sehr viel anders aus, weil das Leben selten so einfach ist. Die Kritik an diesem Modell richtet sich auf die starke Vereinfachung; in der Praxis gibt es viel Bewegung zwischen den einzelnen Stadien, weil sie alle miteinander in Beziehung stehen. Außerdem verändern sich die Bedingungen gewöhnlich während der Zeit, in der das Management die Probleme bearbeitet. Oft wird durch die bloße Anwesenheit der Mitglieder des Managements das Bild verzerrt, oder sie bekommen eine untypische Situation zu sehen bzw. verstehen nicht, was sie sehen. Dies sind einige der Kritikpunkte, die sich gegen Managementteams richten, die sich mit neuen Anforderungsprofilen befassen.

Läuft auf einer Stufe etwas falsch, dann passiert dasselbe wahrscheinlich auf allen nachfolgenden Stufen, da diese nach Art einer Kettenreaktion miteinander verbunden sind. Das ganze System läuft Gefahr, mechanistisch und unflexibel zu werden. Fehler, die im Stadium der Einschätzung und Diagnose gemacht werden, können folglich zu katastrophalen Ergebnissen im Stadium der Implementation führen. Die hochsensible Abhängigkeit von Anfangsbedingungen bewirkt, daß ein kleiner Fehler in irgendeinem Stadium später riesengroß wird. Eine weitere Schwierigkeit besteht darin, daß das Management, wenn es Veränderungen einfach anordnet und sich zudem bei der Entscheidung für eine Lösung auch noch autoritär gebärdet, mit einer unwilligen oder gleichgültigen Reaktion von seiten des Personals rechnen muß, was nach Implementation der Veränderungen zu schlechten Ergebnissen führt.

Der rationale, logische, an Problemlösungen orientierte Ansatz für Veränderungen weist noch andere Schwierigkeiten auf, denn er setzt gemäß der Beobachtung von Sheehan (1990) voraus, daß auch Menschen sich rational und logisch verhalten. Wir wissen jedoch, daß dies nicht der Fall ist. Die Menschen, Pflegepersonen eingeschlossen, essen weiter zuviel und bewegen sich zu wenig; sie rauchen und trinken und fahren zu schnell mit dem Auto. Kurzum, sie verhalten sich nur zeitweise logisch und rational und nicht ständig. Sheehan hält Logik und Rationalität für unverzichtbar, wenn es um die Durchsetzung von Veränderungen geht, doch sie reichen allein nicht aus, ganz gleich, welches Modell zugrunde gelegt wird. Das irrationale Verhalten des Menschen kann bei der Planung von Veränderungsstrategien aber nicht außer acht gelassen werden.

Die vorausgegangene Diskussion dürfte bekannt sein, denn die Ausführungen treffen auch auf den Pflegeprozeß zu. Wenn Pflege kein Veränderungsprozeß ist, was ist sie dann? Es ist, unabhängig von dem jeweiligen theoretischen Modell, das Ziel der Pflege, den Gesundheitszustand des Klienten zu verbessern. In diesem Sinn geht es in der Pflege immer um Veränderungen, und der Pflegeprozeß ist von diesem linearen Veränderungs- und Problemlösungsmodell abgeleitet, bei dem die Pflegeperson «das Management» und der Patient «das Personal» darstellt. Für die Pflege bedeutet dies folgendes: Wenn dieses Veränderungsmodell kritisiert wird, weil es ungeeignet für die Durchführung organisatorischer Veränderungen ist, muß der Pflegeprozeß dann nicht auch in gleicher Weise kritisiert werden? Gibt es andere Veränderungsmodelle, die sich analog auf die Pflege anwenden lassen, damit verschiedene Muster und Ansätze entstehen? Diese Fragen werden in Kapitel 19 eingehender untersucht.

Die Feldtheorie von Lewin

Eine andere Möglichkeit, Veränderungen herbeizuführen, basiert auf den Vorstellungen von Kurt Lewin (1951). Er schlägt vor, sich Veränderungen als das Produkt zweier antagonistischer Kraftfelder vorzustellen, von denen das eine Veränderungen anstrebt, während sich das andere widersetzt. Dieses Modell unterscheidet sich von dem linearen Modell dadurch, daß mehrere Faktoren und Einflüsse gleichzeitig ihre Wirkung entfalten und daß jede sich manifestierende Veränderung von der Summe aller Kräfte abhängig ist. Es kommt zu keiner Veränderung, wenn diese Kräfte sich im Gleichgewicht befinden, doch es tritt eine Veränderung ein, wenn die widerstrebenden Kräfte geschwächt oder die treibenden Kräfte gestärkt werden oder wenn beides eintritt. Diese Idee wird als Feldtheorie bezeichnet, da nach dieser Theorie eine Veränderung nur dann stattfindet, wenn das normale Kräftegleichgewicht aufgrund einer Veränderung gestört wird.

Von Lewin stammt ebenfalls ein dreistufiges Modell, das zeigt, wie das System so aus dem Gleichgewicht gebracht werden kann, daß eine Veränderung möglich wird. Stufe 1 dient dazu, den Status quo aufzuweichen, und dazu müssen Gründe für Veränderungen vorgebracht werden, die die Unzulänglichkeit des gültigen Systems offenlegen. Bei dem in **Abbildung 3** auf Seite 214 gezeigten Beispiel soll das Personal die Mängel eines beliebigen Pflegesystems aufzeigen. Sind es Mißverständnisse, weil einige Pflegende Arbeit für andere liegen lassen und keiner sich im Grunde für den Patienten verantwortlich fühlt, oder ist es genau umgekehrt, daß die Mißverständnisse auf doppelte Anstrengungen zurückzuführen sind? Sind es Anzeichen für eine Verschlechterung des Pflegestandards, etwa Beschwerden, Dekubitalgeschwüre, Stürze der Patienten etc.? Ist der Krankenstand unzumutbar hoch? Gibt es Kritik von seiten der Lernenden?

Auf der nächsten Stufe gilt es, auf die beiden Kraftfelder einzuwirken, d. h. die veränderungsfeindlichen Kräfte zu schwächen und die veränderungswilligen zu

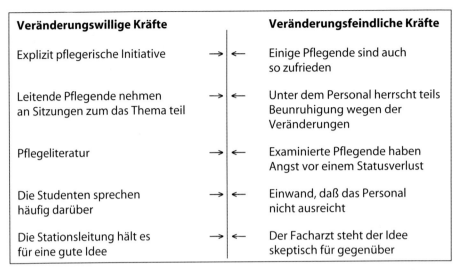

Veränderungswillige Kräfte		Veränderungsfeindliche Kräfte
Explizit pflegerische Initiative	→ ←	Einige Pflegende sind auch so zufrieden
Leitende Pflegende nehmen an Sitzungen zum das Thema teil	→ ←	Unter dem Personal herrscht teils Beunruhigung wegen der Veränderungen
Pflegeliteratur	→ ←	Examinierte Pflegende haben Angst vor einem Statusverlust
Die Studenten sprechen häufig darüber	→ ←	Einwand, daß das Personal nicht ausreicht
Die Stationsleitung hält es für eine gute Idee	→ ←	Der Facharzt steht der Idee skeptisch für gegenüber

Abbildung 3: Die Feldtheorie von Lewin. Dieses Beispiel zeigt die einzelnen Kräfte einer Station, auf der die Bezugspflege eingeführt werden soll.

stärken. Letzteres kann folgende Maßnahmen beinhalten: Organisation eines Stationsseminars; Teilnahme eines Mitglieds des Personals an einem Studientag; Verteilung von Literatur auf der Station; Bitte an die Studenten, dem Pflegepersonal darüber zu berichten, was sie im College über Bezugspflege gelernt haben. Gleichzeitig sollten examinierte Pflegepersonen in die Maßnahmen einbezogen und ihre Ansichten diskutiert werden. Wenn es gelingt, ihnen das Gefühl zu geben, daß sie im Team geschätzt werden und eine wichtige Rolle spielen, dann kann dies ihren Widerstand verringern.

Durch Beratung, Diskussion und Informationsaustausch lassen sich Ungewißheit und Angst abbauen; Planspiele können helfen, das Personalproblem zu lösen, und zeigen, daß diejenigen, die dienstfrei haben, dazu gebracht werden können, den Erfordernissen entsprechend zu arbeiten, während in einem Gespräch mit dem Facharzt die Befürchtung zerstreut wird, die Pflegenden könnten versuchen, die ärztliche Autorität zu untergraben. Auf diese Art und Weise lassen sich die Kräftefelder zugunsten von Veränderungen aus dem Gleichgewicht bringen.

Auf der dritten und letzten Stufe wird sichergestellt, daß die eingeführten Veränderungen auch von Dauer sind, anders ausgedrückt, daß die Situation wieder stabilisiert wird. Zu diesem Zweck muß dafür gesorgt werden, daß das veränderte Kräfteverhältnis bestehenbleibt. So macht es wenig Sinn, eine Koordinatorin für Bezugspflege heranzuschaffen, die das System aufbaut, denn sobald diese die Station verläßt, wird der alte Zustand wiederhergestellt. Aus diesem Grund muß das gesamte reguläre Personal an den Veränderungen beteiligt werden; Literatur sollte weiterhin in dem Maß, wie sie publiziert wird, zur Verfügung gestellt werden; wird ein weiterer Studientag avisiert, sollte ein anderes Mitglied des Personals daran teilnehmen; Lernende sollten für die Dauer ihrer Anwesenheit regelmäßig mit einbezogen werden. Es gilt, sich auf diejenigen Kräfte zu konzentrieren, die nach dem Veränderungsprozeß präsent sein werden, da sie in der neuen Konfiguration stabilisiert werden müssen, wenn die Veränderungen Bestand haben sollen.

Nach Williams et al. (1989) lassen sich folgende Schlüsselfaktoren ausmachen, wenn es darum geht, widerstrebende Kräfte zu erkennen: Menschen, die die Notwendigkeit von Veränderungen nicht wahrnehmen, durch Veränderungen entstehende Angst und Ungewißheit sowie die Nichtbeachtung von Verhaltensweisen, die Menschen in organisierten Gruppen zeigen. In bezug auf den letzten Faktor haben Kotter und Schlesinger (1986) darauf hingewiesen, daß diese Menschen möglicherweise einen persönlichen Verlust innerhalb der Gruppe befürchten und meinen, Veränderungen seien nicht notwendig oder machen keinen Sinn, und daß ihnen die Fähigkeit zur Anpassung an Veränderungen fehlt.

Es gibt verschiedene Gründe dafür, daß die Notwendigkeit von Veränderungen nicht wahrgenommen wird; dazu gehören der herkömmliche Unterricht für Pflegende anstelle einer Ausbildung sowie all die Gründe, die mit der Geschichte in Zusammenhang stehen und die viele Pflegende dafür prädisponieren, Befehle auszuführen anstatt nach anderen, neuen Möglichkeiten zu suchen, ihre Arbeit zu verrichten. Wenn Pflegepersonen kritische Praktiker wären und darauf achteten, was sie tun, und über ihre praktische Arbeit nachdächten, dann würden sie die Notwendigkeit von Veränderungen leichter erkennen. Einige kritische soziologische Theorien belegen, daß ein charakteristisches Merkmal untergeordneter Gruppen wie der Pflege darin besteht, daß sie die charakteristischen Merkmal der dominanten Gruppe (der Medizin) in abgeschwächter Form annehmen und unfähig sind, ihre Unterordnung zu erkennen, wodurch das Wahrnehmungsvermögen für notwendige Veränderungen eingeengt wird. Wenn die Pflegenden mit den Konzepten vertraut wären, die diese kritischen Theorien empfehlen (z. B. Freire, 1973), dann wären sie im Rahmen ihrer täglichen Arbeit für die Suche nach Veränderungen prädisponiert.

Ein weiterer Faktor, der, wenn er fehlt, das Wahrnehmungsvermögen für notwendige Veränderungen ebenfalls einschränkt, ist die Vorgabe von Standards. Wenn es auf einer Station keine Standards gibt, wie sollen die Pflegenden dann merken, daß sie diese nicht erfüllen und ihre praktische Arbeit somit verändert werden muß? Die Festsetzung von Standards ist ein eigenes Thema; an dieser Stelle soll jedoch darauf hingewiesen werden, daß es sich dabei um eine äußerst wirksame Methode handelt, Veränderungen in die Wege zu leiten, weil den Betroffenen dadurch die Notwendigkeit von Veränderungen plastisch vor Augen geführt wird.

Das Problem der Ungewißheit kann durch Information und umfassende Diskussion der Neuerungen aus dem Weg geräumt werden, so daß Pflegende sehen können, welche Auswirkungen die Veränderungen mit sich bringen und in welchem Maße sie als Einzelpersonen davon betroffen sind. Ein solches Problem läßt einen «Bottom-up-Ansatz» («bottom-up» bedeutet «von unten nach oben») weitaus geeigneter erscheinen als einen «Top-down-Ansatz» («top-down» bedeutet «von oben nach unten») – ein Thema, auf das wir in Kürze näher eingehen werden. Die Tatsache, daß die Autorität aufgeteilt wird und die Pflegenden allmählich spüren, daß es auf sie ankommt und daß sie beim Thema Veränderungen ein Wort mitzureden haben, befähigt sie zur Mündigkeit. Ein weiterer Schlüsselfaktor beim Abbau der Ungewißheit auf seiten des Pflegepersonals besteht darin, daß diejenigen, die als Initiatoren der Veränderungen gelten, in den Augen des betroffenen Personals glaubwürdig sein müssen. Leitende Manager sind nicht glaubwürdig, wenn es um die Veränderung der Pflegepraxis geht, da sie keine Pflegenden sind, und hier stellt sich wieder einmal die Frage, wie glaubwürdig Pflegemanager oder Erziehungswissenschaftler überhaupt sind. Die Pflegenden müssen das Gefühl haben, daß die Initiatoren der Veränderungen wissen, wovon sie sprechen, wenn die Pflegenden dem vertrauen sollen, was diese vorschlagen. Wenn die klinische Praxis durch Initiativen wie die «English Nursing Board Higher Award» (Auszeichnung durch die englische Pflegekammer) und durch Pflegepraktiker weiterentwickelt wird, dann dürfte eine Veränderung leichter fallen, weil dadurch die Anzahl der Pflegenden wächst, die glaubwürdig genug sind, um Veränderungen der klinischen Praxis in die Wege zu leiten.

Die Beschäftigung mit organisierten Gruppen legt nahe, daß es zwar unabdingbar ist, die Einstellungen und Überzeugungen wichtiger, mit Autorität ausgestatteter Personen, etwa der Manager, zu verändern, doch müssen Veränderungen auch von den Pflegenden mit getragen werden, und sie müssen spüren, daß sie einen Anteil daran haben. Genau dies bedeutet der Bottom-up-Ansatz im Gegensatz zum Top-down-Ansatz, der vom Management initiiert ist. Die erstmalige (katastrophale) Implementation des Pflegeprozesses in den späten siebziger Jahren ist ein klassisches Beispiel für Top-down-Veränderungen. Um Widerstände zu überwinden, gilt es nun, sich mit den Bereichen Management und Einstellungsänderung unter dem Aspekt des Bottom-up-Ansatzes auseinanderzusetzen.

Bottom-up-Veränderungen

Hierbei handelt es sich um den an früherer Stelle vorgestellten Bottom-up-Ansatz zur Veränderung der Pflegepraxis, der die Pflegenden zur Mündigkeit befähigt und auf Autoritätsteilung beruht; dieser Ansatz unterscheidet sich stark von dem althergebrachten Top-down-Stil. Driscoll (1982) befürwortete diesen Pflegeansatz und bezeichnete ihn als eine normativ-re-edukative Methode, deren wesentliches Merkmal darin besteht, daß der Zwang zur Veränderung der Praxis von der Gruppe ausgeht. In dem Maße, wie die Gruppe der Pflegenden sich weiterentwickelt und die Veränderungen als die eigenen wahrnimmt, werden Lehren und Lernen zwangsläufig zu wichtigen Dimensionen des Veränderungsprozesses.

Eine fundierte Kritik an dem traditionellen, vom Management initiierten Veränderungsansatz stammt von Lupton (1986); die Ausführungen machen deutlich, daß Entscheidungen letztendlich immer von den Managern unter Ausschluß des übrigen Personals getroffen werden, ganz gleich wie sehr sie auch beteuern mögen, daß sie sich umfassend mit den Pflegenden beraten, mit ihnen sprechen und ihre Ansichten anhören werden. Diese Einstellung basiert auf hierarchischem Denken sowie auf den Privilegien des Managements und ist heute noch weitverbreitet; sie verleitet das Management zu der Annahme, Veränderungen unter Aufrechterhalten seiner Privilegien durchführen zu müssen und gleichzeitig dafür Sorge zu tragen, daß die Pflegenden, die die Veränderungen nicht kontrollieren können, an dem Prozeß und an den Ergebnissen der Veränderungen interessiert bleiben. Es wird sich zeigen, daß dies ein bißchen viel verlangt ist.

Mit dieser Top-down-Einstellung gelingt es nicht, die Dinge aus der Sicht des Personals zu betrachten, denn wäre dies möglich, dann würde klar, daß neben dem offiziellen Management auch noch ein inoffizielles Management innerhalb der Gruppe der Pflegenden existiert. So kommt es vor, daß die Stationsleitung sich in ihrem Büro aufhält und die Hilfskräfte und Lernenden ihre eigene Methode entwickeln, Zeit und Arbeit zu organisieren, häufig ohne daß die Stationsleitung davon weiß; es entsteht eine Hackordnung, die sich daran orientiert, wer am längsten dabei ist und wer am meisten Persönlichkeit hat, und weniger nach Qualifikation, Dienstgrad und Arbeitsplatzbeschreibung fragt. Wird es versäumt, diese inoffiziellen Managementstrukturen aufzuspüren, dann sind Veränderungsansätze möglicherweise zum Scheitern verurteilt, da wichtige Schaltstellen des Widerstands, aber auch potentiell veränderungswillige Kräfte unentdeckt bleiben.

Nach Lupton ist das Top-down-Konzept des Managementprivilegs unvereinbar mit einer modernen Welt, es ist arrogant und widerwärtig. Seiner Ansicht nach stellt es ein Haupthindernis für Veränderungen dar und zeugt nicht gerade von der Klugheit der Manager, die doch die Klugheit derjenigen, die nicht zum Management gehören, angeblich übersteigt. In *Locksley Hall* stellt Tennyson fest, daß ‹Wissen kommt, Klugheit aber bleibt›; anders ausgedrückt, Wissen kann vergessen werden, nicht jedoch Klugheit. Managementkenntnisse lassen sich erwerben, und sie sind in diesem Sinne Bestandteil des Managementprivilegs; mit der Klugheit verhält es sich jedoch anders, denn sie gewährt auch ohne formale Ausbildung Zugang zum Management. Alle Pflegenden besitzen Klugheit, und wenn die Pflege so verändert werden soll, daß sie flexibel und anpassungsfähig genug ist, um mit den veränderten Anforderungen in der Gesundheitsfürsorge Schritt zu halten, dann kann dieser Prozeß nur dort beginnen, wo tagtäglich Pflegearbeit geleistet wird, bei der Beziehung zwischen Pflegeperson und Patient. Es macht also für einen kritischen, mündigen Pflegepraktiker einen enormen Unterschied aus, ob er die Gründe für Veränderungen kennt.

Bei dem Bottom-up-Ansatz geht es darum, die Pflegenden mit mehr Autorität auszustatten und sie wirklich mitentscheiden zu lassen. Bevor das Thema Veränderungen zur Sprache kommt, sollte zunächst einmal geklärt werden, was zum gegenwärtigen Zeitpunkt aus welchem Grund geschieht. Teamgeist und Zusammenarbeit sollten angestrebt werden, da dies die Flexibilität maximiert und Konflikte minimiert und es dem einzelnen erlaubt, in der unterstützenden Gruppe des Teams sein Bestes zu geben. Dieser Ansatz, der auch mit gewissen feministischen Ansätzen in Einklang steht, ist in Anbetracht der Zusammensetzung vieler Pflegeteams somit bestens für die Einführung von Veränderungen geeignet.

Das Thema Flexibilität taucht im Zusammenhang mit der Erörterung der Vorteile, die der Bottom-up-Ansatz bei der Einführung von Veränderung mit sich bringt, immer wieder auf; auch Peters und Waterman (1986) betonen dies und weisen darauf hin, daß erfolgreiche Organisationen auf die Flexibilität ihrer Strukturen setzen, um eine Handlungsgrundlage zu haben. Sie sind skeptisch gegenüber einer bürokratischen Arbeitsweise mit ihren offiziellen Ausschüssen und Sitzungsberichten, die jeder Idee das Leben aushauchen. Anstelle einer Bürokratie, die nicht ohne Sitzungsberichte und Ausschüsse auskommt, befürworten sie eine «Adhocratie», bei der es darum geht, die Arbeit voranzutreiben und Ergebnisse zu erzielen, die offen, schnell und intensiv kommuniziert werden, und die eine lockere und flexible Struktur besitzt, die zum Handeln zwingt.

Die beiden Autoren sprechen sich dafür aus, Veränderungen mit Hilfe von «chunking» zu bewältigen, einem Arbeitsstil, der in der japanischen Industrie üblich ist; um erfolgreich arbeiten zu können, werden kleine, flexible Gruppen gebildet, die so autonom sind, daß sie ihre Probleme selbst lösen können. Veränderungen werden auf diese Art schrittweise vorgenommen, da kleinere Probleme unmittelbar durch intensive Bemühungen gelöst werden, wobei sich jeder, der einen Vorschlag zu machen hat, unabhängig von Rang und Status beteiligen kann. Sobald die Mitarbeiter sehen, daß kleine Probleme lösbar und Veränderungen möglich sind, stellt sich eine Haltung ein, die von Selbstvertrauen geprägt ist und die Mitarbeiter befähigt, sich an etwas größere Probleme heranzuwagen. Pflegende sollten dieses Konzept kennen und für die Pflegeplanung nutzen, wenn es darum geht, langfristige und schwer zu erreichende Ziele in kleinere, kurzfristigere und leichter zu erreichende Ziele aufzuteilen. Der japanische Arbeitsstil eignet sich ideal für Teams, die auf Stationen und in Gemeinden arbeiten. Unter der Voraussetzung, daß diese selbständig arbeiten, können sie wesentlich zur Lösung größerer Probleme beitragen, was sich auf das ganze Krankenhaus auswirken kann, z. B. die Eindämmung von Dekubitalgeschwüren und Wiedereinweisungen.

Nach Auffassung von Peters und Waterman sind Veränderungen dann erfolgreich, wenn sie einfach ausprobiert und nicht zum Gegenstand tiefschürfender Analysen, Gespräche und Berichte gemacht und in Arbeitsgruppen und Kommissionen erörtert werden. Die Autoren halten Experimente für eine nicht sehr aufwendige Form des Lernens, was bedeutet, daß Fehler erlaubt sein müssen, aber im Rahmen der Gesundheitsfürsorge gibt es diesbezüglich klare ethische Grenzen, die möglicherweise in der Industrie nicht bestehen. Einiges spricht jedoch stark dafür, daß Ertragssteigerung und die Schaffung eines bürokratischen Imperiums sich hemmend auf Veränderungen auswirken, die sich jedoch mit Erfolg herbeiführen lassen, wenn das Personal in kleineren, flexiblen Gruppen arbeitet und ermutigt wird, Lösungen selbst zu erarbeiten. Ein solcher Arbeitsstil steht auch in Einklang mit den an früherer Stelle erörterten Prinzipien, die zur Mündigkeit befähigen; dieser Arbeitsstil wird vermutlich mehr Erfolg haben, wenn das Personal daran gewöhnt ist, sich kritisch mit den Aufgaben auseinanderzusetzen. Eine Belegschaft, die regelmäßig darüber nachdenkt, was sie tut, sich die Zeit nimmt, nach dem Wie und Warum zu fragen, ist innerhalb eines solchen flexiblen, handlungsorientierten Rahmens wahrscheinlich eher in der Lage, Veränderungen erfolgreich herbeizuführen.

Wie Einstellungen verändert werden

Wenn Änderungstheorien praktischen Wert haben sollen, dann müssen sie der Tatsache Rechnung tragen, daß an der Veränderung Menschen beteiligt sind. Damit wird eine Vielzahl komplexer psychologischer und sozialer Kräfte wirksam, die selbst sorgfältigst ausgearbeitete Strategien und implementierte Pläne zunichte machen können. Der Schlüssel zum Erfolg ist nicht selten die Änderung von Einstellungen und Überzeugungen.

Die Einstellungsänderung ist der Angelpunkt bei jedem Versuch, die Pflege zu verändern. Denn abgesehen von den unterschiedlichen Sichtweisen, die in den hier vorgestellten Änderungstheorien vertreten sind, werden in der Pflege selbst Einstellungen und die damit verbundenen Überzeugungen mit Erkenntnissen häufig verwechselt, und deshalb sind pflegerische Maßnahmen oft eher das Ergebnis von Einstellungen und Überzeugungen als von Erkenntnissen. Damit soll nicht etwa die Rolle der Intuition in der Pflege diskreditiert werden, die nach Aussagen von Autoren wie Benner (1984) unverzichtbar ist.

Wenn Veränderungen durchgesetzt werden sollen, indem die Notwendigkeit erklärt und jeder einzelne Schritt logisch begründet wird in dem Bemühen, die Ergebnisse zu bewerten, dann handelt es sich um das rationale, empirische Modell, und dieses ist, wie wir gesehen haben, leider häufig zum Scheitern verurteilt, weil Menschen eben nicht rational sind. Der Top-down-Stil, mit dem das

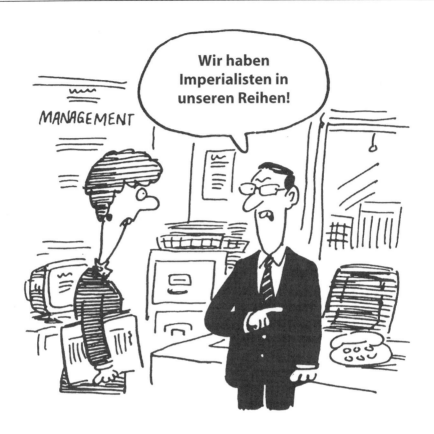

Management seine Macht zum Ausdruck bringt, schneidet in der Realität kaum besser ab, weil die Pflegenden, die sich nur zum Schein ändern, um die Leitung bei Laune zu halten, in der Praxis so weitermachen wie vorher und die Veränderungen somit nur oberflächlicher Natur sind. Einer der Hauptgründe für das Scheitern dieser beiden Ansätze ist die Schwierigkeit, die Einstellung zu ändern. Der normativ-re-edukative Bottom-up-Ansatz, der die Pflegenden mit einbezieht, hat jedoch den Vorteil, daß er eine Einstellungsänderung zuläßt.

Nach der Theorie der kognitiven Dissonanz (Festinger & Carlsmith, 1959) lassen sich Einstellungen ändern, wenn eine Situation geschaffen wird, in der Verhalten und Denken eines Menschen nicht übereinstimmen. Dissonanz wird von Stroebe und Jonas (1988) definiert als ein widriger emotionaler Zustand, der darauf hindeutet, daß die Denkweise (Kognition) dem geforderten Verhalten widerspricht. Dazu ein Beispiel: Ein Student, der strikt gegen Euthanasie eingestellt ist, wird im Unterricht aufgefordert, im Rahmen einer Diskussion Argumente für die Euthanasie zu finden. Der Student tut etwas, das er für falsch hält, und fühlt sich wahrscheinlich unglücklich und unwohl dabei; folglich entsteht ein Zustand der Dissonanz. Das Gegenteil von Dissonanz ist Konsonanz, und dies bedeutet eine Übereinstimmung von Denken und Verhalten.

Der Student in unserem Beispiel kann versuchen, durch sein Verhalten die Konsonanz zu erhöhen, beispielsweise indem er sich denkt, daß er mit guten Argumenten einer Rüge der Fachtutoren entgehen kann und darüber hinaus einen guten Aufsatz über dieses Thema schreiben wird. Auf der Basis von Konsonanz ist es dem Studenten möglich, Gründe für Euthanasie vorzubringen. Steht jedoch kein Aufsatz zu diesem Thema an und vermittelt der Tutor außerdem den Eindruck, daß eine Verweigerung der Teilnahme keine nachteiligen Folgen hat, dann empfindet der Student eine Dissonanz. Die Psychologen gehen auch davon aus, daß die Dissonanz am größten ist, je weniger Nutzen von einer Teilnahme zu erwarten ist, da es einem Menschen schwerer fällt, ein Verhalten zu rechtfertigen, das seinem Denken und seiner Einstellung widerspricht.

Die durch Experimente gestützte psychologische Theorie geht davon aus, daß Menschen Dissonanz zu reduzieren versuchen, weil sie eine unangenehme Empfindung darstellt. Wenn Menschen nicht in der Lage sind, ihr Verhaltensmuster zu ändern, dann müssen sie ihr Denken in bezug auf das Verhalten ändern, das von ihnen verlangt wird; anders ausgedrückt, sie müssen ihre Einstellung gegenüber diesem Verhalten ändern. Dissonanz bewirkt also eine Einstellungsänderung.

In der Psychologie wurde im Zusammenhang mit den Auswirkungen von Dissonanz und Einstellungsänderung viel geforscht. Stroebe und Jonas (1988) haben dieses komplexe, aber äußerst wichtige Experimentierfeld wie folgt zusammengefaßt. Menschen, die veranlaßt werden, sich konträr zu ihren Einstellungen zu verhalten, ändern ihre Einstellung grundlegender, wenn:

1. der Anreiz für die Durchführung der Aufgabe hoch ist, die Person es sich jedoch kaum aussuchen kann, ob sie die Aufgabe durchführt oder nicht.

2. der Anreiz für die Durchführung der Aufgabe gering ist, die Person jedoch wählen kann, ob sie die Aufgabe durchführt oder nicht.

In der ersten Situation ist die Dissonanz gering, die Konsonanz aber hoch, und die Belohnung bewirkt, daß sich die Einstellung ändert; in der zweiten Situation ist die Dissonanz dagegen hoch, und dies bewirkt eine Einstellungsänderung.

Für die Pflege ergeben sich daraus folgende Konsequenzen: Wenn Einstellungen verändert werden sollen, dann muß eine Veränderung der Praxis unter Bedingungen erfolgen, die den einzelnen nicht zur Mitarbeit *zwingt*. Die Dissonanz, die so entsteht, löst der einzelne wahrscheinlich dadurch, daß er seine Einstellung den Gegebenheiten der Praxis anpaßt. Der andere Ansatz läßt der Pflegeperson kaum oder gar keine Wahl, und es bedarf starker Anreize, um eine Einstellungsänderung herbeizuführen.

Der zweite Ansatz entspricht eher der Philosophie, die zur Mündigkeit befähigt und an der sich dieses Buch maßgeblich orientiert, wenngleich die Autoren die Validität des ersten Ansatzes anerkennen. In der von Traditionen beherrschten Welt der Pflege, die auf Hierarchien und Befehle setzt, ist es nicht üblich, die Praxis in einer Situation zu verändern, die frei von Zwängen ist. Leider ist dies der effektivste Weg, Einstellungen durch Dissonanz zu verändern.

Vielleicht möchte der Leser an dieser Stelle gern ein wenig über einige wichtige Veränderungen in der Pflege nachdenken und sie unter diesem Aspekt überprüfen. Die Implementation des Pflegeprozesses fand auch unter Bedingungen statt, die den Pflegenden weder Wahlmöglichkeiten ließen noch Belohnung oder Nutzen einbrachten. Da überrascht es nicht, daß die ablehnende Haltung vieler Pflegender gegenüber diesem Konzept unverändert geblieben ist. Leider kommt es in der Pflege oft vor, daß es keine Wahlmöglichkeiten und keine Belohnung gibt; dies erklärt auch die Schwierigkeiten bei der Änderung von Einstellungen.

Die Tatsache, daß das Personal von der Notwendigkeit der Veränderungen überzeugt werden muß, und sei es auch nur im Rahmen einer Erprobungsphase mit der Möglichkeit des Ausstiegs, legt nahe, daß bei diesem Veränderungsansatz die Ausbildung ein höchst wirksames Instrument darstellt. Dies entspricht dem an früherer Stelle vorgestellten normativ-re-edukativen Ansatz. Es könnte viel erreicht werden, wenn sich die Pflegenden innerhalb einer stützenden Gruppe ohne hierarchische Strukturen, in der sie sich geschätzt und wichtig fühlen, näher mit der Notwendigkeit von Veränderungen beschäftigen könnten. Dieser Ansatz hat natürlich nichts mit der herkömmlichen Pflegeausbildung gemein. Wenn die Mitglieder eines Pflegeteams, die auf diese zur Mündigkeit befähigenden Art und Weise arbeiten, den Wert ihrer Erfahrung in der Pflege schätzen und in der Überprüfung ihrer Praxis umsetzen, dann fördert dies ebenso die Bereitschaft, etwas Neues auszuprobieren wie eine Stationskultur, bei der eine Vorliebe zum Handeln herrscht, die der Flexibilität förderlich ist (Peters und Waterman, 1986). Nur hierarchische Ordnungen und machtbewußte Menschen stört dieser erzieherische Prozeß, der den Boden für Praxisveränderungen bereiten kann, die ihrerseits wieder Einstellungsänderungen möglich machen.

Es gibt auffallende Parallelen zwischen diesem Ansatz und der weiter oben vorgestellten Feldtheorie von Lewin. Durch eine Einstellungsänderung können veränderungsfeindliche Kräfte geschwächt und veränderungswillige gestärkt werden. Die Phase des Aufweichens entspricht dem Stadium der Information bzw. Diskussion, das die Veränderung bewirkt, während die Phase der Stabilisierung nach der Veränderung mit den neu gewonnenen Einstellungen zu vergleichen ist. Einstellungen sind meistens beständig und dauerhaft – nach Lewins Auffassung ein weiteres wichtiges Merkmal, das die Notwendigkeit unterstreicht, in der neuen Situation die überdauernden Komponenten zu stabilisieren, wenn die Veränderung Bestand haben soll.

Wenn man die positive Rolle hervorhebt, die die Ausbildung bei der Änderung von Einstellungen spielt, dann ist eine Warnung angebracht, denn nach der Auffassung von Freire (1985) kann die Ausbildung auch als Mittel der sozialen Kontrolle benutzt werden, um den Status quo aufrechtzuerhalten. Seine Ausführungen zum Thema Ausbildung sollten ebenso wenig vergessen werden wie die bekannte Maxime von Marx, der zufolge Erzieher ebenfalls der Erziehung bedürfen. Freire legt eindringlich dar, daß die Welt kein festgelegter Ort ist, sondern sich fortwährend verändert und in der Entwicklung befindet; aus diesem Grunde ist es so wichtig, daß Menschen kritisch sind, wenn es um Veränderungen des Verhaltens bzw. um Bewußtseinsbildung geht.

Auf die Pflege angewandt bedeuten diese Ideen, daß an einem Veränderungsprozeß alle zu beteiligen sind; für Pflegende enthalten sie die Aufforderung, Informationen, die sie im Zusammenhang mit einem Veränderungsprozeß erhalten, mit einer gesunden Skepsis zu lesen oder anzuhören, insbesondere dann, wenn es sich um Informationen von seiten der Manager handelt. Es kann nämlich sein, daß diese entweder eigene politische Ziele verfolgen und den Informationen deshalb eine bestimmte Färbung geben, oder daß sie überhaupt keine Ahnung von den Dingen haben, über die sie reden. Durch Informationen aus dem Pflegeteam, z. B. über erfahrungsbezogenes Lernen im Zusammenhang mit kritischen Überlegungen zur Praxis, lassen sich eher entscheidende Veränderungen herbeiführen, die sowohl der Pflegepraxis als auch der Pflege des Patienten dienen. Nehmen Außenstehende an der Diskussion neuer Ideen teil, dann sollten die Pflegenden deren Befähigung überprüfen und sich fragen, ob diese qualifiziert genug sind, als Experten aufzutreten. Informationen aus Pflegezeitschriften sollten ebenfalls auf ihre Glaubwürdigkeit überprüft werden. Nicht jedes Forschungsprojekt ist fundiert!

Wenn die Pflegenden diese warnenden Hinweise beherzigen, dann werden sie erkennen, daß der Weg zur Änderung von Einstellungen mit der Zusammenarbeit im Pflegeteam beginnt; Diskussion und Ausbildung sind Mittel, um die Notwendigkeit von Veränderungen plausibel zu machen, und zwar ohne jeden Zwang. Wenn die Praxis auf diese Art und Weise verändert wird, und sei es nur versuchsweise, dann können Einstellungen tiefgreifend verändert werden, was zur Folge haben kann, daß neue Ansätze als etwas Normales empfunden und von der positiven Haltung der Pflegenden unterstützt werden.

Die Aktionsforschung trägt das letzte Stück zum Puzzle bei. Bei diesem wissenschaftlichen Ansatz nehmen die Versuchspersonen – in diesem Fall das Pflegepersonal – aktiv an dem Forschungsprozeß teil. Der Forscher arbeitet Seite an Seite mit den Pflegenden und leistet Hilfestellung, spricht mit ihnen und versucht, im Verlauf der Untersuchung etwas über ihre Gefühle herauszufinden. Dieser Ansatz gleicht der teilnehmenden Beobachtung, doch gibt es einen wesentlichen Unterschied: Die Rolle des Wissenschaftlers wird geheimgehalten, und die Versuchspersonen nehmen aktiv an der Studie teil. Es können verschiedene Methoden benutzt werden, entweder empirische (z. B. Fragebogen, die die Pflegenden ausfüllen) oder qualitative (z. B. eingehende Interviews mit Patienten). Die Zusammenarbeit mit den Teilnehmern und deren aktive Teilnahme unterscheidet die Aktionsforschung von anderen Ansätzen, doch deckt sie sich völlig mit dem Bottom-up-Ansatz, um den es in diesem Kapitel hauptsächlich ging.

Mehrere Autoren, darunter Webb (1989), befürworten diesen Forschungsstil für die Pflege, weil die Pflegenden dadurch die Möglichkeit haben, ihre Probleme im klinischen Bereich selbst in Angriff zu nehmen und auf Veränderungen und praktische Lösungen hinzuarbeiten, die dann ihre eigenen sind. Positiv ist außerdem, daß die Pflegenden dabei etwas über den Forschungsprozeß lernen können. Webb sieht die Aktionsforschung als eine potentiell fruchtbare Methode an, wenn es darum geht, Veränderungen in der Pflege einzuleiten. Towell und Harries (1979) haben auf das Gefühl der Mündigkeit hingewiesen, das Pflegende erleben, die ihre Probleme selbst lösen und dadurch ihre eigenen Fähigkeiten nutzen können anstatt sich auf außenstehende «Experten» zu verlassen.

Durch die Aktionsforschung allein wird die Praxis jedoch noch nicht verändert. Eine Studie von Hunt (1987), die letztendlich scheiterte, veranschaulicht dies. In dieser Studie ging es um den Versuch, Veränderungen in den Bereichen Mundpflege und präoperatives Fasten durchzusetzen. Zu diesem Zweck suchten Pflegeausbilder Forschungsartikel heraus und setzten sich dann mit der Grundausbildung und mit Ausschüssen auseinander, die für Richtlinien und den Haushalt zuständig waren.

Das Pflegepersonal auf den Stationen widersetzte sich den Veränderungen, da es sich mit den Routinemaßnahmen sicherer fühlte. Zu berücksichtigen ist hier, daß Veränderungen durch die negativen Auswirkungen von Streß und Angst häufig blockiert werden. Es gibt aber noch andere Gründe, die diesen Mißerfolg erklären können. Wenn es nämlich so ist, daß das Pflegepersonal auf den Stationen Lehrer oder Ausbildung mit Autorität gleichsetzt, dann wirkt dies wie das Veränderungsmodell, das auf Macht bzw. Zwang setzt. Von diesem Modell ist bekannt, daß es gewöhnlich nicht funktioniert, es sei denn an der Oberfläche. Wenn die Pflegenden darüber hinaus erkennen, daß sie keine Wahl haben und für die Einführung der Veränderungen nicht belohnt werden, dann wissen wir aus der Dissonanztheorie, daß sich die Einstellung kaum verändert und somit eine dauerhafte Veränderung der Praxis nicht zu erwarten ist. Die Ausschüsse erinnern an die bürokratischen Hindernisse, die laut Peters und Waterman Veränderungen verhindern. Aufgrund dieser Gegebenheiten und der Tatsache, daß die Pflegenden der Stationen nicht an den Veränderungen beteiligt wurden, sind Pflegeausbilder, die auf die Station kommen und etwas verändern wollen, einem Top-down-Modell gleichzusetzen. Es ist deshalb nicht verwunderlich, daß diese anerkennenswerten Veränderungsbemühungen gescheitert sind.

In diesem Kapitel haben wir die Position vertreten, daß Veränderungen Erfolg haben, wenn das gesamte Pflegepersonal daran beteiligt ist. Die Pflegenden müssen erkennen, daß Veränderungen nötig sind, und es muß gewährleistet sein, daß die Beteiligung der Pflegenden an den Veränderungen auf freiwilliger Basis stattfindet. Dadurch wird die Einstellung des Pflegepersonals auf eine Art und Weise verändert, die sicherstellt, daß die Veränderungen Bestand haben. Ein solcher Bottom-up-Ansatz steht in Einklang mit den bereits thematisierten Prinzipien Mündigkeit, kritische Praxisarbeit und emanzipatorische Pflege, die kritisches Bewußtsein voraussetzen. Ansätze, die mit Zwang arbeiten, bewirken häufig nur oberflächliche Veränderungen und führen dazu, daß etablierten Machtstrukturen gefestigt werden, die echten Veränderungen und einer Weiterentwicklung der Pflege im Wege stehen. Rationale / empirische Modelle sind dagegen problematisch, weil Menschen sich nicht immer rational verhalten.

Zum Abschluß dieses Kapitels wollen wir einige neuere Fallstudien aus der Literatur betrachten, die mit Veränderungen zu tun haben, um zu prüfen, inwieweit die vorgestellten Ideen mit den realen Pflegesituationen übereinstimmen, die untersucht wurden.

Beispiele für Veränderungen

Veränderungen sind nirgendwo sichtbarer als im Bereich der Pflegeausbildung. Dies belegt die Forschungsarbeit von Davis (1991), die untersucht hat, wie sich die Veränderungen auswirken, die sich aufgrund des Zusammenschlusses zweier Pflegeschulen zu einer neuen College ergeben haben. Davis ging es darum herauszufinden, wie die einzelnen Studenten zu den Veränderungen stehen, denn ihm war eine Beobachtung von Marris (1975) besonders aufgefallen, der zufolge Menschen, die mit Veränderungen konfrontiert werden, in den meisten Fällen eine unmittelbare Abwehrreaktion sowie eine spontane Ablehnung zeigen; diese Reaktionen müssen zugelassen werden, bevor wirkliche Veränderungen möglich sind. Marris weist darauf hin, daß vernünftige Erklärungen allein nicht ausreichen, um den anfänglichen Widerstand zu überwinden, was in der Regel dazu führt, daß Vorgesetzte zu Zwangsmethoden mit all ihren nachteiligen Folgen greifen, um Veränderungen durchzusetzen.

Aus diesem Grunde geht Davis davon aus, daß Veränderungein eine unterschiedliche Bedcutung für die einzelnen Menschen hat, ja sogar für ein und denselben Menschen zu verschiedenen Zeiten eine andere Bedeutung haben kann, was zu einem Gefühl der Ambivalenz führt.

Tatsächlich kam dies als Hauptergebnis bei der Untersuchung der Studenten, Lehrer und Hilfskräfte heraus, die per Fragebogen interviewt wurden (insgesamt beteiligten sich 67 von 78 Versuchspersonen, eine sehr gute Beantwortungsrate).

Folgende Einzelheiten wurden außerdem festgestellt: mit Einführung des «Projekt 2000» wurden Veränderungen nötig, doch gab es ein Defizit in den Bereichen Information, Beratung und Einbeziehung der Basis; darüber hinaus nutzten manche den Veränderungsprozeß aus und bauten sich ein eigenes Imperium auf, um sich persönliche Vorteile zu verschaffen. Die Veränderungen wurden von oben diktiert und mit Hilfe hierarchischer Strukturen durchgesetzt, darüber hinaus erfolgten sie zu schnell und ohne ausreichende Planung. Weitere Faktoren waren Streß und schlechte Kommunikation.

Diese Wahrnehmungen werden vielen Pflegeausbildern ziemlich vertraut sein, und, wie Davis bemerkt, kommt es nicht so sehr auf die durch Veränderungen geschaffene Realität an, sondern darauf, wie die Situation von den Pflegenden wahrgenommen wird. Solange sie das *Gefühl haben*, daß Veränderungen von oben angeordnet und ohne ausreichende Rücksprache durchgesetzt werden – selbst wenn das Management das nicht so sieht –, dann reicht dies schon aus, um die Pflegenden gegen die vorgeschlagenen Veränderungen einzunehmen. Die zweite wichtige Beobachtung, die Davis macht, ist die Tatsache, daß das Personal sich grob in zwei Kategorien einteilen läßt: die einen nehmen aktiv am Veränderungsprozeß teil, die anderen verhalten sich passiv. Bei dieser Einteilung handelt es sich um eine Vereinfachung des von Rogers und Shoemaker (1971) entwickelten Konzepts, nach dem die Reaktionen von Menschen auf Veränderungen als Kontinuum dargestellt werden können: An einem Ende sind die Initiatoren und ihre Anhänger angesiedelt, darauf folgt die Mehrheit, die sich letztendlich mit unterschiedlicher Geschwindigkeit den Nachzüglern und Skeptikern anschließt, und am anderen Ende befinden sich diejenigen, die die Veränderungen ablehnen und aktiv bekämpfen.

Bei dem von Davis gezeichneten Bild handelt es sich um die bekannten Top-down-Veränderungen des staatlichen Gesundheitsdienstes, an denen die Pflegenden folglich nicht im geringsten beteiligt waren. Es gab kaum Gelegenheit, sich für oder gegen eine Beteiligung an den Veränderungen zu entscheiden, was nach der Dissonanztheorie bedeutet, daß ohne größere Belohnung kaum mit Einstellungsänderungen gerechnet werden kann, die für erfolgreiche Veränderungen jedoch unabdingbar sind. Dieses autoritäre Vorgehen veranlaßte Davis zu der Forderung, bei Zusammenlegungen und anderen einschneidenden Veränderungen im Ausbildungswesen zukünftig einen Führungsstil zu wählen, der von Sachkenntnis zeugt und sich weniger auf seine Durchsetzungskraft verläßt. Er tritt vehement dafür ein, daß Kreativität und Zusammenarbeit, die Autonomie des einzelnen und die Dezentralisierung von Entscheidungen – alles Voraussetzungen für Mündigkeit – ermöglicht werden ebenso wie berufsbegleitende Weiterbildungsmaßnahmen für alle Beteiligten. Diese Studie lehnt rationale / empirische Veränderungsansätze, die mit Zwang arbeiten, ab und spricht sich für den normativ-re-edukativen Bottom-up-Ansatz aus, der zur Mündigkeit befähigt.

Davis kommt bei seinen Untersuchungen über die Auswirkungen des Veränderungsprozesses auf den einzelnen zu dem Schluß, daß das Management das Bedürfnis der Pflegenden nach Mündigkeit anerkennen muß, während die Pflegenden begreifen müssen, daß sie anpassungsfähig und kritisch sein und Veränderungen als Lernerfahrung auffassen sollten.

Die Erziehungswissenschaftlerin Jill Robinson (1991) hat untersucht, wie sich die Veränderungen im Zusammenhang mit der Einführung des «Projekt 2000» ausgewirkt haben. Auch sie stützt sich im wesentlichen auf die Arbeit von Marris und zitiert seine Auffassung, daß bei Veränderungen eine ganz typische Abwehr und Ambivalenz festzustellen ist, die aber als Bestandteil des zum Überleben notwendigen Anpassungsprozesses ihre Berechtigung haben. Dieser Auffassung zufolge benötigen Menschen einen Bezugsrahmen, der im Laufe der Jahre durch eigene Erfahrungen aufgebaut wurde; mit diesem Bezugsrahmen werden neue Reize verglichen und es wird ihnen eine Bedeutungen zugeordnet. Dies stimmt mit der Sichtweise von Sozialpsychologen über die Einstellungsentwicklung überein und erklärt den natürlichen Widerstand gegenüber Veränderungen. Es drängen sich sofort die Erfahrungen von Hunt (1987) bei seinem Veränderungsversuch auf, der dann auch scheiterte, weil das Pflegepersonal ängstlich und unsicher wegen der zu erwartenden Veränderungen war (S. 74).

Robinson führt aus, daß Widerstand gegenüber Veränderungen nicht automatisch ganz schlecht ist; es handelt sich dabei eher um eine Strategie, Veränderungen zu bewältigen und der neuen Situation eine Bedeutung zuzuordnen. Folglich sollte Ambivalenz als das akzeptiert werden, was es ist, eine Bewältigungsstrategie, die es zu tolerieren und schrittweise zu bearbeiten gilt. Nach der Dissonanztheorie findet im Laufe der Zeit eine allmähliche Umstellung statt, bei der die veränderte Umgebung stetig und auf positive Art mit einbezogen wird. Dieser Ansatz stimmt ebenfalls mit dem von Marris überein, da er dem einzelnen zugesteht, der neuen Umgebung allmählich einen Sinn zu geben, sich darin zurechtzufinden und sich mit der Zeit immer sicherer und weniger ängstlich zu fühlen. Die meisten Pflegenden werden sich an ihren ersten Tag auf einer neuen Station sowie an die damit verbundenen Befürchtungen und Ängste erinnern; doch nach zwei Monaten oder nachdem man das Gefühl hat, sich gut auszukennen, löst der Dienstantritt keineswegs mehr die gleichen Befürchtungen und Ängste aus. Wir täten gut daran, über unsere eigenen Erfahrungen nachzudenken und aus ihnen zu lernen.

Ein Beispiel für einen Veränderungsansatz der Aktionsforschung liefert die Arbeit von Armitage et al. (1991), die sich mit dem Bereich der Psychiatrie beschäftigte. Die Autoren untersuchten zwei Übergangsstationen, deren Pflegemethoden veraltet waren. Die Patienten wurden lediglich beaufsichtigt, Rehabilitation fand kaum oder gar nicht statt. Ziel der Autoren war die Implementation der Bezugspflege, um die Pflegequalität zu verbessern.

Die Forscher nahmen bereits sehr früh bei den Pflegenden Anzeichen war, die an Seligmans berühmte Arbeit über erlernte Hilflosigkeit erinnerten (1975). Infolge ihrer Erfahrungen hatten sich die Pflegenden daran gewöhnt, unterbewertet zu werden, sich passiv zu verhalten und nur wenig Kontrolle darüber zu haben, was um sie herum vorging. Sie hatten gelernt, hilflos zu sein. Aus diesem Grunde bemühten sich die Forscher, die Pflegenden an kleinen Veränderungen zu beteiligen, nur um ihnen zu zeigen, daß Veränderungen möglich und ihre Ansichten wichtig waren. Dadurch wurden die Pflegenden in die Studie einbezogen, und es begann ein Prozeß, in dessen Verlauf sie mündiger wurden. Um die Moral weiter zu verbessern, wurden bewußte Anstrengungen unternommen, das Ansehen der Stationen innerhalb der Hackordnung des Krankenhauses zu erhöhen und sie von ihrem Image, «rückständig» zu sein, zu befreien; darüber hinaus gelang es, die Station durch einige bauliche und dekorative Veränderungen zu verschönern.

Durch die Studie wurde insofern ein bescheidener Erfolg erzielt, als die Bezugspflege erfolgreich implementiert wurde und die Schlüsselindikatoren eine beträchtliche Verbesserung der Pflegeleistungen anzeigten. Die Ergebnisse werden später in Kapitel 18 vorgestellt; hier geht es zunächst einmal um die Ansätze, die zur Implementation verwendet wurden. Wichtig ist, daß die Methodik der Aktionsforschung mit einer teilnehmenden Vorgehensweise gekoppelt wird. Die Beschreibung, die die Autoren von den Pflegenden geben, die ihre Hilflosigkeit erlernt hatten, ist eindrucksvoll, und ihre Bemühungen, die darauf abzielten, die Pflegenden mündig zu machen, waren offenbar ausschlaggebend für den bescheidenen Erfolg, den sie erreichten. Die Arbeiten zur Verbesserung der materiellen Umgebung wurden ebenfalls als wichtig eingestuft. Die Autoren weisen darauf hin, daß an den Veränderungen, auch wenn sie bescheiden waren, das reguläre Stationspersonal beteiligt war, was bedeutet, daß die eingeführten Veränderungen wahrscheinlich eher Bestand haben, als wenn eigens herbeigeschaffte Experten das Projekt durchgeführt hätten und dann wieder gegangen wären.

Diese Studie zeigt, daß Hindernisse, die einer Veränderungen im Wege standen, beseitigt wurden (durch Verbesserung der Umgebung, Hebung der Moral, Imageveränderung), als positive, veränderungswillige Kräfte ins Spiel kamen, z. B. die Befähigung des Pflegepersonals zur Mündigkeit und die Anwesenheit der Aktionsforscher. Die Studie, die mit der Feldtheorie von Lewin übereinstimmt, weist viele Merkmale eines Bottom-up-Ansatzes auf und zeigt, daß die Pflegenden zur Mündigkeit befähigt wurden. Ein solches Beispiel macht deutlich, daß eine Veränderung zum Besseren selbst unter den widrigsten Umständen möglich ist, vorausgesetzt, daß bestimmte Grundsätze beachtet werden.

Einen anderen interessanten Veränderungsansatz aus der psychiatrischen Pflege liefert die Arbeit von Massey (1991); er stellt die Hypothese auf, daß Pflegende, die in großen psychiatrischen Krankenhäusern arbeiten, die von Schließung bedroht sind, einen vorwegnehmenden Kummer erleben, die er als

Institutionsverlust bezeichnet. Dies deckt sich mit den Ansichten von Kotter und Schlesinger (1986), die geltend machen, daß Pflegende, die von Veränderungen betroffen sind, ein Verlustgefühl empfinden. Massey untersuchte eine kleine Stichprobe von 22 Pflegepersonen, von denen 13 zum Zeitpunkt der Untersuchung in einer als groß zu bezeichnenden Einrichtung arbeiteten (dem Mendip-Krankenhaus in der Nähe von Wells in Somerset), während 9 nicht mehr dort, sondern in der Gemeinde tätig waren. Er suchte nach Anzeichen für Trauer und vorwegnehmenden Kummer, die nach seinen Annahmen in den Daten zu finden sein mußten. Es muß allerdings gesagt werden, daß die Stichproben sehr klein waren und deshalb keiner statistischen Analyse unterzogen wurden; zudem ist kritisch anzumerken, daß in der Arbeit gezielt nach einem Phänomen gesucht und dieses dann auch gefunden wurde – damit stellt sich die Frage nach dem unabsichtlichen Vorurteil.

Trotz dieser methodischen Schwierigkeiten ist die Studie aber aus mehreren Gründen wichtig. Sie verweist auf Probleme, von denen durch die Umstellung auf Gemeindpflege viele Pflegende (und Klienten) gegen Ende des Jahrhunderts betroffen sein werden, und dies nicht nur in den Bereichen Psychiatrie und Lernbehinderung, da auch große Allgemeinkrankenhäuser infolge von Veränderungen in der Bevölkerungsstruktur und der Marktorientiertheit des staatlichen Gesundheitsdienstes von Schließung bedroht sind. Die Studie bedarf der Wiederholung mit einer größeren Stichprobe, die es gestattet zu überprüfen, ob die Befunde statistisch signifikant sind.

Wenn die Gemeindpflege Erfolg haben soll, dann müssen die Pflegenden sich diesem Bereich mit einer positiven Einstellung zuwenden und die Bereitschaft mitbringen, in dem neuen System zu arbeiten. Sollte die Pflege an mit einer negativen Haltung an Probleme herangehen und es versäumen, die Pflegearbeit in der Gemeinde positiv darzustellen, dann erweist sie sich selbst und den Klienten keinen guten Dienst. Es besteht durchaus die Gefahr, daß ein Großteil der Pflegeleistungen von den sozialen Diensten übernommen wird, was dann zu der Situation führt, daß Sozialarbeiter und Aushilfskräfte Aufgaben übernehmen, die eigentlich von professionellen Pflegenden durchgeführt werden müßten. Deshalb ist es unabdingbar, daß diese Umstellung erfolgreich vonstatten geht und daß die Pflege zeigt, welche hervorragenden Ergebnisse sie in der Gemeindearbeit erzielen kann, anstatt sich der Umstellung zu widersetzen.

Wenn Institutionsverlust ein valides Konzept ist, dann bedeutet dies ein Handicap für die Pflege, und deshalb ist es auch wichtig, diesen Sachverhalt weiter zu erforschen und einen Veränderungsansatz zu wählen, der all die Probleme berücksichtigt, die in diesem Kapitel thematisiert wurden. Pflegende, deren Krankenhaus von Schließung bedroht ist, haben kaum eine Wahl, was ihre zukünftige Funktion in der Pflege angeht. Gemäß der Dissonanztheorie muß die Umorientierung auf die Gemeinde mit einer größeren Belohnung für diese neue Arbeitsform verbunden sein, wenn die Pflegenden eine positive Einstellung gegenüber der Gemeindepflege entwickeln sollen. Diejenigen, die in der Pflege dafür verantwortlich sind, könnten sich also überlegen, wie den Pflegenden die Gemeindepflege nahezubringen ist, da Hinweise auf Verbesserungen und auf die mit der Umstellung verbundenen Belohnungen sich positiv auf die Einstellung der Pflegenden auswirken können. Günstig wäre sicher auch ein Bottom-up-Ansatz mit teilnehmender Begleitung, wenn dem Management wirklich etwas an einem funktionstüchtigen Gemeindepflegedienst gelegen ist. Aber ist das tatsächlich der Fall? Da in den neunziger Jahren beim staatlichen Gesundheitsdienst Marktorientierung eine Rolle spielt, sind bei einigen Managern starke Anzeichen für eine Haltung spürbar, die sich gegen die Pflege und gegen Professionalismus in der Pflege richtet.

Wie wichtig es ist, die Pflegenden an dem Veränderungspozeß zu beteiligen und sie dadurch mündig zu machen, zeigt die Untersuchung eines der heikelsten Probleme, der Stationsatmosphäre. Die Studie wurde von James et al. (1990) auf der Station eines großen Krankenhauses für Lernbehinderte durchgeführt. Die Forscher benutzten die Skala zur Bewertung der Stationsatmosphäre, die von Moos (1974) entwickelt wurde. Mit dieser Skala wurde die Auffassung der Pflegenden zu folgenden Themen ermittelt: idealer und tatsächlicher Zustand der interpersonellen Beziehungen; Behandlungsprogramme; Systemerhaltung in therapeutischer Umgebung.

Insgesamt wurden 26 Pflegepersonen befragt (12 davon waren Hilfskräfte), und die Stichprobe wurde dann in zwei Gruppen aufgeteilt. Alle Pflegepersonen füllten den Fragebogen zweimal aus, um eine konstante Ausgangsbewertung in bezug auf die Wahrnehmung der Stationsatmosphäre zu gewährleisten. Mit dieser Ausgangsbewertung wurden die anschließenden Veränderungen verglichen. Während der Untersuchungsphase füllten die Pflegepersonen den Fragebogen insgesamt fünfmal aus; der wesentliche Unterschied bestand darin, daß jedes Mitglied der einen Gruppe lediglich eine schriftliche Rückmeldung über die veränderten Punktzahlen erhielt, während die Mitglieder der anderen Gruppe sich zusammensetzten und über die Station und die Punktzahlen auf dem Fragebogen diskutierten. Die Mitglieder der zweiten Gruppe waren also Beteiligte, die das Gefühl hatten, ein Wörtchen mitreden zu können bei dem, was auf der Station passierte.

Zwar ließen sich anfangs keine signifikanten Unterschiede zwischen den beiden Gruppen feststellen, doch zeigten die Ergebnisse am Ende der Untersuchung, daß die Pflegepersonen, die sich aktiv mit den Rückmeldungen auseinandersetzten und an den Diskussionen über die Stationsatmosphäre teilnahmen, die sozialen Beziehungen in ihrer Umgebung günstiger einschätzten als die anderen Pflegepersonen, die nur eine schriftliche Rückmeldung erhielten. Die Forscher ziehen daraus den Schluß, daß die von ihnen verwendete Skala ein brauchbares Instrument darstellt, wenn es darum geht, die Stationsatmosphäre zu bewerten und den Pflegenden strukturierte Informationen an die Hand zu geben, mit denen sie verändert werden kann, vorausgesetzt, daß alle Pflegenden aktiv an den Diskussionen teilnehmen.

Diese Studie beweist einmal mehr, wie wichtig es ist, die Pflegenden durch Beteiligung im Rahmen von Gruppen und durch Verzicht auf Top-down-Ansätze zur Mündigkeit zu befähigen. Die Autoren weisen jedoch vorsichtig darauf hin, daß sie nicht für den Fortbestand der positiven Veränderungen garantieren können, die durch diese Intervention herbeigeführt wurden, da ihre Studie nur einen Zeitraum von 6 Monaten beanspruchte. Sie betonen, daß es wichtig ist, die Veränderungen dadurch zu stabilisieren, daß die Faktoren, die die Veränderungen herbeigeführt haben, in das neue System integriert werden.

Zusammenfassung

Wie die oben aufgeführten Beispiele zeigen, weisen erfolgreiche Veränderungen die folgenden Hauptmerkmale auf, die in diesem Kapitel thematisiert wurden:

- «Bottom-up-Ansatz», der die Beteiligung der Pflegenden ermöglicht
- Sensibilität gegenüber den Ängsten und Befürchtungen der Pflegenden
- Vermeidung von «Top-down-Maßnahmen» und von Zwang
- Eine Haltung, die nicht ausschließlich auf Rationalität und Logik setzt
- Einstellungsänderung
- Lockere Strukturen, Handlungszwang, Vermeidung von Bürokratismus
- Befähigung zur Mündigkeit
- Kritische Auseinandersetzung mit der Praxis
- Die Ausbildung wird als Mittel der Emanzipation verstanden
- Eine Führung, die neben anderen Qualitäten Sensibilität gegenüber den oben erwähnten Faktoren besitzt und deren Bedeutung anerkennt

Diese Liste ist keineswegs vollständig, sondern sie führt nur einige Hauptpunkte auf, die es leichter machen, Veränderungen herbeizuführen.

Veränderungen müssen immer aus der Sicht des einzelnen betrachtet und anfänglicher Widerstand als normaler Bestandteil des Anpassungsprozesses verstanden werden. In diesem Zusammenhang ist eine Beobachtung wichtig, die Fitzgerald (1991) gemacht hat; er warnt die Pflegenden davor, die Strategien über den Inhalt, d. h. die Pflege selbst, zu stellen. Theorien können die Praxis nämlich nur so lange stützen, wie sie für die Praxis von Bedeutung sind. Folgende Frage ist im Hinblick auf Veränderungsstrategien für die Praxis äußerst wichtig: Wie relevant sind diese Strategien für die Pflege? Bloß weil irgendein hochkarätiger Wirtschaftsboß meint, er kenne das Geheimrezept für Veränderungen, sollten wir uns diese Ansichten nicht zu eigen machen, ohne zu fragen, welche Bedeutung solche Theorien für die Pflege haben.

Zum Abschluß sollte es nun möglich sein, sich mit dem Paradoxon Pflege und Veränderung auseinanderzusetzen. Der Grund, weshalb die Pflege sich ständig gegen Veränderungen sträubt und sich dennoch über Nacht plötzlich verändert, liegt darin, daß Veränderungen in der Pflege gewöhnlich nach dem Top-down-Modell zwangseingeführt werden. Dadurch wird der Eindruck erweckt, daß die Veränderungen schnell stattgefunden haben, doch in Wirklichkeit hat sich kaum etwas geändert, da Menschen im allgemeinen etwas gegen derartige Veränderungsansätze haben und meistens so weitermachen wie vorher. Die Kluft, die zwischen dem Management des staatlichen Gesundheitsdienstes und den klinischen Pflegenden besteht, zeigt sich darin, daß das Management wahrscheinlich nicht einmal realisiert, daß die Praxis sich kaum verändert hat. Die einzigen Veränderungen, auf die das Management sich versteht, haben mit Personallisten und Bilanzen in Hauptbüchern (bzw. Computerausdrucken, um es moderner zu formulieren) zu tun; folglich sind alle Veränderungsbestrebungen auf diese Bereiche gerichtet, und dies geht zu Lasten der Dinge, von denen das Management nichts versteht – von der Pflege und von der Betreuung der Patienten.

Die Tatsache, daß es keine wirklichen Veränderungen in der Pflege gibt, läßt sich darauf zurückführen, daß die oben thematisierten Veränderungsansätze nicht berücksichtigt wurden. Statt dessen sind wir in unserer von hierarchischem Denken beherrschten Kultur gefangen, in der Macht, Status und Zwang eine Rolle spielen. Wie gezeigt wurde, lassen sich Kulturen nur schwer verändern, und die derzeit im staatlichen Gesundheitsdienst und in der Pflege vorherrschende Kultur verhindert Veränderungen, die von den Pflegenden ausgehen, und prescht großspurig mit organisatorischen Veränderungen voran, die von ideologischen und finanziellen Erwägungen bestimmt sind. Solche Zwangsmaßnahmen lassen sich einerseits durch die Ausbildung und andererseits durch die Erkenntnis der Pflegenden unterwandern, daß sie tatsächlich eine unterdrückte Berufsgruppe sind und dies nicht hinnehmen müssen. Die kritische Sozialtheorie beweist, daß die Pflegenden es in der Hand haben, das System zu verändern und die Pflege für sich zu beanspruchen.

Literatur

Armitage, P., Champney-Smith, J., Andrews, K. (1991): Primary nursing and the role of the preceptor in changing long term mental health care: An evaluation. *Journal of Advanced Nursing* 16: 413–422.

Benner, P. (1984): From novice to expert. New York: Addison-Wesley. Deutsche Ausgabe (1997): *Stufen zur Pflegekompetenz.* Bern: Verlag Hans Huber.

Broome, A. (2000): *Change Management in der Pflege.* Huber, Bern.

Davis, P. (1991): The meaning of change to individuals within a college of nursing education. *Journal of Advanced Nursing* 16: 108–115.

Driscoll, S. (1982): Nurses and the change process. New Zealand Nursing Journal 75: 3–4.

Fitzgerald, M. (1991): Making things happen. *Nursing Times* 87: 30, 25–27.

Franklin, B. (1758): Poor Richard's Almanach.

Freire, P. (1973): *Pädagogik der Unterdrückten. Bildung als Praxis der Freiheit.* Reinbek: Rowohlt.

Gleick, J. (1987): *Chaos.* New York: Cardinal.

Griffiths, R. (1985): *Inquiry into NHS Management.* London, Department of Health.

Hart, E., Bond, M (2000): *Aktionsforschung für Pflege- und Gesundheitsberufe.* Huber, Bern.

Hunt, M. (1987): The process of translating research findings into nursing practice. *Journal of Advanced Nursing* 12: 101–110.

James, I., Milne, D., Firth, H. (1990): A systematic comparison of feedback and staff discussion in changing the ward atmosphere. Journal of Advanced Nursing 15: 329–336.

Kotter, J., Schlesinger, L. (1986): Choosing strategies for change. In: W. Maynon-White (Ed.), *Planning and managing change.* London: Harper & Row.

Lewin, K. (1951): *Field theory in the social sciences.* New York: Harper .

Lupton, T. (1986): Organisational change: Top down or bottom up management. In: W. Maynon-White (Ed.), *Planning and managing change.* London: Harper & Row.

Marris, P. (1975): *Loss and change.* London: Routledge & Kegan Paul.

Massey, P. (1991): Institutional loss: An examination of bereavement reaction in 22 mental nurses losing their institution and moving into the community. *Journal of Advanced Nursing* 16: 573–583.

Moos, R. H. (1974): *Evaluating treatment environments.* New York: Wiley.

Peters, T., Waterman, R. (1986): A bias for action. In: W. Maynon-White (Ed.), *Planning and managing change.* London: Harper & Row.

Robinson, J. (1991): Project 2000: The role of resistance in the process of professional growth. *Journal of Advanced Nursing* 16: 820–824.

Rogers, E., Shoemaker, F. (1971): *Communication of innovations: A cross cultural report.* New York: Free Press.

Seligman, M. E. (1975): *Helplessness. On development, depression and death.* San Francisco: Freeman. Deutsche Ausgabe: *Erlernte Hilflosigkeit.* Belz, Weinheim 1999.

Sheehan, J. (1990): Investigating change in a nursing context. *Journal of Advanced Nursing* 15: 819–824.

Stroebe, W., Jonas, K. (1988): Strategies and attitude change. In: M. Hewstone (Ed.), *Introduction to social psychology.* Oxford: Blackwell.

Towell, D., Harries, C. (1979): *Innovation in patient care*: An action research study of change in a psychiatric hospital. London: Croom Helm.

Webb, C. (1989): Action research: Philosophy, methods and personal experiences. *Journal of Advanced Nursing* 14: 403–410.

Williams, A., Dobson, P., Walters, M. (1989): *Changing culture.* London: Institute of Personnel Managers.

Zegelin, A. (1998): Change as Chance – Veränderung als Möglichkeit Pflege aktuell 4: 246–248.

18. Pflegepläne, Pflegemodelle und der Pflegeprozeß

Einführung

Viele Pflegende sehen in dem Pflegeprozeß, in Pflegeplänen und Pflegemodellen eine Möglichkeit, den entpersonalisierten, aufgabenorientierten und traditionellen Pflegestil durch eine individualisierte, patientenzentrierte Pflegephilosophie zu ersetzen. Ein solcher Ansatz ist auch die Bezugspflege, die ein ähnliches Ziel verfolgt. Seit nunmehr einem Jahrzehnt ist der Pflegeprozeß weit verbreitet, die Pflegemodelle folgten kurze Zeit später, und es ist nun an der Zeit, eine Einschätzung dieser Grundlagen der modernen Pflegetheorie vorzunehmen.

Die Prinzipien der emanzipatorischen Pflege, die nach unserer Auffassung Pflegende und Patienten gleichermaßen zur Mündigkeit befähigen können, dienen als Hintergrund, vor dem Pflegepläne, der Pflegeprozeß und die konzeptuellen Pflegemodelle einer kritischen Betrachtung unterzogen werden. Dabei werden wir uns auf Befunde der letzten Jahre beziehen, die aus den Bereichen Erfahrung und Forschung stammen. Wie wir sehen werden, ist es an der Zeit, die allgemein verbreiteten Ansichten über den Pflegeprozeß ernsthaft auf die Probe zu stellen.

Was wissen die Pflegenden über den Pflegeprozeß?

Eine Analyse des Pflegeprozesses muß mit dieser naheliegenden Frage beginnen. Den meisten Lesern wird bekannt sein, daß am Anfang einer individuellen Pflegeplanung eine allgemeine Einschätzung des Patienten durchzuführen ist, aus der sich sowohl die aktuellen als auch die potentiellen Probleme erkennen lassen. Danach werden realistische, patientenzentrierte und meßbare Ziele festgelegt, und die zwecks Zielerreichung durchzuführenden Pflegemaßnahmen werden vor der Implementation handschriftlich fixiert. Eine Effektivitätsbewertung der Pflegemaßnahmen führt zu einer erneuten Einschätzung, und dann beginnt der Prozeß wieder von vorn.

Dieser grundlegende Ansatz wird schon zu einem sehr frühen Zeitpunkt in der Pflegeausbildung vermittelt. In diesem Zusammenhang soll an ein altes Lehrersprichwort erinnert werden – «Nicht das, was gelehrt wird, zählt, sondern das, was wir lernen», denn dies können zwei völlig verschiedene Dinge sein, und anstatt uns darauf zu verlassen, daß die Pflegenden den Pflegeprozeß so verstehen, wie er gelehrt wird, sollten wir zunächst einen Blick auf Studien werfen, in denen untersucht wurde, was die Pflegenden in der Praxis über den Pflegeprozeß und die Pflegeplanung wissen. Die Feststellung von Woolley (1990), daß jede Pflegeperson, die den Pflegeprozeß definieren soll, eine andere Antwort gibt, mag ein wenig übertrieben sein, sie enthält jedoch eine gehörige Portion Wahrheit.

Smith (1991) betont, wie wichtig es ist, genau abzuklären, was die Pflegenden meinen, wenn sie über den Pflegeprozeß reden. Smith fand heraus, daß es zwei gängige Auffassungen gibt, die grundverschieden sind. Für manche bedeutet der Pflegeprozeß eine Philosophie, die Anleitungen für eine patientenzentrierte Pflege liefert, welche höher bewertet wird als die aufgabenzentrierte; andere verstehen darunter einfach eine Methode zur Organisation der Pflege. Auffällig ist die Ähnlichkeit mit der Diskussion über die Bezugspflege, denn auch sie wird von einigen als die Philosophie einer individualisierten Pflege und von anderen als Methode zur Organisation der Pflege verstanden. Dasselbe gilt für die Einstellung der Pflegenden gegenüber der Rolle des Pflegepraktikers bzw. der Qualitätssicherung; es geht immer um die Frage, ob es sich um die Philosophie einer individualisierten Pflege handelt oder nur um eine andere Methode, die Arbeit zu erledigen. Die Pflegenden müssen vor jeder ernsthaften Diskussion abklären, was sie unter den einzelnen Begriffen verstehen.

Es ist interessant, daß neue Konzepte von den Pflegenden entweder als Philosophie einer individualisierten Pflege oder als Methode zur Organisation der Arbeit betrachtet werden. Im zweiten Fall wird die Arbeit, die wir tun, nicht verändert, und die potentiellen Vorzüge der individualisierten Pflege werden niemals in die Tat umgesetzt, weil es individualisierte Pflege niemals geben wird. Wie auch immer man die Pflege bezeichnen mag, die Arbeit wird immer im Mittelpunkt stehen.

Veranlaßt durch die Notwendigkeit herauszufinden, was die Pflegenden über den Pflegeprozeß wissen, führte Sheehan (1991) eine originelle und sehr interessante Studie durch, bei der ganz überraschende Ergebnisse herauskamen. Die Umwandlung einer aufgabenzentrierten in eine patientenzentrierte Pflege, die der Pflegeprozeß anstrebt, erfordert eine grundlegende Konzeptänderung. Sheehan fragte sich, ob Tutoren und klinische Pflegende diese Veränderung wirklich vollzogen hatten, oder ob die Ideale der patientenzentrierten Pflege und des Pflegeprozesses für sie ein bloßes Lippenbekenntnis waren.

Bei einer Sichtung der Literatur stieß Sheehan auf folgende Schlüsselwörter, die aufs engste mit dem Pflegeprozeß verknüpft sind: ganzheitlich, systematisch, wissenschaftlich, individualisiert und problemlösend. Zwecks Überprüfung befragte er 40 Pflegende, von denen 25 aus dem allgemeinen Bereich und 15 aus den Bereichen psychiatrische Pflege und der Pflege geistig Behinderter stammten. 29 Personen in dieser Stichprobe waren Tutoren, 11 Stationsleitungen. Sheehan benutzte die Methode der offenen Fragen, in denen es um die Kenntnisse der Versuchspersonen im Zusammenhang mit dem Pflegeprozeß ging. Die Antworten wurden gemäß ihrem Inhalt analysiert, anschließend wurde eine Clusteranalyse durchgeführt; aus dieser kristallisierte sich eine Gruppe von Pflegenden heraus, deren

Antworten zu verschiedenen Themen ähnlich waren. Die Stichprobe ließ sich in zwei große und fünf kleine Cluster einteilen.

Zu der ersten großen Gruppe gehörten 23 Teilnehmer, von denen die meisten Pflegepersonen aus dem Bereich der Allgemeinpflege (74 %) stammten; die Teilnehmer in überwiegend höheren Positionen, 7 der 8 Tutoren, waren ebenfalls in dieser Gruppe. Sie assoziierten mit dem Pflegeprozeß zumeist nur individualisierte und nicht aufgabenzentrierte Pflege. Die Teilnehmer der zweiten Gruppe kannten mehrere Konzepte, die mit dem Pflegeprozeß zusammenhängen, wie z. B. Einschätzung der Patienten, Zielsetzung und Evaluation. Sheehan fand, daß die Teilnehmer der ersten Gruppe den Pflegeprozeß nicht in vollem Umfang verstanden; er war für sie lediglich eine Alternative zu anderen Organisationssystemen. Die Tatsache, daß es sich bei diesen Teilnehmern größtenteils um Tutoren in höheren Positionen mit nur wenig klinischer Erfahrung handelte, kann die mangelnden Kenntnisse im Hinblick auf die Möglichkeiten, die mit der individualisierten Pflegeplanung verbunden sind, erklären.

Die Aufteilung der Stichprobe in fünf kleinere Cluster förderte einige interessante Einzelheiten zutage. In zwei Clustern wurde der Schritt der Evaluation gar nicht oder kaum erwähnt, und diese Teilnehmer stammten fast ausschließlich aus der Allgemeinpflege. Entscheidungsfindung als Merkmal des Pflegeprozesses fiel durch Abwesenheit auf, und die Gruppen, die wenig über diesen entscheidenden Punkt zu sagen wußten, konnten ebensowenig über die Implementation der zuvor geplanten Pflege mitteilen. Auch der Begriff der Problemlösung wurde selten in den Antworten erwähnt, während das Konzept der Ganzheitlichkeit größtenteils fehlte, ebenso wie die Idee, die Pflege mit dem Patienten abzustimmen. Daß es sich bei dem Pflegeprozeß um einen wissenschaftlichen Ansatz handelt, wurde überhaupt nicht erwähnt, und viele sprachen bei ihren Äußerungen nicht einmal den systematischen Charakter dieses Pflegeansatzes an.

All dies sind zentrale Konzepte der individualisierten Pflegeplanung innerhalb des Pflegeprozesses, doch kamen nur sehr wenige Pflegende in dieser Stichprobe von sich aus darauf zu sprechen, als sie darlegen sollten, was sie unter dem Pflegeprozeß verstehen. Die Validität der Arbeit wird im wesentlichen durch die Tatsache gestützt, daß einige Pflegende über ein paar Konzepte und alle Pflegenden über die Einschätzung der Patienten und die Bedeutung sprachen, die dem einzelnen zukommt: Dadurch bekommt die Arbeit zumindest eine plausible Validität, denn wir können sicher sein, daß der Interviewer und die Pflegenden, oberflächlich betrachtet, über dieselben Dinge sprachen!

Angesichts dieser Arbeit drängt sich der Verdacht auf, daß viele der befragten Pflegenden das Konzept des Pflegeprozesses als Möglichkeit, individualisierte Pflegearbeit zu leisten, in Wirklichkeit nicht verinnerlicht hatten. Am häufigsten wurde im Zusammenhang mit dem Pflegeprozeß erwähnt, daß es sich um einen rationalen, auf die Problemlösung orientierten Ansatz der Pflegeplanung handelt, doch waren viele Pflegende offenbar nicht in der Lage, über Entscheidungen im Zusammenhang mit der Pflege oder über das Lösen von Problemen zu sprechen. Es ist beinahe so, als wäre die Phase der Einschätzung vom Pflegeprozeß abgetrennt – denn bis dahin beschäftigt sich jeder damit und greift dann offenbar wieder auf anderes zurück. Die Tatsache, daß ein Patient eingeschätzt wird, verleitet anscheinend zur Annahme, die Pflege sei dadurch automatisch individualisiert, wenngleich die Praxis vieler dieser Pflegenden kaum anzeigt, daß dies tatsächlich der Fall wäre, was in höchst bedenklicher Weise dadurch zum Ausdruck kommt, daß der Schritt der Evaluation von den Teilnehmern aus der Allgemeinpflege nicht erwähnt wurde.

Durch die Arbeit von Sheehan wurde gezeigt, daß viele der zentralen Ideen des Pflegeprozesses, d. h. die üblicherweise in Lehrbüchern bzw. im Unterricht vermittelten Kenntnisse in Wirklichkeit vermutlich nur oberflächlich umgesetzt wurden. Die Pflegenden haben sie nicht so weit verinnerlicht, daß sie ganz natürlich in Gespräche über den Pflegeprozeß und die Pflegeplanung einfließen. Die von Sheehan zusammengestellte Stichprobe ist natürlich klein und fällt sehr zu Ungunsten der Tutoren aus; darüber hinaus sind die Ergebnisse nicht ohne weiteres auf die ganze Pflege verallgemeinerbar. Außerdem kann sich das, was Pflegende sagen, und das, was sie tun, durchaus unterscheiden, d. h. die Untersuchung der Praxis ergibt möglicherweise ein ganz anderes Bild als das zu Forschungszwecken durchgeführte Interview. Selbst unter Berücksichtigung all dessen ist es dringend erforderlich, die Arbeit von Sheehan zu wiederholen und durch weitere Studien zu ergänzen; denn die Stoßrichtung dieser Befunde ist beunruhigend. Ist es wirklich so, daß der Pflegeprozeß nur oberflächlich umgesetzt wird? Und was nützt es, die Patienten zur Mündigkeit zu befähigen, wenn die Pflegenden nicht einmal wissen, wie wichtig es ist, die Pflege mit den Patienten abzustimmen?

Hurst et al. (1991) haben ebenfalls das Wissen der Pflegenden im Zusammenhang mit dem Pflegeprozeß untersucht. Die Autoren stellten insgesamt sieben Patientenprofile zusammen mit dem Ziel, diese den Pflegenden vorzulegen und sie dann über die angegebenen Pflegemaßnahmen zu befragen. Bei verschiedenen Patientenprofilen waren bestimmte Schritte des Pflegeprozesses ausgelassen worden, und in der Studie ging es nun darum herauszufinden, ob dies die Äußerungen der Pflegenden über die Pflegemaßnahmen in irgendeiner Weise beeinflußte.

In Anbetracht der Ergebnisse stellt sich wieder einmal die Frage, wie viele Pflegende den Pflegeprozeß tatsächlich verinnerlicht haben. Nur 25 % der Pflegenden gingen auf das Fehlen der Planungsphase ein, im Falle der Evaluationsphase waren es nur 21 %. Vermutlich wurden die Pflegemaßnahmen, bei denen elementare Schritte fehlten, für bare Münze genommen, denn nur etwa 20 bis 25 % der Stichprobe sprachen diesen Punkt überhaupt an. Bedeutet dies, daß die meisten Pflegenden nicht merkten, daß entscheidende Schritte fehlten, oder hatten sie es doch bemerkt und fanden, es sei nicht wichtig genug, um es zu erwähnen? Eine andere Erklärung könnte lauten, daß sie durch die Forschungssituation eingeschüchtert waren und deshalb mit ihrer Meinung nicht von dem abweichen wollten, was ihnen vorgelegt wurde.

Die Forscher interpretieren die Studie dahingehend, daß die Aufmerksamkeit vieler Pflegender sich stärker auf die Handlung richtet, was sie veranlaßt, sich zu Lasten der eher analytischen Schritte wie Evaluation und Planung auf die Implementation zu konzentrieren. Nach Hurst et al. ist es besorgniserregend, daß viele der Pflegenden sich nicht zu den Stadien des Pflegeprozesses äußerten, die allgemein als wichtig angesehen werden.

Vorausgesetzt, diese Ergebnisse sind valide und kein durch die Forschungssituation bedingtes Artefakt, dann ergeben sich weitere Fragen. Inwieweit ist es der traditionellen Pflegeausbildung anzulasten, daß das analytische Denken bei diesen Pflegenden so wenig ausgeprägt ist? Wenn wir vermitteln wollen, welche Bedeutung die kritische Betrachtung der Praxis für die Entwicklung und Validierung einer Wissensgrundlage in der Pflege ist, dann kommt es entscheidend auf die Fähigkeiten der Bewertung und Analyse an, doch sind diese gegenüber der Handlungspriorität bei den hier untersuchten ausgebildeten Pflegenden und Studenten höherer Semester anscheinend zweitrangig. Die Betonung der praktischen Pflege unter Verzicht auf kritisches Nachdenken über das Wie und Warum stammt aus der wohlbekannten Tradition der Pflege, Befehle auszuführen, was natürlich eine Erklärung für viele ritualistische Pflegemaßnahmen ist.

Es gibt noch eine andere, viel radikalere Erklärung, die von Hurst et al. zurückgewiesen wird. Es kann sein, daß die Pflegenden in der Praxis nicht nach den logischen Schritten vorgehen, die der Pflegeprozeß vorgibt; folglich kommt eine Studie, die nach Anzeichen für die Umsetzung einzelner Schritte sucht, zu dem Ergebnis, daß einige Pflegende, besonders diejenigen mit mehr Erfahrung, anders arbeiten, als es der Pflegeprozeß vorschreibt. Die Befunde lassen sich mit dem Fehlen analytischer Fähigkeiten und dem Handlungszwang sehr wohl erklären und führen zu dem Schluß, daß viele Pflegende den Pflegeprozeß nicht richtig verinnerlicht haben. Wir werden später auf die grundlegendere Frage zurückkommen, ob der Pflegeprozeß ein genaues Abbild dessen ist, wie Pflegende in der Praxis arbeiten.

Brooking (1989) startete ein beachtliches, in methodischer Hinsicht exaktes Forschungsprojekt, um ein reliables und valides Bewertungsinstrument zu erhalten, mit dem festgestellt werden kann, ob der Pflegeprozeß angewandt wird. Dies sei allen, die ein eigenes Meßinstrument entwickeln wollen, als Methode zur Etablierung von Validität und Reliabilität empfohlen. Brooking hat sich kritisch über das Fehlen objektiver Indikatoren geäußert, mit deren Hilfe festgestellt werden kann, ob eine Station den Pflegeprozeß anwendet: eine einfache Befragung des Pflegepersonals ist keine objektive Messung. Wie dargelegt wurde, bedeuten Konzepte wie der Pflegeprozeß für jeden etwas anderes.

Brooking entwickelte die endgültige Skala aus einer Liste mit ursprünglich 65 aus der Literatur entnommenen Items, die nach genauer Überprüfung und Kontrolle so gekürzt wurden, daß daraus ein Selbsttest entstand, der innerhalb von 10 Minuten ausgefüllt werden kann; dazu gibt es eine entsprechende Beobachtungstabelle, die in jedem klinischen Bereich zur Vervollständigung der Ergebnisse des Fragebogens dient. Brooking gibt zu, daß das Instrument sehr stark auf die Dokumentation ausgerichtet ist. Dies könnte dazu führen, daß eine Station, die eine individualisierte Pflegeplanung von höchster Qualität anbietet, aufgrund der Dokumentation jedoch Werte erzielt, in denen sich die Qualität der Pflege nicht widerspiegelt. Eine Pflegeperson (oder ein Patient) mag darüber nachsinnen, was wichtiger ist. Die Bedeutung der Forschungsarbeit liegt in der Erkenntnis, daß es reliabler und valider Bewertungsinstrumente bedarf, mit deren Hilfe wir den Pflegeprozeß erkennen können, wenn wir ihn sehen. Diese Objektivität ist wichtig, wenn wir über seine Vorzüge diskutieren wollen, bzw. wir müssen uns sicher sein, daß wir alle über dasselbe reden.

Warum ist der Pflegeprozeß so unbeliebt?

Der Pflegeprozeß ist in Großbritannien allgemein unbeliebt, wie das jahrelange Studium der Leserbriefe in den Pflegefachzeitschriften und zufällig mitgehörte Gespräche unter Kollegen in der Kaffeepause beweisen. Warum sind die Pflegenden gegen etwas, von dem führende Vertreter der Pflege und offizielle Stellen behaupten, es sei ein entscheidender Schritt in der Entwicklung der Pflege.

Der schriftliche Pflegeplan ist das erste Opfer, sobald auf der Station Hochbetrieb herrscht, dies jedenfalls behauptet Rundell (1991). Er macht weiter geltend, daß der schriftliche Pflegeplan für die Pflegenden bloß ein Lippenbekenntnis ist, und dies hat zur Folge, daß die Aufzeichnungen zumeist ritualistisch, veraltet und gelegentlich sogar gefährlich sind und nur eine schwache Ähnlichkeit mit den tatsächlich durchgeführten Pflegemaßnahmen aufweisen. Wenn wir zukünftig nach den Pflegeplänen beurteilt werden, was wird man dann, so fragt Rundell, mit den gestelzten, ungeschickten Kürzeln anfangen, die der Nachweis einer professionellen Pflege sein sollen? Ein Pflegeplan sollte ein Pflegevertrag mit dem Patienten und keine bürokratische Pflichtübung sein. Wir müssen stolz auf unsere Pflegepläne sein, so lautet seine abschließende Feststellung.

Diesen Aufschrei aus ganzem Herzen werden viele verstehen können. Barnes beispielsweise schrieb im Jahre 1990, daß die Pflegepläne häufig wenig Ähnlichkeit mit den Einschätzungen aufweisen, auf die sie sich stützen sollten. Die Pflegenden nehmen eine Einschätzung bei den Patienten vor und entdecken eine Fülle wertvoller Informationen über den einzelnen, die sie dann allerdings nicht für die Pflegepläne verwerten. Statt dessen entsteht ein ritualistisch formulierter

Plan, der auf die diagnostizierte Erkrankung des Patienten abgestellt und mit Klischees und bedeutungslosen Banalitäten gespickt ist. Infolgedessen hat der Pflegestandard keinerlei Beziehung zu der schriftlichen Dokumentation, die jedoch außerordentlich wichtig für die Untersuchung der Pflegequalität ist, da die verschiedenen generischen Instrumente in hohem Maße auf die schriftlichen Pflegepläne ausgerichtet sind. Es gibt kaum Anzeichen dafür, daß die Qualität der Pflegepläne mit der Qualität der geleisteten Pflege übereinstimmt.

Immer öfter wird von den Pflegenden gefordert, mit immer weniger Mitteln immer mehr zu leisten. In den letzten Jahren ist in vielen Bereichen der Eindruck entstanden, daß der Personalbestand, positiv betrachtet, nicht mit den erhöhten Anforderungen an die Pflege Schritt halten konnte, die dadurch entstanden sind, daß die Zahl der zu behandelnden Patienten und ihre Pflegebedürftigkeit zugenommen hat, daß die Krankenhauspopulation größtenteils aus älteren Menschen besteht und die Medizintechnologie immer mehr neue Entwicklungen bereithält. Negativ betrachtet, bedeutet dies, daß Kürzungen im Personalbestand der examinierten Pflegekräfte und Freistellungen in der Pflege bevorstehen. Ist es in Anbetracht dessen realistisch, daß in enorm zeitaufwendiger, althergebrachter Manier ausführliche handschriftliche Pflegepläne erstellt werden? Da überrascht es nicht, daß Pflegende, die aufgrund der Zwangseinführung gegenüber dem Pflegeprozeß ursprünglich äußerst skeptisch eingestellt waren (Walsh, 1991), diesen Pflegeansatz in zunehmendem Maße ablehnten bzw. dieser ein bloßes Lippenbekenntnis für sie war. Sie haben notfalls zwecks Überprüfung die richtigen Unterlagen zur Hand, doch wird es für die Pflegenden immer schwieriger, den Pflegeprozeß so durchzuführen, wie er ihnen vermittelt wurde.

Was also ist der springende Punkt bei Pflegeplänen? Ist es nicht so, daß durch sie enorm viel der kostbaren Zeit der Pflegenden verschwendet wird? Goodall (1988) forderte die Pflegenden auf, sich einmal Gedanken über die Frage zu machen, ob wir nicht so ehrlich sein sollten, den Pflegeprozeß abzuschaffen und wieder zu der aufgabenzentrierten Pflege zurückzukehren, wenn er nicht das Bindeglied zwischen theoretischem Wissen und klinischer Pflegepraxis ist. Die Patienten werden wieder als Fälle behandelt, als Ansammlung von Aufgaben, die zu erledigen sind, und nicht als Individuen. Wollen wir das wirklich? Goodall steht der pedantischen, umständlichen Prozedur des Ausfüllens von Pflegeplänen, die niemanden interessieren, kritisch gegenüber. Und Manthey (1980) merkt dazu an: «Keine anderes Papier im System eines Krankenhauses ist so bar jeder Information wie das, was als Pflegeplan bezeichnet wird.» Trotz aller Aufmerksamkeit, die der Einschätzung gilt, ist der Pflegeplan, der darauf basiert, entweder kaum von Bedeutung oder er wird doch häufig ignoriert, selbst wenn er gewissenhaft ausgefüllt wurde.

Daher ist es kaum verwunderlich, daß Studenten etwas gegen diese Arbeit haben, da sie oft diejenigen sind, die eine Schicht spät beenden müssen, weil sie einen Pflegeplan auszufüllen haben, der von zweifelhaftem Wert ist. Die ganze Übung wird zu einem Ritual. Tutoren machen sich manchmal nicht klar, mit welchen Problemen Studenten zu kämpfen haben, die im College den Pflegeprozeß – fein säuberlich nach Stadien aufgeteilt – kennengelernt haben und dann einen wahren Schock erleben, wenn sie sich in der klinischen Praxis mit Pflegeplänen abmühen müssen. Ein halbstündiger Besuch auf einen Plausch reicht nicht aus, um die Schwierigkeiten der Studenten umfassend kennenzulernen.

Die Kritik läßt sich größtenteils auf die Bedeutungsvermengung zurückführen, die an früherer Stelle thematisiert wurde. Das Problem besteht darin, daß der Pflegeprozeß mit viel Schreibarbeit verbunden ist und die Pflegenden die ursprüngliche Absicht hinter der Idee, daß der Pflegeprozeß als Mittel zur Planung einer individualisierten Pflege gedacht war, nie richtig verinnerlicht haben. Stellt man sich die Philosophie der individualisierten, patientenzentrierten Pflege als Wald vor, dann ist dies ein Wald, den man vor lauter Bäumen aus ritualistischer Formularausfüllerei, zu der der Pflegeprozeß sich mittlerweile entwickelt hat, nicht mehr sehen kann. Ironischerweise wird der Pflegeprozeß, wenn er weiterhin soviel Papier verschlingt, bald gar keine Bäume mehr übriglassen!

Die Forschung und der Pflegeprozeß

Gibt es trotz aller Zuversicht und allen Lobes von seiten führender Vertreter aus der Pflege und aus dem universitären Bereich wissenschaftliche Beweise dafür, daß der Pflegeprozeß die Pflege wirklich verbessert hat? Die Bewertung der Pflegequalität ist eine äußerst schwierige Angelegenheit, ein Problem, unter dem ein Großteil der Forschungsarbeiten in den späten siebziger und in den achtziger Jahren gelitten hat. Viele Projekte fielen außerdem wegen methodischer Schwächen auf: So gab es Probleme mit der Reliabilität und Validität, es fehlten überzeugende Beweise, daß der Pflegeprozeß richtig implementiert wurde, die Experimental- und Kontrollgruppen waren bei Anwendung experimenteller Methoden nicht äquivalent, und es gab Schwierigkeiten mit der zeitlichen Planung. Kurzum, es gibt keine überzeugenden Beweise, daß der Pflegeprozeß die Pflegeleistungen verbessert hat.

Es lohnt, einen Blick auf neuere Forschungsarbeiten zu werfen, die diese Schwierigkeiten beispielhaft veranschaulichen. In der Studie von Richards und Lambert (1987) beispielsweise diente die Zufriedenheit der Patienten mit der pflegerischen Betreuung als Maßstab für die Auswirkungen der Implementation des Pflegeprozesses. Die Untersuchung wurde auf einer traditionell geführten psychiatrischen Station mit Hilfe von Fragebögen, Patienten-interviews und numerischen Bewertungen der Zufriedenheit durchgeführt.

Das erste Problem bei dieser Studie besteht darin, daß die halbe Belegschaft der Station nach Angaben der Forscher auf die übliche Art arbeitete, während die andere Hälfte gleichzeitig den Pflegeprozeß anwendete. Es ist nur schwer einzusehen, wie es sein kann, daß die Pflegenden von einer Hälfte zur anderen wechseln können, ohne daß sich der Arbeitsstil der einen Hälfte auf die andere auswirkt. Dasselbe gilt für die Patienten. Die experimentelle Methodik setzt jedoch ganz klar voraus, daß die Experimental- und die Kontrollgruppen voneinander getrennt, aber äquivalent sein müssen. Aus dem Forschungsbericht geht nicht hervor, ob die zweite Forderung erfüllt wurde; auch ist nicht erkennbar, daß eine Überprüfung auf signifikante Unterschiede zwischen den beiden Patientengruppen hinsichtlich Alter, Geschlechtszugehörigkeit, Diagnose usw. stattgefunden hat. Es gibt keinerlei Hinweise darauf, daß dem Fragebogen eine Explorationsstudie vorausgegangen ist oder daß die Frage der Reliabilität und Validität geklärt wurde, geschweige denn, daß diese getestet wurden. Nach Angaben der Autoren überprüfte ihr Fragebogen unter anderem, wie die Station als therapeutische Gemeinschaft wahrgenommen wurde, was nicht dasselbe ist wie die Überprüfung der Zufriedenheit der Patienten – das erklärte Ziel der Studie. Folglich sind Zweifel an der Validität angebracht, da das Instrument nicht das mißt, was es messen soll.

Die Untersuchung förderte keine Unterschiede in bezug auf die Meinung der beiden Patientengruppen zutage: der Pflegeprozeß schien nichts verändert zu haben. Angesichts ihrer vielen methodischen Schwächen besitzt diese Studie wenig bzw. gar keine Reliabilität oder Validität, und die Ergebnisse können ignoriert werden, mit Ausnahme der Feststellung, daß alle Patienten in der Meinung übereinstimmten, daß sie die Pflege sowieso nicht beeinflussen können – wohl kaum eine Umgebung, die Mündigkeit fördert.

Die Studie von Hamrin und Lindmark (1990) ist ein weiteres Beispiel für die methodischen Schwierigkeiten, mit denen Untersuchungen des Pflegeprozesses zu kämpfen haben. In dieser schwedischen Studie ging es um Schlaganfallpatienten und um eine Untersuchung der Auswirkungen des Pflegeprozesses auf einer Station. Es wurde bei 107 Patienten eine Reihe von Messungen vor Einführung des Pflegeprozesses im Jahre 1984 durchgeführt und bei weiteren 173 Patienten im Jahre 1985 nach Einführung des Pflegeprozesses. Die Forscher fanden während dieser beiden Untersuchungsphasen keine signifikanten Unterschiede bei den Patientengruppen oder bei dem Pflegepersonal; sie erbrachten einen Beweis für die Äquivalenz von Kontroll- und Experimentalgruppen, der in der ersten Untersuchung fehlte. Die Einführung des Pflegeprozesses ergab keine unterschiedlichen Bewertungen, die zur Beurteilung der Pflege dienten.

Um die Auswirkungen des Pflegeprozesses bewerten zu können, wurden folgende Parameter gemessen: Unabhängigkeit der Patienten bei den Aktivitäten des täglichen Lebens, motorische Funktion und Leistungsfähigkeit, Wahrnehmungsstörungen und neurologische Befunde. Damit stellt sich die Frage nach der Validität – inwieweit können physiologische Messungen zur Bewertung der Pflegequalität herangezogen werden? Sind sie so genau, daß sie Veränderungen anzeigen können? Das zweite Problem bezieht sich auf die Feststellung der Forscher, daß die examinierten Pflegenden keine systematische Pflegeplanung durchführten. Es wird nicht erwähnt, wer dies tat. Wenn es jedoch nicht die examinierten Pflegenden waren, kann man dann überhaupt sagen, daß es sich um eine Untersuchung des Pflegeprozesses handelt? Zum Verständnis der Bedeutung reliabler und valider Definitionen für das zu untersuchende Konzept sei hier an die Studie von Brooking (1989) erinnert, die sich ausschließlich mit dem Thema beschäftigte, was mit dem Pflegeprozeß gemeint ist.

Zuletzt soll noch die Studie von Henderson und Southern (1990) überprüft werden. Die Autoren gingen von der Annahme aus, daß individualisierte Pflege die Stereotypisierung von Patienten wirksam verhindern kann, insbesondere wenn es um Gruppen wie ältere Menschen oder psychisch Kranke geht. Die Studie hatte ein experimentelles Design und arbeitete mit drei Gruppen von Pflegenden und einem Patientenprofil. Die Kontrollgruppe füllte einen Fragebogen aus, mit dem die Einstellung gegenüber älteren Menschen ermittelt wurde, während eine andere Gruppe als Übung die Pflegeplanung für einen echten Patienten durchführte und anschließend den Fragebogen ausfüllte. Die Ergebnisse zeigen, daß die Einstellung der Experimentalgruppe gegenüber der Pflege älterer Menschen signifikant positiver war, was die Forscher zu der Behauptung veranlaßte, dies sei auf die intervenierende Variable, nämlich die übungshalber durchgeführte individuelle Pflegeplanung, zurückzuführen.

Ähnlich wie in den anderen Studien ist auch hier im Zusammenhang mit dem Fragebogen weder von Reliabilität und Validität, noch von einer Explorationsstudie die Rede; des weiteren fehlt der Nachweis der Äquivalenz von Experimental- und Kontrollgruppe. Die unterschiedlichen Ergebnisse können folglich auf verschiedene Merkmale der Gruppen oder auf ein Artefakt des Fragebogens zurückzuführen sein, dessen Reliabilität bzw. Validität nicht nachgewiesen ist. Es wäre auch noch eine andere Erklärung möglich, nämlich daß die Kontrollgruppe sich beim Ausfüllen des Fragebogens nur mit abstrakten Konzepten zu beschäftigen hatte, während die Experimentalgruppe kurz vorher die Pflegeplanung praktisch durchgeführt hat. Möglicherweise hat praktische Erfahrung mit der Pflegeplanung ihre Einstellung eher verändert als die Pflegeplanung selbst. Wir dürfen nicht vergessen, daß es sich um ein Planspiel handelte, und es gibt keinerlei Beweise dafür, daß die beteiligten Pflegenden sich in der Praxis genauso verhalten hätten. Zuletzt ist noch zu erwähnen, daß sich alles nur auf ein einziges Patientenprofil stützt.

In der Pflegeliteratur gibt es eine Fülle von ehrenwerten Versuchen, die Vorzüge des Pflegeprozesses und der individualisierten Pflege aufzuzeigen, die allerdings an ähnlichen methodischen Mängeln gescheitert sind wie die hier vorgestellten Studien, die einer kritischen Betrachtung unterzogen wurden. Die Ergebnisse der Forschungsarbeiten über den Pflegeprozeß lassen sich auf folgenden Nenner bringen: Es konnte nicht belegt werden, daß die Pflege durch den Pflegeprozeß signifikant verbessert wird. Sie sagen jedoch etwas aus über die methodischen Schwierigkeiten bei Untersuchungen der Pflege und über die immensen Probleme bei der Erfassung und Bewertung eines derart komplexen und schwer definierbaren Phänomens wie der Pflegequalität aus. Doch Lawler (1991) sieht auch etwas Gutes darin, denn ihrer Auffassung nach wissen wir dadurch jetzt viel besser, wie komplex die Pflege ist, und außerdem wurde die Ansicht bestätigt, daß der härteste Test immer noch die Praxis ist; und wenn die Praxis nach 15 Jahren etwas immer noch nicht akzeptiert wie im Fall des Pflegeprozesses, dann weist es schwerwiegende Mängel auf.

Wertvoll an der Arbeit von Henderson und Southern ist die Tatsache, daß sie die Aufmerksamkeit auf die Einstellungen der Pflegenden gegenüber den Patienten und auf das Problem der Stereotypisierung gelenkt hat, was einen krassen Gegensatz zu dem Anliegen der individualisierten Pflege bildet. Wenn der Patient als «Typ» und nicht als Mensch gesehen wird, dann wird die individualisierte Pflege auf fatale Weise untergraben.

Dieser Aspekt wurde von Moss (1988) eindrucksvoll dargestellt, die die Literatur überprüfte und eine Vielzahl von Hinweisen dafür fand, daß Pflegende bei Patienten zu Stereotypisierungen neigen und als Folge davon eine negative Einstellung entwickeln, besonders wenn von seiten der Medizin eine bestimmte Etikettierung vorgenommen wurde. Einige der angeführten Beispiele belegen die Auswirkungen der Bezeichnung «Alkoholiker», welche die Wahrnehmung eines Patienten durch die Pflegeperson nachweislich negativ beeinflußt; außerdem konnte gezeigt werden, daß weibliche Pflegende ihre weiblichen Patienten viel negativer sehen als ihre männlichen Patienten – ein Beweis für eine Stereotypisierung aufgrund der Geschlechtszugehörigkeit. Moss führt aus, daß die Einstellung der Pflegenden für die pflegerische Betreuung maßgebender ist als die individualisierte Pflegeplanung, eine Ansicht, die von Woolley (1990) bestätigt wird, die meint, daß der persönliche Aspekt in der Beziehung zwischen Pflegeperson und Patient oft übersehen wird. Vorurteile und Stereotypien stehen einem distanzierten, logischen Denkprozeß im Wege, doch da alle Pflegenden Menschen sind, kann dies nicht außer acht gelassen werden.

Moss führt Fälle aus dem Bereich der Pflege geistig behinderter Menschen an, in denen negative Einstellungen die Ergebnisse erfolgreicher und populärer Programme zur Behandlung und Unterweisung der Klienten zunichte machten und zu ihrer Abschaffung führten, während ritualistische Maßnahmen bei der Körperpflege und andere Prozeduren, die keinerlei erkennbare nützliche Auswirkungen hatten, beibehalten wurden.

Es besteht die Gefahr, daß aus Einstellungen sich selbst erfüllende Prophezeiungen werden. Wenn Pflegende die Patienten entsprechend ihrer vorgefaßten Meinung auf eine Art und Weise behandeln, die mit ihrer Stereotypisierung übereinstimmt, dann verhalten sich die Patienten schließlich auch so. Die pflegerische Betreuung muß sich an den Bedürfnissen des einzelnen und nicht an einem Stereotyp ausrichten, doch nach Auffassung von Moss sprechen viele Beweise dafür, daß die Pflegenden zwar Informationen über den einzelnen sammeln, die Pflegemaßnahmen jedoch entsprechend ihren Einstellungen und Überzeugungen immer noch auf einen Patiententyp und nicht auf einen bestimmten Menschen ausrichten. Es ist zwar enttäuschend, daß keine Forschungsergebnisse vorliegen, die für den Pflegeprozeß sprechen, doch können wir nicht zu dem herkömmlichen System zurückkehren und uns nur mit Aufgaben beschäftigen, die auf Patiententypen und nicht auf bestimmte Menschen zugeschnitten sind.

Alternative Ansätze der Pflegeplanung

Im Unterricht lernen die Studenten ein Modell kennen, das aus einem logischen, mehrstufigen Prozeß besteht: auf eine umfassende Einschätzung folgt die sorgfältige, patientenzentrierte Darstellung der Probleme und Ziele; sodann werden die Pflegeinterventionen geplant, durchgeführt und natürlich bewertet. Und dann beginnt der Prozeß mit einer erneuten Einschätzung wieder von vorne.

Den Studenten wird beigebracht, daß sie bei der Planung der Pflege keine medizinischen oder diagnostischen Fachausdrücke verwenden sollen. Dies führt zu stundenlanger «tautologischer Frustration», wie Goodall (1988) es nennt, weil die Pflegenden sich mit der Vermeidung medizinischer Fachausdrücke abplagen müssen. Seiner Ansicht nach könnte die Zeit, die für die Umbenennung sämtlicher diagnostischer Bezeichnungen vertan wird, eingespart und sinnvoller für die Pflegearbeit genutzt werden, wenn die Pflegenden einfach die medizinische Diagnose hinschreiben würden.

Die Abkehr von medizinischen Fachausdrücken war eine verständliche Entwicklung in den siebziger und achtziger Jahren, als die Pflegenden versuchten, von dem medizinischen Modell abzurücken und die Pflege als eigenständige Disziplin zu etablieren. Nach Goodall kommt jedoch ein Zeitpunkt, an dem der gesunde Menschenverstand eingeschaltet werden muß, und dieser ist vielleicht erreicht, wenn es darum geht, einfache diagnostische Ausdrücke aus der Medizin in Pflegeplänen zu verwenden. Die Leser werden sich erinnern, daß die abgeschwächte Übernahme von Sprache und Werten der unterdrückenden Gruppe durch die untergeordnete Kultur als charakteristisches Merkmal für die Herrschaft einer Gruppe über eine andere angesehen wurde. Wenn wir Goodalls Ausführungen folgen, dann könnte die Verwendung medizinischer Ausdrücke als Anerkennung einer vollendeten Tatsache verstanden werden. Wenn andererseits auf lange Sicht die multidisziplinäre Pflege Realität werden soll, könnte es dann nicht sein, daß Fachausdrücke aus der Pflege die Grenzen der Disziplin überschreiten und die Entwicklung dann genau umgekehrt verläuft? Natürlich ist da noch das viel tiefer liegende Problem, daß der ganze Pflegeprozeß die Medizin nachahmt, was also ist ein Name? Auf diesen Punkt werden wir später eingehen.

Es ist dringend erforderlich, daß die Diskussion radikaler geführt und mehr als nur die Veränderung der Sprache von Pflegeplänen gefordert wird, zumal man in der Heimat des Pflegeprozesses, in den USA, inzwischen von den konventionellen Pflegeplänen abgerückt ist. Die «Joint Commission on Accreditation of Health Care Organizations» (JCAHCO) ist ein mächtiges Organ in den USA. Es legt Normen fest, die eingehalten werden müssen, wenn es darum geht, als Gesundheitseinrichtung zugelassen zu werden. Eine dieser Normen manifestierte sich in der formalen Gestaltung der Pflegepläne. Brider (1991) berichtet, daß diese Vorschrift anläßlich einer vor kurzem durchgeführten Überprüfung der Zulassungsnormen weitgehend fallen gelassen wurde, und äußert die Vermutung, daß aufgrund dessen die konventionellen Pflegepläne bald abgeschafft werden.

Das heißt nicht, daß der Pflegeprozeß abgeschafft wird. Es ist vielmehr der Beschluß, die Dokumentation der pflegerischen Betreuung mit Aufzeichnungen über alle anderen Betreuungsmaßnahmen einschließlich der medizinischen Versorgung zusammen in einer Aktensammlung aufzubewahren. Die neuen amerikanischen Vorschriften verlangen immer noch die Dokumentation der ersten und der wiederholten Einschätzung, der pflegerischen Probleme bzw. der Pflegediagnose, der durchgeführten Pflegemaßnahmen, der Pflegeergebnisse sowie der Vermerke über die Fähigkeit der Patienten oder der Bezugspersonen, die Pflege nach der Entlassung fortzuführen. Brider hat die knappe Zusammenfassung einer diesbezüglichen Mitteilung von June Werner zitiert, der Vorsitzenden der Arbeitsgruppe, die die Überprüfung vorgenommen hat: «Wir müssen zeigen, daß der Pflegeplan nach wie vor Pflicht ist, aber er muß nicht unbedingt so urbildlich aussehen wie im Unterricht, da er in der Praxis nie benutzt wird.»

Diese neue Vorschrift gibt grünes Licht für Experimente. Solange die Pflegenden nachweisen können, daß die Pflege nach individuellen Gesichtspunkten geplant wurde und die sechs wesentlichen, oben erwähnten Kriterien enthält, sind sie bei den Pflegeplänen nicht länger an die Formvorschriften gebunden, die ursprünglich als Lernhilfe für Studenten gedacht waren und nicht als Arbeitsunterlage für erfahrene, aber stark beschäftigte examinierte Pflegende. Sind die britischen Pflegenden bereit, sich selbst von der Tyrannei konventioneller Pflegepläne zu befreien und mit neuen Formen der Pflegeplanung und -dokumentation zu experimentieren? Brider stellt die interessante Frage, ob von den Pflegenden verlangt werden soll, bei jedem einzelnen Patienten das aufzuschreiben, was sie bereits wissen. Viele Pflegende beklagen sich darüber, daß sie durch die Pflegepläne gezwungen werden, immer und immer wieder aufzuschreiben, was ihnen bereits bekannt ist. Sie haben den Eindruck, jedesmal ein Lehrbuch schreiben zu müssen, wenn sie die Pflege planen.

Es ist an der Zeit, nach Alternativen zum konventionellen Pflegeplan zu suchen, bevor er in den Morast ritualistischer Praktiken abgleitet. Zwar mögen nur wenige sein Ableben in der jetzigen Form beklagen, doch besteht die Gefahr, daß das Kind mit dem Bade ausgeschüttet wird. Die individualisierte, patientenzentrierte Pflege, die der Pflegeplanung zugrundeliegende Philosophie und der Pflegeprozeß könnten ebenfalls verschwinden, wenn die einzige Alternative zum Pflegeplan die aufgabenzentrierte, funktionelle Pflege ist, die sich um die Badeliste, die Stuhlgangliste und das Verbandbuch dreht. Leider wurde die Pflegeplanung von einigen Pflegenden so implementiert, daß sie zu einem modernen Ritual wurde und die echten Rituale, die Badeliste und die Stuhlgangliste, ersetzt hat, die sie eigentlich abschaffen sollte.

Ein anderer Pflegeansatz ergibt sich aus einer Bewertung der Pflegeprinzipien, die sich beliebig auf jedes Problem anwenden lassen – diese Prinzipien sind per Definition ziemlich konstant, sonst wären es keine Prinzipien. Müssen die Pflegenden diese Prinzipien nun in jedem Pflegeplan immer wieder neu aufführen? Man kann davon ausgehen, daß eine Pflegeperson die Prinzipien kennt, und sie ist verantwortlich dafür, daß die Pflege entsprechend diesen Prinzipien durchgeführt wird. Die Kunst der Pflege besteht darin, diese allgemeinen Prinzipien auf die Bedürfnisse des einzelnen Patienten abzustimmen.

Derartige Überlegungen lassen an Standardpflegepläne denken, die sich heute immer größerer Beliebtheit erfreuen. Dabei handelt es sich um vorgedruckte Pflegepläne mit standardisierten Interventionen für alltägliche Probleme (Walsh, 1991), die dann an individuelle Bedürfnisse angepaßt werden können. Dagegen läßt sich direkt und plausibel einwenden, daß dadurch die Pflege standardisiert wird. Alle Patienten erhalten dann ungeachtet individueller Erfordernisse die gleiche Pflege, und es besteht die Gefahr, daß die sachkundige Einschätzung durch eine erfahrene Pflegeperson sowie die individualisierte Pflegeplanung und qualifizierte Pflegeleistungen überflüssig gemacht werden.

Um dies zu vermeiden, muß sichergestellt werden, daß die Pflegenden in vollem Umfang verstehen, welche Philosophie hinter den vorgedruckten Pflegeplänen steht und wie notwendig es ist, spezielle individuelle Bedürfnisse zu berücksichtigen. Wenn das Stationsteam die Entwicklung der Pflegepläne von Anfang an miterlebt und das Gefühl hat, daran beteiligt zu sein, dann sind vermutlich die Chancen größer, daß die Pflegepläne dieses Ziel erreichen, da die Pflegenden sie als ihre eigene Lösung ansehen werden.

Wenn die Entwicklung von allgemeinen Pflegeplänen bzw. Pflegeprinzipien so vonstatten geht, dann befähigt sie zur Mündigkeit, da das gesamte Pflegeteam ebenso wie die Patienten und ihre Familien daran beteiligt werden können. Diese

Arbeit hat sehr viel Ähnlichkeit mit der Festsetzung von Normen, und es könnte interessant sein, beide Projekt gleichzeitig durchzuführen. Wenn es darum geht, Kriterien zur Qualitätskontrolle des Pflegestandards aufzustellen und Pflegeprinzipien/-ziele festzulegen (z. B. der Patient gibt an, er sei schmerzfrei), dann sind die Überlegungen, die dazu angestellt werden müssen, ziemlich ähnlich. Aufgrund dessen ist es möglich, Qualitätsstandards und -kriterien schon in die Pflegeplanung einzubeziehen, die dann die Bedingungen des Nulldefizits erfüllt, wie es die Wirtschaftssprache nennt. Nach Muller und Funnell (1991) wird so Qualität in den Prozeß eingebaut und kein eigenes System zur Eliminierung fehlerhafter Produkte geschaffen. Der Prozeß unterliegt der Qualitätskontrolle, nicht das Produkt. Dem Pflegepersonal wird dieses Konzept eher in Form der Maxime «Vorsicht ist besser als heilen» geläufig sein.

Die Entwicklung von Plänen aus Pflegeprinzipien erfordert die Erfahrung und das Wissen des gesamten Stationsteams, von dem zu erwarten ist, daß es einen effektiveren Plan aufstellt als eine einzelne Person. Die Zeit, die eingespart werden kann, indem selbstverständliche Dinge nicht immer wieder aufgeschrieben werden müssen, ist enorm. Der Schlüssel zum Erfolg ist eine gute Einschätzung, die feststellt, welche Probleme für die Pflegeprinzipien in Frage kommen und welche Probleme spezielle, auf die Bedürfnisse des jeweiligen Patienten zugeschnittene Maßnahmen erfordern. Durch die Bezeichnung «allgemeiner Pflegeplan» oder «Pflegeprinzipienplan» anstelle von «Pflegestandard» läßt sich eine Verwechslung mit der Standard-Festlegung vermeiden, und es wird außerdem verhindert, daß die standardisierte Pflege falsch verstanden wird. Allgemeine Pflegepläne dienen dazu, den Pflegenden bei der Pflegeplanung wertvolle Zeit einzusparen. Die Kritiker dieses Ansatzes werden einwenden, daß es ehrlicher wäre zu sagen, daß die Ressourcen für eine echte individualisierte Pflegeplanung nicht vorhanden sind, anstatt von allgemeinen Pflegeplänen zu reden. Es gibt bei dieser Auseinandersetzung auf beiden Seiten festgefahrene Ansichten.

Bei der Auseinandersetzung mit allgemeinen Pflegeplänen zitiert Brider Carpenito, die handschriftliche Pflegepläne als «Dinosaurier-System» bezeichnet und die Ablösung durch Pflegeprinzipien fordert. Was nützt es, so fragt sie, daß bei einer gründlichen Einschätzung alle nur erdenklichen Probleme der Patienten identifiziert werden, wenn die Pflegeperson anschließend doch nicht die Zeit hat, an den meisten irgend etwas zu ändern. Allgemeine Pflegepläne, aus denen nicht hervorgeht, daß Probleme individuell auch behandelt werden, lassen jedoch darauf schließen, daß die Pflegeleistungen unter dem Standard liegen.

Eine alternative Methode der Pflegeplanung setzt voraus, daß Pflegende und Ärzte gemeinsam einen Plan erarbeiten, an den sich jeder Patient zu halten hat. Dieser individuelle Plan steckt den normalen Weg der Pflege ab, dem der einzelne folgen muß; die handschriftliche Pflegedokumentation zeichnet lediglich die Abweichungen von dem vorgegebenen Weg auf. Auch hier fällt wieder die

Ähnlichkeit mit der Festlegung von Standards auf, und so lassen sich Standards und Kriterien ebenfalls in diesen Ansatz einbeziehen. Alles, was eine echte Zusammenarbeit zwischen den beiden an der Pflege des Patienten beteiligten Berufsgruppen begünstigt, sollte gefördert und der Ansatz des individuellen Plans über den medizinischen und pflegerischen Bereich hinaus verbreitet werden.

Es besteht allerdings die Gefahr, daß dieser Ansatz sehr direktiv wirkt und die Patienten abwertet. Vielleicht ist er eher für Kurzzeitpatienten geeignet, aber selbst dann müssen die Patienten nach ihrer Meinung über ihren «Plan» gefragt werden, und eine Abänderung entsprechend ihren Wünschen muß möglich sein. Der Plan wäre außerdem eine hervorragende Gelegenheit, die Patienten zu informieren und Ängste abzubauen, die mit der bevorstehenden Behandlung zusammenhängen. Brider berichtet, daß durch diesen Ansatz die Hälfte der Zeit eingespart werden konnte, die die Pflegenden, die an einer Studie im «St. Luke's Hospital» in Milwaukee teilnahmen, für die Dokumentation aufwenden mußten.

Entwicklungen wie diese werden durch den Einzug von Computern in die Krankenhäuser sehr erleichtert, weil damit die Informationen gespeichert werden können, die benötigt werden, um Pflegeprinzipienpläne oder individuelle Pläne zu entwickeln. Wann immer ein allgemeiner Pflegeplan für einen Patienten mit Myokardinfarkt, für einen Schlaganfallpatienten oder für einen insulinabhängigen, komatösen Diabetespatienten zu erstellen ist, ermöglichen Computer einen sehr viel differenzierteren Ansatz. Anstelle eines Pflegeplans für einen «Standardpatienten» können diverse Einheiten zusammengestellt werden, die aus Pflegeprinzipien für spezifische Probleme bestehen, aus denen dann entsprechend der Einschätzung durch die Pflegeperson ein Pflegeplan für jeden beliebigen Patienten erstellt werden kann. Ein solcher Plan muß immer noch individuell auf die Bedürfnisse des Patienten zugeschnitten sein. Abgesehen von der Anpassung der computergenerierten Pflegeeinheiten muß die Pflegeperson wahrscheinlich den Teil des Pflegeplans, der spezielle Probleme betrifft, selbst erarbeiten. Es wird immer mehr individuelle Probleme geben, als ein Computer identifizieren und speichern kann.

Es gilt als einer der vielen Vorteile des Pflegeprozesses, daß die Effektivität der pflegerischen Betreuung mit Hilfe der Dokumentation überprüft werden kann. Leider ist es so, daß sich diese Hoffnung wegen der schlechten Qualität der Aufzeichnungen und der dubiosen Beziehung, die zwischen schriftlichen Pflegeplänen und durchgeführten Pflegeleistungen besteht, nicht erfüllt hat. Die computergestützte Pflegeplanung macht eine genaue Aufzeichnung der Pflegemaßnahmen und der Ergebnisse nun wieder möglich. Die Wertschätzung der klinischen Pflegenden und der Wissensgrundlage, die die klinische Praxis in sich birgt, gilt als wesentlich für die Emanzipation der Pflege. Mit der Entwicklung einer Datenbank, die es ermöglicht, die Auswirkungen der Pflege auf die Ergebnisse zu untersuchen und nachzuweisen, hätte die Pflege eine hervorragende Chance, den Durchbruch zu schaffen. Durch eine computergestützte Pflegeplanung, die eher das Denkvermögen der Pflegenden fordert als ihre Schreibfertigkeit, wäre dies realisierbar.

Um jedoch nicht allzu enthusiastisch zu werden angesichts der Möglichkeiten, die der Computer eröffnet, ist es aufschlußreich, einen Blick darauf zu werfen, wie im Vereinigten Königreich der Stand der Entwicklung beurteilt wird. Standley (1992) berichtet über eine solche Beurteilung der Software zur Unterstützung der Pflegeplanung, die von der «North-East Thames Regional Health Authority» vorgenommen wurde.

Das erste Problem betrifft die Software zur Generierung von Einschätzungspaketen. Diese betonen allesamt körperliche Aspekte, während psychosoziale Komponenten außer acht gelassen werden. Außerdem beanspruchen sie doppelten Arbeitsaufwand, denn die Pflegeperson muß die Informationen per Hand zusammentragen und dann alles in ein Terminal eingeben. Ein weiteres Problem ist die Aktualisierung der im Computer gespeicherten Pflegepläne, denn wenn eine Pflegeperson nicht gut tippen kann, ist alles noch zeitaufwendiger als das derzeitige System. Kurzum, die Auswertung zeigt, daß die zum gegenwärtigen Zeitpunkt verfügbare Software doch ziemlich problematisch ist. Vielleicht hängen die Schwierigkeiten damit zusammen, daß versucht wird, den konventionellen Ansatz der Pflegeplanung sowie alle oben aufgezeigten Probleme mit dem Computer nachzuahmen. Die Zeit, die für die handschriftliche Aufzeichnung aufgewendet wird, läßt sich nicht einsparen, wenn dieselben Information mit Hilfe einer Tastatur geschrieben werden, es sei denn, jemand kann gut tippen.

Wenn die Pflegenden jedoch für einen individuellen Pflegeplan fertige Einheiten abrufen, anpassen und zusammenstellen können, dann läßt sich mit einem Computer sehr wohl Zeit einsparen. Yates (1992) hat einen sehr interessante Bericht über genau diesen Ansatz verfaßt, der in Großbritannien erprobt wurde. Es wurde gezeigt, was mit einem einfachen PC auf einer unfallchirurgischen Station mit 30 Betten möglich ist. Das Stationsteam stellte insgesamt ca. 200 alltägliche Probleme sowie die dazugehörigen Pflegeprinzipien zusammen. Damit lassen sich Pflegepläne für sämtliche, bei der Einschätzung festgestellte Probleme entwickeln. Laut Bericht ist das Personal der Auffassung, daß diese Methode weitaus präziser, schneller und leserlicher ist als jede andere zuvor; die Möglichkeit der individuellen Gestaltung bleibt ebenfalls erhalten.

Es ist dringend erforderlich, Initiativen wie diese einer Effektivitätsprüfung zu unterziehen. Nach den eigenen Angaben des Pflegepersonals führt der Zugang zu nur einem Terminal zu Verzögerungen, und dadurch, daß der PC nicht an den Zentralcomputer des Krankenhauses angeschlossen ist, wird das Potential des Systems nicht voll ausgeschöpft. Infolgedessen gehen viele Informationen verloren, die im Krankenhaus anderweitig genutzt werden könnten. Es wird allerdings daran gearbeitet, die computergespeicherten Daten im Rahmen der Qualitätssicherung für Überprüfungen zu nutzen. Das Potential eines solchen Systems wäre immens, wenn in die gespeicherten Einheiten für Pflegepläne noch die Pflegestandards integriert würden und somit sichergestellt wäre, daß jeder Pflegeplan auf gültigen Standards basiert.

Standley (1992) verweist auf das zur Mündigkeit befähigende Potential eines computergestützten Ansatzes für die Pflegeplanung, weil die Daten über die Pflegeleistungen und die Pflegeergebnisse eine wirkungsvolle Waffe darstellen, wenn über die Zuteilung von Ressourcen diskutiert wird. Die Pflegenden können dann endlich ihren Wert beweisen und dabei Kontrolle über die Ressourcen gewinnen, und dies kann einerseits zur Emanzipation der Pflege beitragen und andererseits das Argument entkräften, die Pflegenden könnten nicht zur Verantwortung gezogen werden, weil sie keine Kontrolle über die Zuteilung von Ressourcen für die Pflege haben.

Wir müssen jedoch noch auf ein an früherer Stelle angesprochenes Thema zurückkommen. Es muß nachgewiesen werden, daß die schriftlich geplanten Pflegemaßnahmen, ganz gleich ob es sich dabei um einen Computerausdruck oder um einen sorgfältigen handschriftlichen Plan handelt, mit den tatsächlich durchgeführten Pflegemaßnahmen übereinstimmen und daß diese wirklich zu anderen Ergebnissen führen. Qualitätsüberprüfungen sind immer noch erforderlich.

Die Bemühungen des staatlichen Gesundheitsdienstes, mehr Leistungen für das gleiche Geld zu bekommen, sowie die finanziellen Einschränkungen, unter denen wir arbeiten müssen, führen immer häufiger dazu, daß die Pflegenden Patienten zu versorgen haben, die unter normalen Umständen nicht auf ihrer Station wären. So befinden sich auf chirurgischen Stationen Patienten mit Kopfverletzungen ebenso wie Frauen, bei denen ein gynäkologischer Eingriff vorgenommen wurde. Pflegenden, die Patienten mit Krankheiten versorgen müssen, mit denen sie sich nicht so gut auskennen, könnte sehr geholfen werden, wenn sie an jeder Stelle im Krankenhaus Zugang zu computerisierten Pflegeprinzipienplänen für spezielle Probleme hätten, die sich zu einem individualisierten Pflegeplan zusammenstellen lassen.

Auf diese Art und Weise wird sichergestellt, daß die Pflegestandards, die in die einzelnen Einheiten eingearbeitet wurden, aus denen der Plan sich zusammensetzt, im ganzen Krankenhaus berücksichtigt werden, so daß eine ältere Dame, die wegen einer Hals- oder Oberschenkelknochenfraktur auf eine chirurgische Station kommt, weil auf der Traumastation Betten gestrichen wurden, eine bessere Pflege bekommt.

Die Zusammensetzung der Pflegepläne aus kleineren Einheiten kann zum Problem führen, daß zwei Einheiten sich gegenseitig ausschließen. Nicht selten befinden Patienten sich in einer üblen Zwickmühle. So kann es sein, daß ein Patient, der gerade einen Herzinfarkt hatte, vor der Mobilisierung zunächst einmal Bettruhe braucht, gleichzeitig aber einen Dekubitus entwickelt oder zumindest die

Gefahr besteht. Die beiden aus Pflegeprinzipien zusammengestellten Pläne widersprechen sich, wie man sieht, wenn der eine Bettruhe vorschreibt und der andere darauf abzielt, daß der Patient das Bett verläßt. Es wäre absurd, die Pflegepläne für diese beiden Probleme zu implementieren, ohne nachzudenken. In der Praxis schließt die erfahrene Pflegeperson einen Kompromiß zwischen den beiden widersprüchlichen Forderungen. Sie setzt Prioritäten, und der Patient bleibt im Bett, wird aber alle 2 Stunden umgelagert. Derartige Entscheidungen erfordern immer das Denkvermögen der Pflegeperson, und deshalb wird die Pflege, ungeachtet dessen, was einige leitende Manager im staatlichen Gesundheitsdienst denken, immer professionelle Pflegepersonen brauchen.

Das zweite Problem bezieht sich auf die Tatsache, daß Computerpläne an Aktualität verlieren können. Es ist unabdingbar, daß die Computerdaten vor dem Hintergrund aktueller Forschungsbefunde und anderer Informationen durch die Pflegenden ständig überprüft werden, denn auch bei diesem Ansatz können die Pflegepläne ebenso veraltet sein und zu ritualistischer Verwendung führen wie bei der herkömmlichen Methode.

Befürworter der Bezugspflege könnten Einwände gegen diesen Ansatz erheben, doch er steht im Einklang mit den Prinzipien der Bezugspflege, denn es ist möglich, die Pflege zu individualisieren und die Pflegeperson zur Verantwortung zu ziehen, vorausgesetzt, die erste und die zweite Einschätzung werden peinlich genau durchgeführt, die Pflegeprinzipien werden gezielt auf die Bedürfnisse des Patienten abgestimmt und spezifische Probleme, die einer differenzierten Lösung bedürfen, werden erkannt und entsprechend behandelt.

Ist die Software für die Aufgaben der Pflegeplanung ungeeignet, dann ist die ganze computergestützte Pflegeplanung nichts weiter als eine unproduktive Inanspruchnahme der knapp bemessenen Zeit der Pflegenden. Zeit wird auch dann verschwendet, wenn die Pflegenden nicht adäquat auf die Benutzung eines Systems vorbereitet werden, so gut dieses auch sein mag. Normalerweise steht für diese Vorbereitung nur ein halber Tag zur Verfügung, und das ist eindeutig zu wenig. Die Pflegenden müssen das Blindschreiben üben, da das quälend langsame Zwei-Finger-System, das die meisten Pflegenden immer noch praktizieren, einfach zu lange dauert. Wenn die Pflegenden lange nach Beendigung ihrer Schicht noch vor dem Computer sitzen und Patientendaten eingeben, dann kann wohl kaum die Rede davon sein, daß die Pflege durch die Informationstechnik verbessert wird. Das gleiche Problem betrifft das Ressourcenmanagement, weil die Kombination aus ungeeigneter Software und unzureichender Vorbereitung des Personals auf die Arbeit mit dem Computer zu einem heillosen Durcheinander führt.

Diejenigen, die sich bisher bereit zeigten, etwas zu verändern und mit der rasenden Entwicklung in der Informationstechnologie Schritt zu halten, die mit der Einführung von Computern in den klinischen Bereich eintritt, fühlen sich nun demoralisiert, da sie einen Großteil ihrer Freizeit und der Zeit, die der Patientenpflege vorbehalten sein sollte, darauf verwenden, den unersättlichen Appetit auf immer mehr Daten zu stillen, der Computern eigen ist. Andere Pflegende beanstanden, daß einige Trusts des staatlichen Gesundheitsdienstes große Geldsummen dafür ausgeben, daß jede Stationsleitung über einen Laptop verfügt, während zur gleichen Zeit Pflegende freigestellt werden und der Personalbestand so abgebaut wird.

Nach wie vor gibt es ein grundsätzliches Problem, auf das Standley (1992) hingewiesen hat: Wenn die Pflegenden die individualisierte Pflegeplanung nicht selbst wollen, dann hilft auch keine noch so große Unterstützung durch den Computer. Es bedarf einer Kultur, die der Pflegeplanung gegenüber positiv eingestellt ist. Die Art und Weise, wie der Pflegeprozeß eingeführt wurde, hätte gar nicht besser laufen können, wenn es darum gegangen wäre, alle Grundsätze im Umgang mit Veränderungen zu widerlegen, auch wenn dies beabsichtigt worden wäre. Zyniker mögen behaupten, daß es beabsichtigt war, um das Scheitern der patientenzentrierten Pflege besiegeln zu können. Die Entwicklung individueller Pläne oder vorgedruckter Pflegeprinzipienpläne wie auch jede andere Initiative zur Verbesserung der Pflegeplanung und -dokumentation wird nur dann Erfolg haben, wenn sie von Pflegenden ausgeht, denen daran gelegen ist, die Pflege der Patienten mit Hilfe dieser Veränderungen zu verbessern. Wenn die bisherigen Fehler dadurch wiederholt werden, daß ein Informationssystem unüberlegt implementiert wird, dann könnte sich dies als ein ebenso kostspieliger Irrtum erweisen. Computer können einen großen Beitrag zur Pflegeplanung leisten, aber, wie gezeigt wurde, können sie auch zu einer teuer erkauften Katastrophe werden.

Pflegediagnosen und Pflegeplanung

Eine ähnliche, aus den USA stammende Entwicklung, die sich ebenfalls auf die Pflegeplanung auswirken kann, sind die Pflegediagnosen. Eine Pflegediagnose ist die standardisierte Definition eines Problems, die im Gegensatz zu medizinischen Diagnosen versucht, die ganze Person zu erfassen und nicht nur einen Teilaspekt. Booth (1992) hat sich dafür ausgesprochen, Pflegediagnosen auch in Großbritannien zu verwenden mit der Begründung, es handele sich dabei um prägnante, präzise und allgemein verständliche Definitionen, denen ein Bündel normalerweise damit einhergehender Zeichen, Symptome und Verhaltensweise zugeordnet ist. Zu jeder Diagnose (es gibt ungefähr 140) gehören Kennzeichen und ätiologische, beeinflussende Faktoren, die es der Pflegeperson ermöglichen, einen Patienten gründlich einzuschätzen und ihm dann die entsprechenden Pflegediagnosen zuzuordnen. Die bekannte Überschrift in der Spalte «Pflegeprobleme» wird also ersetzt durch die Überschrift «Pflegediagnosen». Dieser Ansatz hat angeblich den

Vorteil, daß die Pflegenden eine allgemein verständliche Sprache benutzen, die die Kommunikation erheblich verbessert; darüber hinaus müssen die Pflegenden nicht mehr unklare Gemeinplätze und rätselhafte Kürzel verwenden, die häufig als Problemdarstellung fungieren.

Können Pflegediagnosen die Pflegeplanung auf sinnvolle Art und Weise rationalisieren? Turner (1991) hat sich dafür ausgesprochen, Pflegepläne auf der Grundlage von Pflegediagnosen zu entwickeln, weil die Pflegenden sich nicht an die Richtlinien der Pflegeplanung gehalten haben und so die Zulassung auf der Grundlage der früheren amerikanischen Standards gefährdet war. Nach Turner begründeten die Pflegenden die Tatsache, daß sie ohne Pflegepläne arbeiteten, mit mangelnder Kenntnis der Pflegediagnosen und mit Zeitmangel. Daraufhin wurden berufsbegleitende Weiterbildungsmaßnahmen eingeleitet und Pflegepläne für jede Pflegediagnose entwickelt, die nach der Einschätzung des Patienten dem Pflegeplan hinzugefügt wurde; so konnten verschiedene Pflegeinterventionen für die Hauptprobleme der Patienten entwickelt werden. Es wurde anerkannt, daß die Pläne auf die individuellen Bedürfnisse der Patienten abgestimmt werden müssen.

Diese Methode weist eine starke Übereinstimmung mit der an früherer Stelle beschriebenen Vorgehensweise im Zusammenhang mit den Pflegeprinzipien auf - abgesehen von dem entscheidenden Unterschied, daß diese Pläne auf der Grundlage von Pflegediagnosen erarbeitet werden. Um zu gewährleisten, daß der Ansatz valide ist – und es ist bedauerlich, daß in dem Bericht nicht erwähnt wird, welche Meinung das Pflegepersonal dazu hat – müssen auch die Pflegediagnosen valide und von den Pflegenden leicht zu identifizieren sein. Falls nicht, werden die Pflegenden nach der Einschätzung den falschen Pflegeplan implementieren, weil ihnen nicht klar ist, welche Pflegediagnose in Frage kommt.

Die Verwendung von Pflegediagnosen trägt also dazu bei, die Entwicklung von Pflegeplänen zu rationalisieren und die Problemdarstellung, die ja allgemein verständlich sein sollte, zu verbessern. Pflegediagnosen haben allerdings auch Nachteile, die Webb (1992) in einer harschen Kritik thematisiert hat. Webb beginnt bei der amerikanischen Definition der Pflegediagnosen als Standardtaxonomie diagnostischer Bezeichnungen, denen alle Pflegenden die gleiche Bedeutung zuordnen, und verweist darauf, daß die meisten Pflegediagnosen nur physische Faktoren beinhalten, was zu Lasten psychosozialer Aspekte geht, und daß die Formulierungen häufig extrem umständlich und unklar sind. Des weiteren stelle die Standardisierung eine Gefahr für die Individualisierung der Pflege dar. Diese beiden Kritikpunkte allein machen den Einsatz von Pflegediagnosen im psychiatrischen Bereich der Pflege äußerst problematisch.

Die Diagnosen beinhalten zumeist drei Aspekte – die Beschreibung des Patienten; Aussagen über quantitative Aspekte der Beschreibung (Überschuß, Defizit, Mangel, Veränderungen etc.) und die Feststellung, ob das Problem aktuell oder potentiell ist. Das Ergebnis ist manchmal schwer verständlich und verhindert nach Webbs Auffassung, daß die Patienten an Entscheidungen über die Pflege beteiligt werden.

Ebenso besorgniserregend ist nach Webb das, was fehlt. So gibt es keine Diagnosen für solch allgemeine Probleme wie z. B. Dekubitalgeschwüre, Übelkeit oder Juckreiz [die Diagnose Dekubitus(gefahr) findet sich bei Gordon (1998), Übelkeit wurde 1998 von der NANDA als Pflegediagnose anerkannt; Anm. d. Lek.]; die einzige Empfindung, die dem Patienten zugestanden wird, sind Schmerzen. Webb betrachtet die Diagnosen als eine «rigide, seltsam strukturierte Auflistung von Problemen», und die starke Anlehnung an die Medizin, die (neben dem Wort «Diagnose») aus der Betonung physiologischer Aspekte hervorgeht, ist ein Rückschritt, der vieles von dem, was in den letzten Jahren erreicht wurde, zunichte machen könnte.

Die Kritik von Lawler (1991) an den Pflegediagnosen fällt noch sehr viel vernichtender aus. Zunächst legt sie aus philosophischer Sicht dar, daß die Pflegediagnosen der Pflege, die doch für einen ganzheitlicheren Ansatz zum Verständnis des Menschen eintritt, eine unangemessen positivistische, reduktionistische Wissenschaftskultur aufzwingen. Der zweite Kritikpunkt beinhaltet, daß die Pflegediagnosen in den USA aus wirtschaftlichen Erwägungen heraus entwickelt wurden, die rein gar nichts mit der Pflege zu tun haben. Die wirtschaftliche Zwangslage im amerikanischen Gesundheitswesen machte es unumgänglich, Rechenschaft über die Kosten für die pflegerische Betreuung abzulegen, und deshalb waren die Pflegediagnosen hoch willkommen, weil dadurch die Kosten pro Patient aufgeschlüsselt werden konnten. Nach Lawler kann es nicht angehen, daß die Pflege in eine quantifizierbare Disziplin umgewandelt wird, bloß damit die Wirtschaftsprüfer zufriedengestellt sind. Sie bringt noch eine Reihe weiterer Einwände gegen die Validität der Pflegediagnosen vor, z. B. fragt sie, ob eine Beziehung zwischen den Pflegediagnosen und der pflegerischen Betreuung nachgewiesen werden kann, mit anderen Worten, ob sie die Pflegeleistungen wirklich verändern.

Dieser letzte Punkt wurde von Mitchell (1991) zu einer überzeugenden Kritik an den Pflegediagnosen ausgeweitet. Das Ziel medizinischer Diagnosen ist die Klassifizierung der Krankheiten, welche die Prognose und Kontrolle erleichtert. Pflegende, die Pflegediagnosen entwickeln, folgen laut Mitchell dieser Tradition und leiten ihre Diagnosen nicht von theoretischen Konzeptionen über Mensch, Gesundheit und Formen der Unterstützung und Betreuung ab, sondern von der traditionellen medizinischen Weltanschauung. Dies erinnert an die Kritik von Freire (1985), der zufolge unterdrückte Gruppen dazu tendieren, Sprache, Konzepte und Werte der unterdrückenden Gruppe in abgeschwächter Form und zu Lasten ihrer eigenen Kultur zu übernehmen. Mitchell führt aus, daß die Pflegenden im Fall der Pflegediagnosen genau dies getan haben, und ist deshalb gegen ihre Verwendung mit der Begründung, es gäbe sie nur, damit die Pflegenden die

Verhaltensweisen der Patienten klassifizieren, prognostizieren und kontrollieren können, und dies steht im Widerspruch zu ihrer unterstützenden, patientenzentrierten Sichtweise. Durch die Verwendung von Pflegediagnosen nehmen die Pflegenden den Patienten ihre Unabhängigkeit und das Gefühl, ihre Gesundheit beeinflussen zu können.

Mitchell kritisiert weiter, daß die Grundlage für diese Art der Diagnosestellung eine objektive, reduktionistische Sichtweise ist, also das genaue Gegenteil der Art von Pflege, die wir anstreben sollten. Die pflegerische Betreuung sollte eine Aufgabe sein, die den Gesundungsprozeß eines Menschen integrativ fördert. Mitchell appelliert an die Pflegenden, die Gesundung als ein prozessuales Geschehen zu betrachten, Lebensqualität als ein Phänomen zu verstehen, das der einzelne bestimmt (eine Sichtweise, welche die Mündigkeit sehr fördert), und sich nicht den reduktionistischen, problemzentrierten Ansatz der Medizin zu eigen zu machen. Die letzte Bemerkung hört sich an wie eine Beschreibung des Pflegeprozesses, wodurch diese wesentliche Grundlage der heutigen Pflege ernsthaft in Frage gestellt wird. Wie wir bald sehen werden, ist dies der Ansatzpunkt für eine ernst zu nehmende kritische Betrachtung, die darauf hinauslaufen kann, daß der Pflegeprozeß, wie wir ihn kennen, für erfahrene Pflegende nicht mehr in Frage kommt.

Im nächsten Abschnitt wird untersucht, welche Bedeutung Pflegemodelle für die Pflege haben. Die Frage, ob Pflegemodelle und Pflegediagnosen zusammenpassen, ist durchaus angebracht, da es sich hierbei um die beiden wichtigsten theoretischen Ansätze handelt, die in jüngster Zeit in Nordamerika entwickelt wurden. Wenn die in der Pflegediagnosentaxonomie verwendeten diagnostischen Bezeichnungen nicht auf die verschiedenen Pflegemodelle zu übertragen sind, dann bleibt in einer Praxis, die mit Pflegediagnosen arbeitet, nur die Möglichkeit, für jedes Modell ein Bündel von Pflegediagnosen zu entwickeln. Da es mindestens ein Dutzend gängige Modelle und derzeit ungefähr 90 Pflegediagnosen gibt, die unabhängig von irgendwelchen Modellen zustande gekommen sind, müßte es für die Dokumentation der Pflege etwa tausend oder mehr Pflegediagnosen geben. Ganz sicher keine realistische Methode!

Jenny (1991) untersuchte als erste die Kompatibilität von Pflegediagnosen und Pflegemodellen. Sie stellte für ihre Untersuchung eine Stichprobe von 130 examinierten Pflegekräften mit durchschnittlich 14 Jahren Pflegeerfahrung zusammen, die im Abschlußkurs eines Bachelor-Studiengangs eingeschrieben waren. Inhalte des Kurses waren unter anderen das Selbstpflegemodell von Orem (Orem, 1990) und Pflegediagnosen, mit denen sich alle Kursteilnehmer auseinandergesetzt hatten. Jenny bat die Pflegenden, sich Orems Modell mit seinen 16 Selbstpflegedefizit-Kategorien anzusehen, die den Bezugsrahmen für die Einschätzung von Patienten bilden (Walsh, 1991) und diesen 16 Kategorien 80 Pflegediagnosen zuzuordnen.

Wenn Pflegediagnosen im Rahmen dieses relativ bekannten und leicht verständlichen Modells als valide Einschätzungsgrundlage für die Probleme der Patienten gelten sollten, dann muß die Zuordnung der Pflegediagnosen zu den Kategorien einen hohen Grad an Übereinstimmung aufweisen, was in der Praxis leider nicht der Fall ist, da die erfahrenen Pflegepersonen es in dieser Studie sehr schwierig fanden, diese beiden Konzepte einander zuzuordnen. Auf die acht allgemeinen Selbstpflegedefizite entfielen jeweils 20 bis 39 Pflegediagnosen, während den restlichen Selbstpflegedefiziten, die sich auf entwicklungsbedingte und gesundheitliche Abweichungen beziehen, jeweils 1 bis 18 Pflegediagnosen zugeordnet wurden. Die Pflegediagnosen, die den speziellen Selbstpflegedefiziten zugeordnet wurden, hatten nicht nur eine gewisse Spannweite, sondern auch die Anzahl der Pflegenden, die den speziellen Selbstpflegedefiziten überhaupt eine Pflegediagnose zuordnete, war gering – sie machte bezeichnenderweise weniger als ein Drittel der Stichprobe aus.

Aus der Studie geht hervor, daß die erfahrenen Pflegenden in dieser großen Stichprobe es sehr schwierig fanden, eine Zuordnung zwischen den Pflegediagnosen und dem Selbstpflegemodell von Orem vorzunehmen. Dieser Befund legt nahe, daß es bei diesen beiden theoretischen Konstrukten ein nicht eben geringes Problem mit der Validität gibt. Da das Modell von Orem zu den Modellen gehört, die am leichtesten zu verstehen sind, kann der Schluß gezogen werden, daß ein Vergleich zwischen den eher esoterischen Pflegemodellen und dem Konzept der Pflegediagnosen zu noch größeren Diskrepanzen führt. Wenn Orems Modell der pflegerischen Betreuung valide ist, dann folgt daraus, daß es den gängigen Pflegediagnosen an Validität mangelt und sie infolgedessen zu überarbeiten sind, damit sie mit dem Modell von Orem und auch mit anderen Modellen gemeinsam verwendet werden können. Es ist auch möglich, daß das Modell von Orem und alle anderen Modelle, die nicht mit den Pflegediagnosen übereinstimmen, Probleme mit der Validität haben. Dies ist ein großes theoretisches Problem, das jede Pflegeperson, die zwei Konzepte zusammen verwenden möchte, lösen muß. Es kann nicht angehen, daß Pflegemodelle und Pflegediagnosen parallel entwickelt werden und so getan wird, als existiere das andere Konzept nicht, da durch die Existenz des einen Konzepts die Validität des anderen in Frage gestellt wird.

Vor dem Hintergrund dieser Ausführungen ist jeder Versuch, die Pflegediagnosen in Großbritannien einzuführen, ein mühseliges Unterfangen. Es ist nur schwer einzusehen, wie die Patienten durch Pflegediagnosen zur Mündigkeit befähigt werden sollen, zumal sie in einer schwer verständlichen Sprache formuliert sind. Des weiteren läßt sich anmerken, daß die Verwendung von Pflegediagnosen einer Abqualifizierung des Sachverstandes der klinischen Pflegenden bei der Einschätzung der Patientenprobleme gleichkommt, denn ihr Sachverstand wird auf eine Ansammlung standardisierter unbeholfener Phrasen reduziert. Die Zwangseinführung eines solchen Systems auf nationaler Ebene bewirkt, daß bei den Pflegenden jedes Gefühl von Eigenbeteiligung verlorengeht, das nach unserer festen Überzeugung unabdingbar ist, wenn Veränderungen gelingen sollen. Pflegepläne, die aus vorgedruckten, auf Pflegeprinzipien basierenden Einheiten zusammengesetzt sind, müssen sich den Vorwurf gefallen lassen, daß sie Individualität verhindern; dabei besteht die Möglichkeit, daß die Pflegenden sie selbst erarbeiten, sie in einer Sprache formulieren, die jeder versteht, und darauf achten, daß sie den jeweiligen Bedürfnisse angepaßt werden. Die Freiheit, solche Einheiten entsprechend den Bedürfnissen des Patienten zu erweitern und zu individualisieren, gewährt den besten Schutz vor dem Verlust der Individualität. Eine solche Flexibilität fehlt den Pflegediagnosen jedoch; sie müssen per Definition überall identisch sein. Infolgedessen ist es am besten, wenn sie auf der anderen Seite des Atlantik bleiben.

Pflegemodelle

In den letzten Jahren wurde viel über konzeptuelle Pflegemodelle geschrieben, und das Spektrum der Reaktionen darauf reicht von völliger Ablehnung (noch ein Import aus Amerika, auf den wir gut verzichten können) bis hin zur sklavischen Übernahme eines Ansatzes (nur dieses Modell und kein anderes). Keine der beiden Positionen ist besonders hilfreich (Walsh, 1991).

Die Theoretiker, die solche Modelle entwickeln, wollen eine bestimmte Pflegemethode auf der Grundlage der ineinandergreifenden Metaparadigmen Patient, Umgebung, Gesundheit und Pflege im Idealzustand abbilden. Solche Modelle fungieren als Leitfaden für die Pflege; die Pflegenden können sie übernehmen und den individuellen Bedürfnissen ihrer Patienten anpassen. Wenn das Management ein Modell uneingeschränkt übernimmt und noch dazu anordnet, daß die Pflege der Patienten ausschließlich nach diesem Modell durchzuführen ist, dann drückt sich darin ein unprofessionelles, ritualistisches und – leider – nicht unübliches Verhalten aus, besonders wenn es um das Roper-Modell geht.

Es ist der Schwachpunkt vieler Pflegemodelle, die ein Leitfaden für die klinische Praxis sein sollen, daß sie offensichtlich weder von der klinischen Praxis abgeleitet sind noch eine erkennbare Verbindung zu ihr haben. Fawcett (1992) bestätigt dies und plädiert für eine zirkuläre Beziehung zwischen den Modellen und der Praxis. Während der Erprobung eines Modells in der Praxis sollten die Pflegenden seine Stärken und Schwächen kritisch unter die Lupe nehmen, es verändern und anpassen und gegebenenfalls auch Teile eines anderen Modells übernehmen, vorausgesetzt, die philosophischen Grundlagen stimmen überein. So wird das Modell dynamisch und paßt sich den konkreten Erfahrungen an (Walsh, 1991).

Die Befürworter von Pflegemodellen verweisen darauf, daß die Pflege als Leitfaden für die Praxis einen Ausgangspunkt braucht, denn wenn die Praxis allein der Ausgangspunkt ist, dann muß sich die Pflege auf erste Hilfe und Katastropheneinsätze beschränken (Donaldson und Crowley, 1978). Hier wird eine Spannung spürbar zwischen den Vorstellungen von Schon (1983), welche die Überlegenheit des Praxiswissens betont und der Theorie weniger Bedeutung zumißt, und den Befürwortern der Pflegemodelle, die sagen, daß wir schließlich irgendwo beginnen müssen. In gewissem Sinn handelt es sich hier um einen zirkulären Prozeß, da die Praxis und die Modelle sich gegenseitig beeinflussen. Unterbricht man den Kreislauf an einer Stelle, sieht es so aus, als käme der Impuls für die Theorie aus der Praxis, doch wenn man den Kreislauf an einer anderen Stelle unterbricht, dann scheint der Impuls für die Praxis von der Theorie auszugehen. So betrachtet sind also beide Sichtweisen richtig.

Fawcett (1992), weist sehr zu Recht darauf hin, daß ein konzeptuelles Modell niemals mit einer Ideologie verwechselt werden darf, die nicht zu verändern ist. Eine solche Auffassung ebnet ritualistischem Verhalten den Weg. Nach Jones (1989) wurden Modelle konzipiert, damit die Pflege sich von der aufgabenzentrierten, ritualistischen Betreuung wegkommt und die Praxis in stärkerem Umfang einer kritischen Betrachtung unterzieht; werden Modelle jedoch in den Status einer Ideologie erhoben, dann tritt das Gegenteil dessen ein, was beabsichtigt wurde. Modelle müssen sensibel auf die Praxis reagieren; folglich ist es möglich, durch kritisches Nachdenken und Handeln Einfluß auf die Modellentwicklung zu nehmen.

Allerdings lassen sich nicht alle Modelle auf die klinische Praxis übertragen. Nevin-Haas (1992) richtet eine deutliche Warnung an die Adresse der Theoretiker und weist darauf hin, daß einige Modelle, wie z.B. das von Rogers, zu abstrakt sind, um wirkliche Bedeutung zu erlangen, während andere, wie z.B. das von Neumann, viel zu allgemein und umfassend sind, um der Praxis als Leitfaden zu dienen. Nevin-Haas ist der Auffassung, daß die Pflegenden in der Praxis den Theoretikern einen Hinweis geben müssen, wenn diese Konzepte entwickeln, die nicht mit der Praxis zu vereinbaren sind. Gegen diese Ansicht läßt sich natürlich einwenden, sie vertiefe die Kluft zwischen Theorie und Praxis, die viele Autoren, z.B. Schon und Benner, dadurch zu schließen versuchen, daß sie die Theorieentwicklung und die Praxisarbeit nicht mehr voneinander trennen und sich dagegen aussprechen, daß die Theoretiker abseits in ihrem akademischen Elfenbeinturm sitzen.

Wie wirken sich Pflegemodelle auf eine pflegerische Betreuung aus, die auf der Anwendung einer linearen, problemlösungsorientierten Methode, bekannt als Pflegeprozeß, basiert (erfahrenere Pflegende arbeiten mit der noch komplexeren Gestalt-Methode, wie wir im nächsten Abschnitt sehen werden)? Nach Walsh (1991) untermauert ein Modell die mit Hilfe des Pflegeprozesses durchgeführte pflegerische Betreuung; es kann nur im Rahmen des Bezugspflegesystems in vollem Umfang implementiert werden. Ein Modell strukturiert die Einschätzung und verhindert, daß die Pflegeperson sich mit irrelevanten Bereichen befaßt; es steuert sowohl die Problembetrachtung als auch die Zielsetzung, und es sollte sich auch auf die Durchführung und Bewertung der Interventionen auswirken. Wenn die Pflege unabhängig von dem Modell immer die gleiche ist, dann sind entweder die Modelle wertlos oder ein bestimmtes Modell wurde nicht implementiert. Modellgestützte Pflege kann also mit Hilfe des Pflegeprozesses durchgeführt werden, wobei das Modell die Art und Weise der Durchführung bestimmt.

Erfahrene Praktiker halten sich nicht unbedingt an einen solch klaren, linearen, problemlösungsorientierten Prozeß (Benner, 1984). Konzeptuelle Modelle können ebenfalls Einfluß auf die Durchführung der Pflege nehmen, wenn auch auf weniger prägnante Art und Weise. Die einem Modell zugrundeliegende Philosophie steht im Vordergrund, und nicht die einzelnen Überschriften in der Einschätzung, an denen sich die Problemidentifizierung und die Pflegeplanung ausrichtet. Die erfahrene Pflegeperson kann entscheiden, welcher der philosophischen Ansätze der bessere ist und die Pflegemaßnahmen dann vor dem Hintergrund ihrer Erfahrung und ihres Urteilsvermögens variieren und verändern. Die pauschale Zwangseinführung eines bestimmten Pflegemodells entmündigt erfahrene Pflegepersonen, weil ihnen die Freiheit genommen wird, die Pflege nach ihrem Gutdünken und entsprechend den Bedürfnissen des einzelnen Patienten durchzuführen. Die pauschale Zwangsverordnung setzt außerdem voraus, daß sich die Bedürfnisse sämtlicher Patientengruppen mit einem einzigen Modell abdecken lassen. Da solche Modelle nicht von den Pflegenden selbst entwickelt werden, fehlt das Gefühl der Eigenbeteiligung, das so wichtig ist, und die Einführung wird als eine vom Management initiierte Zwangsmaßnahme empfunden, die, wie sich gezeigt hat, vermutlich nicht von den Pflegenden akzeptiert wird.

Wenn ein Pflegemodell aber vor Ort entwickelt wird, von den Pflegenden selbst stammt und die Werte beinhaltet, an die sie glauben, dann befähigt es die Pflegenden zur Mündigkeit. Ein solches Modell berücksichtigt die Sichtweise und das Mitspracherecht des Patienten und befähigt so Patienten und Pflegende gleichermaßen zur Mündigkeit. Wenn das Modell umfassend und flexibel genug ist, bleibt die Freiheit der professionellen Beurteilung, die Voraussetzung für eine qualifizierte Praxisarbeit ist, unangetastet. Ein solches Modell muß sehr ausgewogen sein, denn es muß auch weniger erfahrenen Pflegenden als Leitfaden dienen und sicherstellen, daß sie seine Struktur im Rahmen der Pflegeplanung erkennen.

Pflegemodelle können unter folgenden Bedingungen zur Mündigkeit befähigen:

1. Wenn existierende Modelle entsprechend den Praxiserfahrungen angepaßt werden, um den Bedürfnissen der Patienten gerecht zu werden.

2. Wenn die Pflegenden auf der Grundlage eines «Bottom-up-Ansatzes» selbst ein Pflegemodell entwickeln.

Beide Ansätze haben folgende Vorteile: Sie können die Patienten zur Mündigkeit befähigen, indem sie sie in vollem Umfang an der Entwicklung des Modells / der Modelle beteiligen. Die Pflegepraktiker werden aufgewertet, da die Entwicklung der Wissensgrundlage auf einer kritischen Auseinandersetzung mit der Pflegepraxis basiert. Modelle können die Art und Weise steuern, wie die pflegerische Betreuung vor einem allgemeinen philosophischen Hintergrund von erfahrenen Pflegenden durchgeführt wird, während weniger erfahrene Pflegende die Pflegearbeit durch eine strukturierte und zielorientierte Pflegeplanung sinnvoll gestalten können. Die Pflege kann ihre Werte und Überzeugungen in die Entwicklung der Praxis einfließen lassen und muß sich nicht an den Werten einer dominanten Gesellschaft wie der Medizin ausrichten. Beide Ansätze haben somit emanzipatorisches Potential.

Es gilt, die Gefahr zu erkennen, die andere Ansätze in sich bergen. Die Zwangseinführung einzelner, eng gefaßter Pflegemodelle und ihre strenge Auslegung, die durch die Dokumentation des Pflegeprozesses noch verschärft wird, stellen eine ernsthafte Bedrohung für die Freiheit der Pflegeexperten dar, die um jeden Preis verhindert werden muß. Den Autoren sind Fälle bekannt, in denen Pflegeausbilder sich von Studenten trennen wollten, wenn diese nicht nach einem bestimmtem Modell arbeiteten, das in dem betreffenden Krankenhaus favorisiert wurde. Dies steht in krassem Widerspruch zu den Ausbildungszielen, und es ist darüber hinaus eine Beleidigung der Intelligenz von Studenten zu glauben, sie würden durch den Kontakt mit alternativen Pflegeansätzen so verwirrt, daß die Ausbildungsbemühungen des Krankenhauses allesamt zunichte gemacht werden. Die Pflege wird sich niemals emanzipieren, wenn sie sich sklavisch an einzelne, eng gefaßte Modelle halten muß, die zu einer Ideologie stilisiert werden und keinen Kontakt mit der Wirklichkeit haben.

Literatur

Barnes B. (1990): When will we get it right? *Nursing Times* 86: 4, 64.

Booth, B. (1992): Nursing diagnosis: One step forward. *Nursing Times* 88: 32–33.

Brider, P. (1991): Who killed the nursing care plan? *American Journal of Nursing* 91: 34–38.

Brooking, J. (1989): A scale to measure the use of the nursing process. *Nursing Times* 85: 15, 44–49.

Donaldson, S., Crowley, D. (1978): The discipline of nursing. Nursing Outlook 26: 113–120.

Fawcett, J. (1992): Conceptual models in nursing practice: The reciprocal relationship. *Journal of Advanced Nursing* 17: 224–226.

Freire, P. (1985): *The politics of education: Culture, power and liberation.* New York: Macmillan.

Goodall, C. (1988): How should we teach the nursing process? *Nursing Times* 84: 48, 47–49.

Gordon, M.: Handbuch Pflegediagnosen. Ullstein Medical, Wiesbaden 1998.

Hamrin, B., Lindmark, B. (1990): The effect of systematic care planning after acute stroke in general hospital medical wards. *Journal of Advanced Nursing* 15: 1146–1153.

Henderson, P., Southern, D. (1990): Making care plans. *Nursing Times* 86: 4, 33–35.

Hurst, K., Dean, A., Trickey, S. (1991): The recognition and non-recognition of problem-solving stages in nursing practice. *Journal of Advanced Nursing* 16: 1444–1455.

Jenny, J. 1991): Self-care deficit theory and nursing diagnosis: A test of conceptual fit. *Journal of Nursing Education* 30: 227–232.

Jones, S. (1989): Is unity possible? *Nursing Standard* 3: 1, 22–23.

Lawler, J. (1991): In search of an Australian identity. In: G. Gray, R. Pratt (Eds.), *Towards a discipline of nursing.* Edinburgh: Churchill Livingstone.

Manthey, M. (1980): *The practice of primary nursing.* Oxford, Blackwell.

Mitchell, G. (1991): Diagnosis: Clarifying or obscuring the nature of nursing. *Nursing Science Quaterly* 4: 52.

Muller, D., Funnell, P. (1991). *Delivering quality in vocational education.* London: Kogan Page.

Nevin-Haas (1992): Checking the fit: Nursing models, are we buying or just looking? *Canadian Nurse* 88: 33–34.

Orem, D. (1990): *Nursing: Concepts of practice.* New York: McGraw-Hill. Deutsche Ausgabe: Strukturkonzepte der Pflegepraxis. Hans Huber, Bern 1997.

Richards, D., Lambert, P. (1987): The nursing process: The effect on patient's satisfaction with nursing care. *Journal of Advanced Nursing* 12: 559–562.

Rundell, S. (1991): Care about care plans. *Nursing Times* 87: 16, 32.

Schon, D. (1983): *The reflective practitioner.* New York: Basic Books.

Sheehan, J. (1991): Conceptions o the nursing process amongst teachers and clinical nurses. *Journal of Advanced Nursing* 16: 333–342.

Standley, M. (1992): Systems of care: Computerised care planning. *Nursing Times* 88 (6): 65–55.

Turner, S. (1991): Nursing process, nursing diagnosis and care plans in a clinical setting. *Journal of Nursing Staff Development* 7: 239–243.

Walsh, M. (1989): A & E nursing: A new approach. Oxford: Butterworth-Heinemann.

Walsh, M. (1991): *Nursing models in clinical practice: The way forward.* London: Baillière Tindall.

Woolley, N. (1990): Nursing diagnosis: Exploring the factors which may influence the reasoning process. *Journal of Advanced Nursing* 110–117.

Yates, L. (1992): Planning on a PC. *Nursing Times* 88: 23, 62–64.

19. Der Pflegeprozeß: Zeit für einen Wechsel?

In dem vorangegangenen Kapitel wurde gezeigt, daß viele erfahrene Pflegende nicht von dem Wert des Pflegeprozesses überzeugt sind und sich bestenfalls nach außen hin dazu bekennen. Auch die Forschung liefert keine Beweise, die für seine Verwendung sprechen, und in den USA sind konventionelle Pflegepläne keine Zulassungsvoraussetzung mehr. Viele Pflegende streben nach wie vor eine Individualisierung der Pflege an. Wie läßt sich also erklären, was falsch gelaufen ist und warum der Pflegeprozeß im Grunde gescheitert ist?

Zu diesem Zweck müssen wir zu den Anfängen zurückkehren. Der Pflegeprozeß ist im wesentlichen ein lineares Modell. Die Pflegeperson beginnt bei Punkt A, der Einschätzung, geht dann weiter zu Punkt B, der Identifizierung der Probleme, legt dann die Ziele fest und bestimmt anschließend die Interventionen. Sie führt diese Interventionen alsdann durch, bevor sie zum Schluß eine Einschätzung der Situation vornimmt und die Effektivität der Interventionen bewertet. Die Pflegeperson bewegt sich gleichförmig in gerader Linie vorwärts, immer in derselben Richtung, Schritt für Schritt, woraus sich die Bezeichnung «lineares Modell» her-

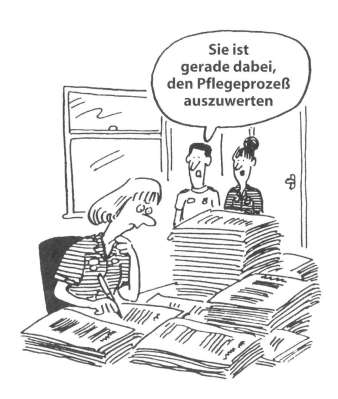

leitet. Hat diese methodische Plackerei eigentlich irgendeine Ähnlichkeit mit der Art und Weise, wie in der Realität gearbeitet wird? Genau da liegt der Knackpunkt bei diesem Thema.

Die Beschreibung des Pflegeprozesses stimmt genau mit der Beschreibung einer der wichtigsten Entscheidungstheorien überein, die als Stufenmodell bekannt ist. Hurst et al. (1991) haben dieses Modell untersucht und zeigen, daß in diesem Zusammenhang meistens von Problemidentifizierung, Datensammlung, Maßnahmenplanung, Selektion und Implementation der Strategien und von Erfolgsbewertung die Rede ist. Die Autoren stellen fest, daß dieses Modell eine große Ähnlichkeit mit der Theorie des Pflegeprozesses aufweist.

Hurst et al. sind allerdings äußerst skeptisch, wenn es um die Verwendung des Pflegeprozesses in der Praxis geht. Ihrer Ansicht nach belegt die Literatur, daß die Pflegenden Probleme oft nicht erkennen, sie vergessen, sie zu stark vereinfachen oder ignorieren, auch wenn sie identifiziert wurden. Die Problemidentifizierung ist nach Meinung der Autoren mehr als die Feststellung, daß ein Probleme existiert; die Pflegeperson sollte auch untersuchen, in welcher Beziehung es zu anderen Problemen steht und welche Ursache zum Problem geführt hat. Versäumen es die Pflegenden, klare und realistische Ziele zu setzen, dann führt dies zu Fehlern bei der Planung, und die implementierte Pflege hat kaum Ähnlichkeit mit dem Plan. Die Evaluation ist nach Auffassung von Hurst et al. der wichtigste Schritt des Pflegeprozesses, wird aber am wenigsten verstanden und ist am wenigsten effektiv, was die Durchführung anbelangt. Ungeachtet dessen, was den Studenten im Unterricht vermittelt wird, bezweifeln die Autoren aufgrund ihrer Analyse, daß der Pflegeprozeß die Arbeitsmethode erfahrener Pflegender nachahmt.

Sollen wir also, weil der Pflegeprozeß gescheitert ist, zu dem aufgabenzentrierten, ritualistischen Ansatz zurückkehren, oder müssen wir vielleicht anderweitig nach Konzepten suchen, die zeigen, wie Pflegende in klinischen Situationen denken und sich verhalten? Die Disziplin, die mehr als ein Jahrhundert lang versucht hat, zu beschreiben und zu verstehen, wie Menschen denken und sich verhalten, ist natürlich die Psychologie. Die Anfänge dieses Jahrhunderts wurden von Persönlichkeiten wie Watson, Skinner und Thorndike geprägt, die eng mit der behaviouristischen Richtung der Psychologie verbunden sind. Sie waren bestrebt, aus der Psychologie eine Wissenschaft zu machen, und befaßten sich mit Fakten, Ursachen und Auswirkungen; sie wollten in einem logischen und linearen Ansatz zeigen, daß ein bestimmter Reiz ein bestimmtes Verhalten auslöst. Dies erinnert an den linearen, wissenschaftlichen Ansatz des Pflegeprozesses.

Es gab aber auch noch eine andere Richtung der Psychologie, die die Ansicht vertrat, all dies sei viel zu sehr vereinfacht, und im Jahre 1912 stellte Wertheimer eine neue Methode der Psychologie vor – die Gestalttheorie. Der Begriff «Gestalt» ist im Sinne von Ganzheit zu verstehen, und das Interesse richtete sich folglich darauf, wie Menschen ganze Situationen und die damit verbundene Bedeutung sehen und wahrnehmen. Es erforderte sehr viel Arbeit zu beobachten, wie Menschen lernen, an die Lösung von Problemen heranzugehen, und sich an Dinge erinnern, die mit bestimmten Situationen und den damit verbundenen Bedeutungen und Wahrnehmungen verknüpft sind. Anstelle einfacher Reiz-Antwort-Muster standen nun Denkprozesse im Vordergrund, und auf dem Boden der Gestaltpsychologie entwickelte sich eine Richtung, die heute unter dem Namen «kognitive Psychologie» bekannt ist, während der Behaviourismus an Bedeutung verloren hat. Studenten der Gestaltpsychologie wissen, daß Menschen die Fähigkeit haben, ganze Situationen auf einmal zu erfassen und über adäquates Verhalten zu entscheiden.

Vor diesem Hintergrund wollen wir uns mit der Arbeit von Benner auseinandersetzen (1984), die zweifelsfrei gezeigt hat, daß Pflegeexperten genau auf diese Art und Weise arbeiten. Die Entwicklung zum Pflegeexperten durchläuft folgende Stadien: Berufsanfänger – regelorientiertes Arbeiten – fortgeschrittener Anfänger – kompetent handelnde Pflegeperson – erfahrene Pflegeperson – Pflegeexperte. Fortgeschrittene Anfänger reagieren auf Situationen, anstatt Verantwortung dafür zu übernehmen, was eine gewisse Ähnlichkeit mit dem behaviouristischen Reiz-Antwort-Muster hat. Kompetent handelnde Pflegepersonen halten sich genau an Pläne; Benner bemerkt dazu: «Durch bewußtes und gezieltes Planen, das für dieses Stadium charakteristisch ist, wird effektives und organisiertes Arbeiten möglich.» Erfahrene Pflegepersonen sehen und verstehen laut Benner Situationen als Ganzes, weil sie im Laufe der Zeit ein Gespür entwickelt haben und sie aus ihrem Erfahrungsreichtum schöpfen können. Pflegeexperten erfassen eine Situation fast intuitiv und wissen anscheinend von selbst, was zu tun ist, ohne daß sie darüber nachdenken müssen.

An dieser Stelle muß eine Warnung ausgesprochen werden, denn die Bezeichnungen «erfahrene Pflegeperson» und «Pflegeexperte» werden leicht verwechselt, und aus einer erfahrenen Pflegeperson wird nicht automatisch ein Pflegeexperte, wenn die Entwicklung nicht von Lernprozessen begleitet ist. Wenn eine Pflegeperson immer nur Befehle ausführt in einem Stationsklima, das ritualistisches Arbeiten begünstigt, wenn Anreize und andere Faktoren fehlen, dann kommt sie nicht unbedingt über das Stadium des kompetenten Pflegepraktikers hinaus, der sich an Pläne hält. Der Entwicklungssprung zum Pflegeexperten hängt maßgeblich von einer kritischen Auseinandersetzung mit der Praxis ab.

Der Ansatz des Pflegeprozesses ist somit als Lernhilfe für Studenten geeignet und befähigt sie, die Pflege sinnvoll zu gestalten; er erinnert in der Tat an ein pädagogisches Hilfsmittel, das in den klinischen Bereich übertragen wurde. Ein Student, der den Status einer frisch examinierten Pflegeperson erreicht, braucht als Berufsanfänger vielleicht noch die logische und geordnete Vorgehensweise, die der Pflegeprozeß vorgibt, um die Verantwortung für eine pflegerische Betreuung zu übernehmen, die ohne Gefahr durchgeführt werden kann. Nach einer gewissen Zeit wird er jedoch überflüssig.

In einführenden Lehrbüchern wird der Pflegeprozeß als logischer, an Problemlösung orientierter Ansatz der Pflegeplanung präsentiert. Wir wollen an dieser Stelle kurz auf die Sprache sowie auf die versteckte Botschaft eingehen, die dabei übermittelt wird. Kritischen Sozialtheorien zufolge stellt die Sprache ein wichtiges Mittel zur Ausübung von Macht dar (Habermas, 1976); aus diesem Grunde ist es sinnvoll, sich damit auseinanderzusetzen, wie diese Lehrbücher die Lernenden an diesen Grundpfeiler der modernen Pflege – den Pflegeprozeß – heranführen.

Ist die Sprache neutral, oder wird der Machterhalt durch Verfälschung der Kommunikation, bei der bestimmte Konzepte zugunsten anderer aus der Diskussion herausgehalten werden, gesichert? Nach Habermas ist die Sprache ein Mittel zur Erlangung von Macht, denn bei restriktiver Kommunikation führt soziale Macht zu Dominanz. Die unterdrückte Gruppe kann nicht über Dinge sprechen, die sie nicht kennt, und sie kann auch nicht über alternative Möglichkeiten der Problemlösung nachdenken, wenn sie nur Zugang zu hinlänglich bekanntem Wissen hat. Machen sich die Lehrbücher eines Vergehens schuldig, wenn sie nur die konventionelle Weltsicht der Wissenschaft vermitteln und den Pflegeprozeß so als einzig möglichen Ansatz darstellen, eine pflegerische Betreuung durchzuführen?

Hiraki (1992) hat eine interessante Sprachanalyse bei vier US-amerikanischen Lehrbüchern durchgeführt, die in den Pflegeprozeß einführen; sie kommt zu dem Schluß, daß diese Lehrbücher die Überzeugung vermitteln, die Professionalität der Pflege würde nur dann anerkannt, wenn die Pflege sich der wissenschaftlichen Methodik bedient. Der Pflegeprozeß wird, losgelöst von dem ihn umgebenden Kontext, als neutraler, an Problemlösung orientierter Ansatz dargestellt. Nach Hiraki bedeutet die Herauslösung des Pflegeprozesses aus dem Kontext, daß die Pflegeperson die sozialen, umgebungsbedingten oder politischen Faktoren, in die die Pflegesituation eingebettet ist, nicht mehr berücksichtigen muß; es kommt lediglich darauf an, daß der Pflegeprozeß angewendet wird. Lehrbücher fördern die Auffassung, die Wissenschaft sei eine neutrale Instanz, die die Wahrheit garantiert und sozialpolitische Fragen aus Diskussionen im Gesundheitswesen heraushält.

Läßt sich diese Behauptung durch Beweise erhärten? In den Lehrbüchern wird den Pflegenden die Nachahmung medizinischer Entscheidungsfindungsprozesse als die einzig richtige Methode der Pflegeplanung präsentiert. Dies stärkt die Dominanz des wissenschaftlichen Modells und die der Medizin. Die Pflege ahmt die Medizin nach und wird weiterhin von ihr beherrscht – eine These, die wir an früherer Stelle vor dem Hintergrund von Freires (1985) kritischer Betrachtung untersucht haben. Texte, die den Pflegeprozeß als idealen Weg der Pflegeplanung darstellen, tun den Studenten keinen großen Gefallen, die anschließend der sozialen Wirklichkeit in einem geschäftigen Klinikbetrieb begegnen, wo die Pflegenden nicht nach diesem Lehrbuchideal arbeiten. Die Anwendung des Pflegeprozesses verleitet dazu, soziale Faktoren nicht gebührend zur Kenntnis zu nehmen, die für die Gesundheit von ausschlaggebender Bedeutung sind und gegen die die Pflegeperson ja ohnehin kaum etwas tun kann. Phänomene wie Deprivation, Armut und Ungleichheit erscheinen deshalb nicht auf der Tagesordnung der Pflege, obwohl sie einen großen Einfluß auf die Gesundheit haben.

Es scheint, als müßten auch wir Rede und Antwort stehen als Reaktion auf den Vorwurf, den Hiraki im Zusammenhang mit US-amerikanischen Lehrbüchern erhebt. Können wir sicher sein, daß der Umgang mit dem Pflegeprozeß in Großbritannien uns von der Anschuldigung freispricht, daß die zur Darstellung des Pflegeprozesses verwendete Sprache als eine Form der Kontrolle benutzt wird?

Hiraki bemängelt auch die Art und Weise, wie Objektivität im Zusammenhang mit dem Pflegeprozeß dargestellt wird. Sie fragt zunächst nach Beweisen für die Annahme, daß Objektivität die pflegerische Betreuung verbessert, und führt dann weiter aus, daß Objektivität bei der Anwendung des Pflegeprozesses eine Distanz zwischen der Pflegeperson und dem Patienten schafft. Zu große Nähe und zu große Distanz müssen ausgeglichen werden. Die Bezugspflege beispielsweise schafft mehr Nähe zwischen Pflegeperson und Patient und wirkt deshalb einer Distanzierung entgegen. Diese Nähe kann durchaus zu Spannungen und Belastungen führen, die die Pflegeperson erkennen und in Zusammenarbeit mit den Kollegen auflösen muß. Hiraki interpretiert die US-amerikanischen Texte, die diese Objektivität befürworten, dahingehend, daß sie den Pflegenden eine beträchtliche Macht über den Patienten geben, insbesondere wenn es um die Abklärung von Wertvorstellungen geht.

Wenn vorausgesetzt wird, daß die Pflegeperson objektiv und wissenschaftlich neutral ist, dann beweist die Tatsache, daß eine Abklärung der Wertvorstellungen stattfindet, daß es die Wertvorstellungen des Patienten sind, die es als Problemursache zu untersuchen gilt. Die Schlußfolgerung, die daraus gezogen werden kann, läuft darauf hinaus, daß die Pflege der Maßstab ist, an dem die Wertvorstellungen des Patienten zu messen und entsprechend zu verändern sind, wenn die Gesundheit wiederhergestellt werden soll. Dies steht dem Ziel, den Patienten zur Mündigkeit zu befähigen, diametral entgegen.

Im vorigen Kapitel wurden Beweise dafür geliefert, daß viele Pflegende nur oberflächlich über den Pflegeprozeß Bescheid wissen – sie haben ihn nicht verinnerlicht. Angesichts der Kritik, die im Zusammenhang mit dieser philosophischen Diskussion am Pflegeprozeß geübt wurde, ist es vielleicht gut, daß die erfahrenen Pflegenden sich offensichtlich nicht vollständig nach dem (US-amerikanischen) Lehrbuchmodell richten!

Die Beweise sprechen dafür, daß der Ansatz des Pflegeprozesses sich als Lernhilfe für Studenten und als Orientierungshilfe für frisch examinierte Pflegende eignet. Er muß sich jedoch den Vorwurf gefallen lassen, daß die Konzepte und die

Sprache, die ein Großteil der Lehrbücher verwendet, dazu führen können, den Patienten durch den Pflegeprozeß zu entmündigen und Pflegende zu kontrollieren. Der Pflegeprozeß ist in der Form, in der er vermittelt wird, unflexibel, und er bewirkt, daß erfahrenen Pflegenden ein Arbeitssystem aufgezwungen wird, über das sie vielleicht längst hinausgewachsen sind. Erfahrungslernen und die kritische Auseinandersetzung mit der Praxis können bewirken, daß die Pflegenden sich bei der Behandlung der Patienten und ihrer Probleme für den Ansatz der Gestalttheorie entscheiden. Dazu müssen sie sich allerdings von dem in Einführungstexten vermittelten Wissen und der gängigen Lehrmeinung freimachen. Erfahrene Pflegende, die diese Entwicklung schaffen, können durch schnelles Erfassen der Gesamtsituation erkennen, was zu tun ist, ohne den reduktionistischen und fragmentarischen Ansatz des Pflegeprozesses dazwischenzuschalten. Ihnen sind dann nicht mehr die Hände gebunden.

Im Jahre 1983 stellten Pyles und Stern die Verbindung zwischen der ganzheitlichen Betrachtungsweise des Patienten und der Gestalttheorie her. Sie prägten den Ausdruck «Nursing Gestalt», womit sie ausdrücken wollten, daß bei Entscheidungen über eine Vorgehensweise vergangene Erfahrungen, Gespür und Hinweise aus der aktuellen Situation im Spiel sind. Für manche ist dies Intuition, für andere, z. B. Benner, ist es die Praxis der Pflegeexperten.

Intuitive Entscheidungen sind etwas, das viele Pflegende kennen. Nach Ansicht von Benner und Tanner (1987) setzt sich diese «Nursing Gestalt» aus sechs Komponenten zusammen: Wahrnehmung des Musters, Wahrnehmung von Ähnlichkeiten, gesunder Menschenverstand, fachliches Können, Wahrnehmung hervorstechender Merkmale und kritisches Denkvermögen. Viele dieser Komponenten entwickeln sich auf der Grundlage von Erfahrung, doch Erfahrung allein genügt nicht. Die Pflegenden müssen aus der Erfahrung lernen, was wiederum eine Auseinandersetzung mit dem erfordert, was geschieht, während es geschieht und später, nachdem es geschehen ist. Dieser kritische Denkprozeß ist Hauptbestandteil in Schons (1983) Darstellung des Lernprozesses, den Pflegepraktiker auf dem Weg zum Pflegeexperten durchlaufen (S. 52); die Ausführungen von Schon decken sich mit den Vorstellungen von Benner über die Entwicklung von Pflegenden zu Pflegeexperten.

Benner und Tanner stehen dem rationalen, linearen, problemlösungsorientierten Ansatz durchaus positiv gegenüber, doch sie weisen darauf hin, daß er nicht ausreicht, um zu erklären, wie Pflegeexperten arbeiten. Ein solcher Ansatz ist für Lernende und frisch examinierte Pflegende geeignet, aber nicht für Pflegeexperten.

Pflegende, die täglich mit Patienten arbeiten und versuchen, die veränderliche Frontlinie der Gesundheit optimal zu fördern, verlassen sich auf ihre Intuition und ihren gesunden Menschenverstand, aber sie scheuen sich, von Intuition zu sprechen, besonders weil in jüngster Zeit der wissenschaftliche Aspekt immer mehr in den Vordergrund gerückt ist.

Rew und Barrow (1989) konnten bei ihrer Überprüfung sämtlicher Exemplare des American Journal of Nursing von 1900 bis 1985 nur einen Artikel finden, in dem das Wort «Intuition» vorkam. Sie berichteten auch, daß verwandte Begriffe wie Empathie, Instinkt und Verständnis in diesem Zeitraum häufig und durchgängig verwendet wurden. Es ist, als ob die Pflegenden Angst hätten, das Wort «Intuition» vor den Ärzten zu benutzen, besonders weil geschlechtsspezifische Klischees kursieren, in denen so etwas leicht abfällig als «Frauensprache» gebrandmarkt wird. Rew und Barrow weisen auf verschiedene Studien hin, welche die Bedeutung der Intuition in der Pflege aufzeigen (z. B. Schraeder und Fischer, 1987; Rew, 1988) und belegen, daß die Pflegenden bei der Benutzung dieses Wortes fast ein Gefühl der Verlegenheit empfinden, weil die Ärzte feindselig darauf reagieren.

Die Arbeitsweise der Medizin ist seit jeher in der positivistischen, wissenschaftlichen Methodik gefangen, die keinen Platz für einen alternativen Ansatz hat, der ein solch unwissenschaftliches, von den Pflegenden als «Intuition» bezeichnetes Konzept beinhaltet. Die Fähigkeit, die Gesamtsituation auf einmal und nicht fragmentarisch und linear zu erfassen, hat eine achtbare Vergangenheit, denn wie wir gesehen haben, spielte sie eine entscheidende Rolle bei einer Entwicklung, die als Gestaltpsychologie in Erscheinung trat.

Bei der Auseinandersetzung mit den Konsequenzen, die sich aus der Verwendung von Pflegediagnosen ergeben können, äußern Rew und Barrow die gleiche Kritik, die auch hinsichtlich des Pflegeprozesses geäußert wurde. Da eine Pflegediagnose per Definition aufgrund bestimmter Zeichen und Symptomen ausgewählt wird, stellt sich die Frage, wie eine Pflegeperson reagiert, wenn ein oder zwei solcher Zeichen und Symptome fehlen. Pflegediagnosen können zu einer Alles-oder-nichts-Interpretation verleiten, die darauf hinausläuft, daß eine Pflegediagnose nicht gestellt wird, weil ein Zeichen fehlt oder ein anderes nicht erkennbar ist. Das Problem eines Patienten wird also unter Umständen vernachlässigt, weil es nicht auf die klassische Art und Weise in Erscheinung tritt.

Rew und Barrow bestätigen nachdrücklich die Auffassung von Benner, der zufolge erfahrene Pflegende verschiedene Fähigkeiten einsetzen, zu denen unter anderen auch die Intuition gehört; darüber hinaus arbeiten diese Pflegenden häufig unabhängig von den formalen Regeln der deduktiven Logik, auf denen das Pflegeprozeßmodell basiert. Die Ergänzung und Erweiterung des Pflegeprozesses durch persönliche Ideen und Intuition führt zu einer besser durchdachten pflegerischen Betreuung. Rew und Barrow verweisen darauf, daß dieser offene und kreative Pflegeansatz eine Individualisierung der Pflegeinterventionen ermöglicht; allerdings werden die Methoden der Qualitätsüberprüfung, die sich an dem Pflegeprozeß und dessen Dokumentation orientieren, der Qualität solcher Pflegeleistungen nicht gerecht. Würde man mehr Wert auf die Ergebnisse der pflegerischen Betreuung legen oder auf die quantitativen, am Pflegeprozeß ausgerichteten Überprüfungsinstrumente verzichten, dann wäre dies kein Problem und der oben beschriebene «Experten»-Ansatz bekäme die Anerkennung, die er verdient.

Die in Kapitel 17 vorgestellte Feldtheorie von Lewin veranschaulicht ebenfalls, wie Pflegeexperten arbeiten, und es ist kein Zufall, daß zwischen Lewin und den Gestalttheoretikern eine enge Verbindung besteht. Das Modell in **Abbildung 4** stellt den Gesundheitszustand eines Patienten dar. Auf der einen Seite sind Kräfte am Werk, die eine Veränderung des Gesundheitszustandes in Richtung Verbesserung anstreben: Familienmitglieder, Therapeuten und deren Interventionen, Ärzte und das ganze Arsenal medizinischer Interventionen, angefangen von chirurgischen Eingriffen bis hin zur medikamentösen Behandlung, und, ganz wichtig, die Pflegeperson, die mit den körperlichen und psychischen Ressourcen des Patienten arbeitet. Auf der anderen Seite werden Kräfte wirksam, die einer Verbesserung des Gesundheitszustandes im Wege stehen: Einstellungen, Überzeugungen und andere psychische Faktoren des Patienten, Einflüsse der Umgebung und durch den Lebensstil bedingte Faktoren, soziale Einflüsse, die Nebenwirkungen der Behandlung, pathologische Prozesse und natürlich auch Familienmitglieder. Der Gesundheitszustand des Patienten hängt davon ab, welche der gegeneinander arbeitenden Kräfte das Übergewicht haben und wie sie miteinander in Wechselwirkung stehen.

Die Pflegeperson muß innerhalb des ganzen Kraftfeldes intervenieren, damit der Gesundheitszustand verbessert und der Patient geheilt wird. Ist bei einer solch

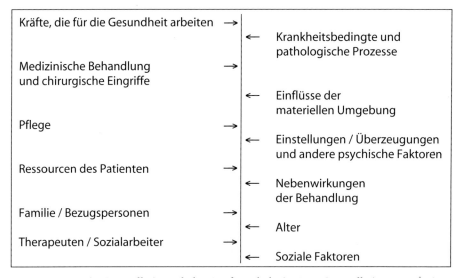

Abbildung 4: Die Gesundheit und das Kräfteverhältnis. Der Gesundheitszustand eines Patienten zeigt sich in dem Verhältnis zwischen den beiden Kräftefeldern.

komplexen Situation und angesichts der Tatsache, daß viele Kräfte miteinander in Wechselwirkung stehen, ernsthaft zu erwarten, daß die gewünschten Ergebnisse erreicht werden, wenn der Patient in einzelne Probleme aufgeteilt und diese dann linear behandelt werden? Dies ist nicht die Art und Weise, wie Pflegeexperten vorgehen; sie sehen das ganze Kräftefeld und arbeiten mit dem Patienten daran, die Grenzlinie in Richtung Gesundheitsverbesserung zu verschieben. Mag sein, daß militärische Analogien in einem Buch über Pflege fehl am Platze sind, aber man kann sich dieses Modell sehr gut als Schlachtfeld vorstellen, auf dem zwei feindliche Kräfte für und gegen die Gesundheit des Patienten arbeiten, wobei der aktuelle Gesundheitszustand die «Frontlinie» bildet, welche die beiden gegeneinander arbeitenden Kräfte voneinander abgrenzt.

Bei echten Schlachten ist die Front keine gerade Linie. Da gibt es Frontausbuchtungen, wo auf der einen Seite starke Verbände in feindliches Gebiet vorstoßen und auf der anderen Seite bedingt durch Schwachstellen, Verluste zu verzeichnen sind. Die Front ist nicht stabil, sondern verändert sich täglich. Ein guter General versucht, einerseits die Schwachstellen zu stützen und zu halten und andererseits die starken Positionen auszubauen. Er versucht heute an einem Punkt der Front einen Vorstoß in Form einer Attacke und morgen an einem anderen, wenn keine Erfolge erzielt werden. Er nutzt jede sich bietende Gelegenheit zu Vorstößen an den Schwachpunkten, während er an den Stützpunkten, von denen die Angriffe ausgehen, mit den Ressourcen sparsam umgeht und sie nur dann einsetzt, wenn es unbedingt nötig ist, und auch dann nur nach optimaler Planung. Dieses flexible, anpassungsfähige Handlungsmuster läßt sich viel besser mit dem vergleichen, was bei der pflegerischen Betreuung geschieht, weil die Pflegeperson intuitiv das ganze Kräftefeld erfaßt: Sie erinnert sich an frühere Erfahrungen, sucht nach übereinstimmenden Mustern und Ähnlichkeiten mit vergangenen Situationen, setzt ihren gesunden Menschenverstand und ihr fachliches Können ein, um mit dem Patienten auf das gewünschte Ergebnis oder, um im Bild zu bleiben, auf den angestrebten Frieden hinzuarbeiten.

Das Beispiel in **Abbildung 5** auf Seite 274 bezieht sich auf einen Patienten, der mit der medizinischen Diagnose eines akuten Myokardinfarktes auf die Herzstation kommt. Abbildung 5 (a) zeigt die Ausgangssituation, den Zustand nach der Aufnahme und der ersten Einschätzung. Die verschiedenen Kräfte bilden eine bewegliche Frontlinie, die den veränderlichen Gesundheitszustand des Patienten darstellt. Pflegeexperten erfassen das Gesamtbild und arbeiten mit dem Patienten und mit anderen Fachleuten wie Ärzten und Physiotherapeuten an der Verbesserung des Gesundheitszustandes; vielleicht gelingt es dabei, die Front an einigen Stellen zu halten und an anderen Fortschritte zu erzielen. Werden in einigen Bereichen Fortschritte erzielt, kann die Pflegeperson ihre Aufmerksamkeit etwas später auf andere Bereiche richten. So stellen sich nach und nach, keineswegs stetig und reibungslos, Fortschritte ein, die bewirken, daß der Gesundheitszustand

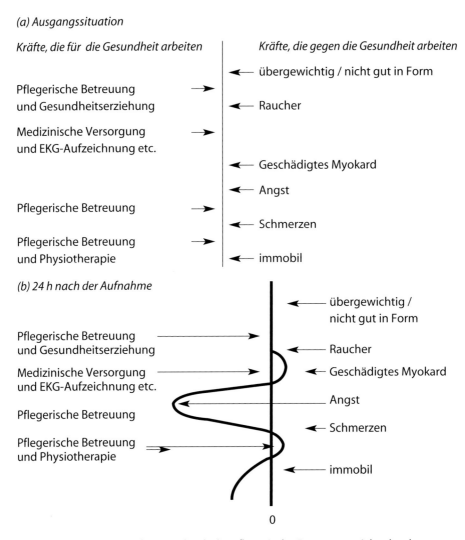

(a) Ausgangssituation

Kräfte, die für die Gesundheit arbeiten | *Kräfte, die gegen die Gesundheit arbeiten*

⟵ übergewichtig / nicht gut in Form

Pflegerische Betreuung ⟶
und Gesundheitserziehung

⟵ Raucher

Medizinische Versorgung ⟶
und EKG-Aufzeichnung etc.

⟵ Geschädigtes Myokard

⟵ Angst

Pflegerische Betreuung ⟶

⟵ Schmerzen

Pflegerische Betreuung ⟶
und Physiotherapie

⟵ immobil

(b) 24 h nach der Aufnahme

⟵ übergewichtig /
nicht gut in Form

Pflegerische Betreuung ⟶
und Gesundheitserziehung

⟵ Raucher

Medizinische Versorgung ⟶
und EKG-Aufzeichnung etc.

⟵ Geschädigtes Myokard

Angst

Pflegerische Betreuung ⟵

⟵ Schmerzen

Pflegerische Betreuung ⟶
und Physiotherapie

⟵ immobil

0

Die Angst des Patienten konnte durch die pflegerische Betreuung nicht abgebaut werden; dies bedeutet eine Einbuße. Es gelang, die Schmerzen zu lindern und das EKG zu stabilisieren, was einen Fortschritt darstellt, obwohl der Patient weiterhin Bettruhe nötig hat. In der Kürze der Zeit konnten weder das Gewicht noch die Rauchgewohnheiten verändert werden, da die Maßnahmen zur Gesundheitserziehung noch nicht eingeleitet worden waren.

Abbildung 5: Beispiel für die Veränderung des Gesundheitszustands infolge der Einwirkung verschiedener Kräfte. Der Patient wurde mit einem akuten Myokardinfarkt eingeliefert. Die fettgedruckte Linie stellt den Gesundheitszustand des Patienten dar.

(c) 5 Tage nach der Aufnahme

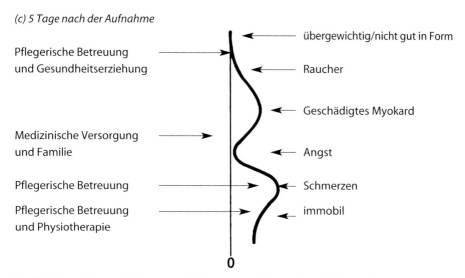

Es sind Fortschritte auf der ganzen Linie zu verzeichnen, die jedoch an den verschiedenen Stellen mit unterschiedlicher Geschwindigkeit erreicht werden.

Aus qualitativer Sicht bedeuten: ——▶ = Prozeß ⟩ = Ergebnisse

(d) 3 Monate nach der Aufnahme

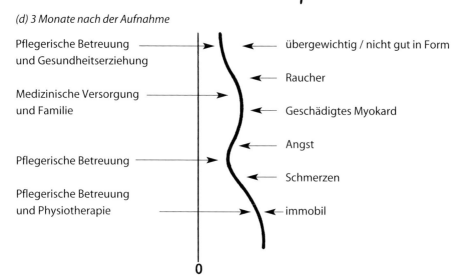

Die Gesundheit konnte erheblich verbessert werden; verantwortlich dafür sind die gesundheitsfördernden Kräfte, welche die gesundheitsschädigenden zurückgedrängt haben. Natürlich kann der Gesundheitszustand durch neu ins Spiel kommende Kräfte gefördert oder beeinträchtigt werden.

Abbildung 5: (Fortsetzung)

des Patienten bei der Entlassung sehr viel besser ist als bei der Aufnahme. Es ist durchaus zulässig, die Fortschritte eines Patienten so darzustellen, und die Leser sind eingeladen, diese Vorgehensweise bei Patienten anzuwenden, die sie betreuen.

Wenn wir bei der militärischen Metapher bleiben, dann erinnert die strikte Implementation des Pflegeprozesses an Haighs Generäle im ersten Weltkrieg, die glaubten, eine Armee müsse nur den Boden überwachen, Pläne machen und könne dann mit Hilfe eines logischerweise eintretenden Zermürbungsprozesses an allen Fronten gleichzeitig und in derselben Richtung bis nach Berlin vorrücken (**Abb. 6**). Die Fans von Rowan Atkinsons Figur Captain Blackadder werden sicher die hinterlistigen Pläne von Private Baldrick kennen: ihre Erfolgschancen waren ebenso groß wie die der Generäle. Die Gräber in Flandern sind ein schweigendes Zeugnis solch fehlgeleiteter Vorstellungskraft.

Die oben beschriebene Analogie veranschaulicht eine pflegerische Betreuung, die weitaus komplexer ist als die schrittweise, mühevolle Umsetzung des Pflegeprozesses. Im Mittelpunkt dieses diffizilen Zusammenspiels gegnerischer Kräfte steht der Patient; sein Gesundheitszustand bildet die Frontlinie und die Pflegeperson ist der General, der mit dem Patienten zusammenarbeitet, um die schlechten Anteile des Gesundheitszustands durch eine differenzierte und einfühlsame Vorgehensweise zurückzudrängen. Ein totaler Sieg ist weder im Krieg noch im Kampf um die Gesundheit möglich. Doch ist ein relativer Sieg, den der Patient als Fortschritt empfindet, ebenso wichtig, vielleicht sogar noch wichtiger, weil er erreichbar ist. Die Stärke der Pflege liegt in der Anerkennung der Tatsache, daß ein totaler Sieg (d. h. eine Heilung) selten möglich ist. Statt dessen arbeiten die Pflegenden mit dem Patienten daran, den angestrebten, erreichbaren Frieden zu sichern.

Die Pflegenden werden durch die Beschränkungen des Pflegeprozesses eingeengt, sie können sich nicht frei entfalten und neue Pflegeansätze entwickeln, die das eigentliche Wesen der Pflege ausmachen. Die Pflege wird durch die traditionelle, wissenschaftliche Weltanschauung, deren wichtigster Vertreter die Medizin ist, abgewertet. Smith (1991) verweist auf die Arbeiten verschiedener feministi-

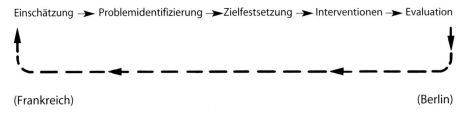

Einschätzung ➤ Problemidentifizierung ➤ Zielfestsetzung ➤ Interventionen ➤ Evaluation

(Frankreich)   (Berlin)

Abbildung 6: Schematische Darstellung des linearen Pflegeprozesses

scher Autoren, nach deren Ansicht der Grund für die Abwertung der pflegerischen Betreuung darin zu suchen ist, daß sie als Frauenarbeit gilt und somit geringer eingeschätzt wird als die von Männern dominierte, technische Arbeit in der Medizin, die ein höheres Ansehen genießt. Pflegerische Fähigkeiten und die emotionale Schwerarbeit, die Gefühle zu beherrschen, um nach außen hin ruhig und beruhigend zu wirken, finden somit keine Anerkennung bei denjenigen, die das Sagen haben.

Nach der anspruchsvollen Definition von Benner und Wrubel (1989) muß die Pflege die bei einer Krankheit durchlebten Erfahrungen verstehen. Dieser Definition zufolge tritt die Pflegeperson mit den Patienten auf eine Art und Weise in Beziehung, die es ihr erlaubt, sich auf menschliche Aspekte einzulassen. Es wird also bezweifelt, daß die distanzierte, wissenschaftliche Methodik des konventionellen Pflegeprozesses für Pflegeexperten eine valide Möglichkeit der Pflegeplanung darstellt. Die Autoren meinen, daß Fürsorge und damit auch die pflegerische Betreuung durch eine Gesellschaft, in der Rivalität und Individualismus eine immer größere Rolle spielen, abgewertet wird. Sie verweisen auf die weit verbreitete Meinung, Erkenntnis sei unabhängig von der Situation, Experten könnten folglich nicht daran beteiligt sein, und diejenigen, die es doch sind, könnten keine Experten sein – eine Haltung, die wieder einmal die Pflegenden, die immer beteiligt sind, abwertet und die an früherer Stelle erwähnte distanzierte, objektive Sicht, die sich im Pflegeprozeß niederschlägt, fördert.

Rew und Barrow (1989) gehen noch weiter und behaupten, daß aufgrund der engen Verbindung, die zwischen Pflegediagnosen, Standardfestlegung und dem Pflegeprozeß besteht, die gleiche Kritik für beide Bereiche gilt.

Der Pflegeprozeß ist fest in der traditionellen Wissenschaft verankert, aber auch die mußte sich in der letzten Zeit mit einem handfesten Angriff auf ihre traditionelle Lehrmeinung auseinandersetzen, der von den Verfechtern der Chaostheorie kam. Wir sind in Kapitel 17 auf die Chaostheorie eingegangen, die das Phänomen der hochsensiblen Abhängigkeit von Anfangsbedingungen entdeckt hat (Gleick, 1987). Dies bedeutet folgendes: Wenn ein System so angelegt ist, daß alle nachfolgenden Entwicklungen in hohem Maße von den Anfangsbedingungen abhängig sind, dann können geringe Abweichungen im Frühstadium dieses Systems durch Zeit und Raum solche Ausmaße annehmen, daß es zu immensen und unvorhersehbaren Ergebnissen kommt. An diesem Problem krankt der Pflegeprozeß. Gerade weil er als linearer Prozeß konzipiert wurde, deren einzelne Schritte jeweils vom vorherigen abhängig sind, wohnt dem System eine hochsensible Abhängigkeit von Anfangsbedingungen inne. Die Folge davon ist, daß ein geringer Fehler, der einer Pflegeperson bei der ersten Einschätzung eines Patienten unterläuft, durch den Pflegeprozeß potenziert wird (siehe **Abb. 7** auf Seite 278).

Angenommen, ein älterer Patient erscheint einer Pflegeperson ein wenig aufgeregt und verwirrt. Problemidentifizierung und Zielfestsetzung veranlassen die

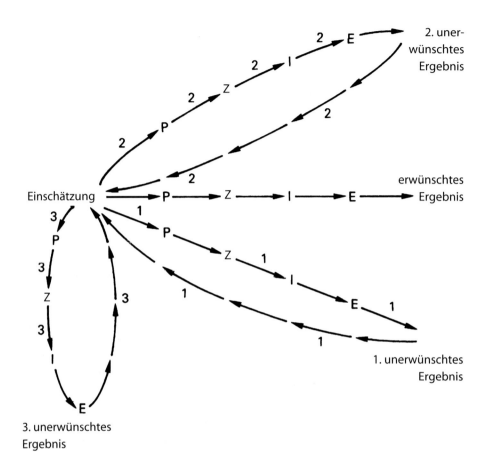

P = Problemidentifizierung; Z = Zielfestlegung; I = Interventionen; E = Evaluation

Wurde der Prozeß erst einmal falsch gestartet, dann läuft er unaufhaltsam weiter und entfernt sich auf unvorhersehbare Art und Weise immer mehr von dem gewünschten Ergebnis, wie die Wege 1, 2 und 3 zeigen. Der Prozeß muß den ganzen Weg bis zum unerwünschten Ergebnis durchlaufen, bevor er zum Ausgangspunkt zurückkehrt und noch einmal von neuem gestartet werden kann.

Abbildung 7: Wege, die bei einem Start des Prozesses in die falsche Richtung zu unerwünschten Ergebnissen führen

Pflegeperson, den Arzt um ein leichtes Beruhigungsmittel für den Patienten zu bitten. Sie verabreicht das Mittel mit dem Ergebnis, daß der Patient noch verwirrter und desorientierter wird, was dazu führt, daß sie es häufiger verabreicht; dies bewirkt, daß der Patient die ganze Nacht wach ist und gestört wird, aber dafür tagsüber schläft. Er ist nicht mehr unabhängig, die Selbstpflege ist minimal, er verweigert Essen und Trinken und leidet unter Dehydratation; auf eine Verstopfung folgt Stuhlinkontinenz, die von einer Pseudodiarrhoe begleitet wird. Die Familie ist beunruhigt, die Verwirrung des Patienten nimmt zu, er wandert nachts umher, stürzt und bricht sich den Oberschenkelknochen. Ein chirurgischer Eingriff wird vorgenommen, wodurch der Patient vollständig abhängig wird, intensiver pflegerischer Betreuung bedarf und seine Würde sowie den Kontakt zur Wirklichkeit verliert.

Solch unglückliche Verkettungen sind nur allzu bekannt, doch wenn die Pflegeperson den Patienten beim erstenmal richtig eingeschätzt und bemerkt hätte, daß er vielleicht wegen der Einweisung ins Krankenhaus desorientiert war, oder wenn sie Zeichen für einen beginnenden Bronchialkatarrh bemerkt hätte, der durch eine mangelnde Sauerstoffversorgung des Gehirns zu einer leichten Verwirrung führt, dann wären erfolgreichere Interventionen eingeleitet worden, die den ganzen Patienten und die Ursache seiner gesundheitlichen Probleme berücksichtigt hätten. Statt dessen wurde durch die einseitige Betrachtung einer einzigen Verhaltensweise und die Tatsache, daß nicht nachgeforscht und nicht kritisch nachgedacht wurde, eine Kette von verhängnisvollen Maßnahmen in die Wege geleitet, denn das Beruhigungsmittel hat den Patienten schläfrig gemacht und damit die Desorientierung verstärkt. Es hätte ebensogut eine verminderte Ausdehnung der Brust (und dadurch eine Verschlimmerung der Infektion) sowie eine verminderte Luftzufuhr (und dadurch eine weitere Verringerung des Sauerstoffs im Gehirn) bewirken können, was die Verwirrung auch gesteigert hätte.

Dieses lineare Denkschema – wenn X, dann Y –, das typisch für die wissenschaftliche Methodik ist, kann verhängnisvolle Ergebnisse bewirken, da ein kleiner Fehler sich beim Durchlaufen des Systems potenzieren und zu völlig unvorhersehbaren Ergebnissen führen kann. Wenn der Leser einen Moment nachdenkt, wird er sich ganz sicher an Patienten erinnern, bei denen einfach alles schief ging und eins das andere nach sich zog. Wir behaupten, daß so etwas nichts mit Pech zu tun hat, sondern daß das lineare Denkschema die eigentliche Ursache ist. Natürlich gilt dies auch für die Medizin, und so ist das Personal in der Medizin und in der Pflege, die ja beide nach den gleichen Methoden arbeiten, auch dafür prädestiniert, die gleichen Fehler zu machen. Paradoxerweise ist es vielen Patienten vielleicht nur deshalb erspart geblieben, Opfer dieser durch die Pflege und die Medizin ausgelösten Serie von Pannen zu werden, weil die Pflegeperson unter Mißachtung des Pflegeplans nicht nach dieser automatischen Methode vorgegangen ist. Nicht der eng gefaßte, reduktionistische, lineare Ansatz, für den der Pflegeprozeß steht, sondern der Ansatz, ein «Gestalt-Ansatz» – die Fähigkeit, die ganze Situation zu erfassen und zu erkennen, was getan werden muß – ermöglicht es den Pflegenden, nicht in diese Falle zu tappen, aber er beschert ihnen gleichzeitig auch das Problem, so tun zu müssen, als ob sie nach dem Modell des Pflegeprozesses arbeiten.

Zusammenfassung

Die beiden letzten Kapitel haben sich ausführlich mit den Problemen auseinandergesetzt, die bei der Pflegeplanung auftreten können. Die Verwendung von Pflegediagnosen wird abgelehnt; Pflegemodelle können helfen, die Pflege zu emanzipieren, aber sie können leider auch den Blickwinkel verengen.

Der Ansatz des Pflegeprozesses wurde ursprünglich in der Pflegeausbildung als sinnvolle Lehrmethode verwendet, und er hat sich als geeignete Hilfe für frisch examinierte Pflegende im ersten Praxisjahr bewährt. Die Erfahrung hat jedoch gezeigt, daß er für erfahrene Pflegende nicht geeignet ist, da er ganz einfach nicht ihrer Arbeitsweise entspricht. Der Pflegeprozeß wertet den klinischen Sachverstand der Pflegenden ab und festigt die untergeordnete Stellung der Pflege, weil er die Medizin nachzuahmen versucht. Wird er so dargestellt, als sei er die einzig mögliche Methode der Pflegeplanung, wird die Aufmerksamkeit der Pflege von den vielen anderen Ansätzen der Gesundheitsfürsorge abgelenkt; dies macht es möglich, den Pflegeprozeß auch als Mittel einzusetzen, um zu kontrollieren, was die Pflegenden denken und tun. Es gibt keine Anhaltspunkte dafür, daß Pflegende, die ihre Patienten mit in die Pflege einbeziehen wollen, ihn tatsächlich benutzen.

Die Emanzipation der Pflege setzt die Erkenntnis voraus, daß der Pflegeprozeß letztendlich keine Hilfe für erfahrene Pflegende darstellt. Bevor jedoch die Karteikarten im Papierkorb verschwinden, sei noch an weniger angenehme Dinge erinnert. Die geplanten Pflegeleistungen müssen strukturiert und zwecks späterer Einsichtnahme dokumentiert werden; bei der Philosophie der patientenzentrierten Bezugspflege ist zu beachten, daß aus der Dokumentation hervorgehen muß, welche Pflegeperson für die geplanten Pflegemaßnahmen verantwortlich ist.

Auf umständliche, handschriftliche Pflegeplanung sollte verzichtet werden, weil sie häufig kaum mit den tatsächlich durchgeführten Pflegemaßnahmen übereinstimmt, übermäßig viel Zeit beansprucht und auf einem System basiert, das nicht der Arbeitsweise der Pflegeexperten entspricht. Die Pflegenden müssen die Freiheit haben, die Pflegemaßnahmen nach ihrem eigenen System zu dokumentieren, ein solches System wäre beispielsweise die Verwendung vorgedruckter Einheiten. Diese sind im Computer gespeichert und können nach einer umfassenden Einschätzung schnell zusammengestellt werden; damit läßt sich ein Plan entwickeln, aus dem die entsprechenden Pflegeprinzipien ersichtlich sind. Solche Pflegeeinheiten sollten in Zusammenarbeit mit anderen im Gesundheitswesen beschäftigen Personen, wie z. B. Physiotherapeuten und Beschäftigungstherapeuten, entwickelt werden, damit ein koordinierter Pflegeansatz sichergestellt ist. Weniger erfahrene Pflegende verfügen so über einen Rahmen, nach dem sie arbeiten können, während leitende Pflegende, die die Verantwortung für die Pflege tragen, sich Zeit nehmen können, das Modell auf die individuellen Bedürfnisse des Patienten abzustimmen.

Der Pflegeplan ist also kein ausführlicher, handschriftlicher Bericht über selbstverständliche Dinge, vielmehr sind die Prinzipien der Pflege und die Ergebnisse wichtig. Pflegeexperten werden so entlastet und können die Pflege an einer ganzheitlichen Sicht der Patienten und deren sich täglich veränderndem Gesundheitszustand ausrichten. Pflegeexperten beschränken sich nur auf das Nötigste. Berichte über Fortschritte müssen nur wirklich Wichtiges enthalten; die Pflegenden sind nicht gezwungen, in einer Unmenge von Kästchen und Spalten alltägliche und überflüssige Informationen zu notieren. Ein leeres Blatt Papier ist zur Dokumentation der Fortschritte bestens geeignet.

Durch einen Ansatz, der die Qualitätssicherungsstandards festlegt, kann die Einhaltung angemessener Standards bei der Pflege eher sichergestellt werden als durch einen zeitaufwendigen handschriftlichen Pflegeplan, der meistens doch

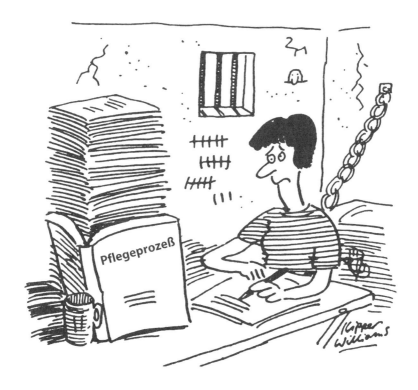

bloß ignoriert wird. Stehen die Pflegeergebnisse im Vordergrund, geht es um die Verantwortlichkeit der Pflegeperson für die durchgeführte Pflege. Einzelheiten über das, was zwischen der Aufnahme und der Entlassung des Patienten geschehen ist, sind relativ unwichtig; was zählt, ist der Gesundheitszustand des Patienten bei seiner Entlassung entweder aus dem Krankenhaus oder aus der pflegerischen Betreuung. Wichtig ist, wo der Weg endet, wie der Patient dahin kam, ist relativ unbedeutend, doch verlieren Studien, die die Effektivität bestimmter Interventionen gegenüber anderen untersuchen, damit nicht an Bedeutung.

Das zwanghafte Festhalten an der Dokumentation jeder kleinsten Kleinigkeit zeigt, wie wenig Vertrauen das Pflegemanagement von jeher in das klinische Pflegepersonal gesetzt hat. Es läßt sich nicht leugnen, daß den Berichten über Fortschritte eine schon fast gerichtsmedizinische Bedeutung beigemessen wird; doch sind sie oft von solch schlechter Qualität, daß es nichts zu verlieren, sondern viel zu gewinnen gibt, wenn die klinischen Pflegenden ermutigt werden, einen neuen Versuch zu wagen und darauf zu achten, daß sie ihre Wünsche bei der Planung und Dokumentation der Pflege auf individueller Basis realisieren können. Durch eine solche Initiative werden sowohl die Pflegenden als auch die Patienten zur Mündigkeit befähigt, besonders dann, wenn die Pflege wirklich patientenzentriert ist und den Klienten mit einbezieht. Das Ritual des Pflegeprozesses ist zu einem Gefängnis für die Pflege geworden – es ist an der Zeit, eine Ausbruchskommission zu bilden und anzufangen, Tunnel zu graben.

Literatur

Benner, P. (1984): *From novice to expert*. New York: Addison-Wesley. Deutsche Ausgabe (1997): *Stufen zur Pflegekompetenz*. Bern: Verlag Hans Huber.

Benner, P., Wrubel, J. (1989): *The primacy of caring*. Menlo Park: Addison-Wesley. Deutsche Ausgabe (1997), Pflege, Stress und Bewältigung: Gelebte Erfahrung von Gesundheit und Krankheit. Bern: Hans Huber.

Benner, P., Tanner, C. (1987): Clinical jugdement: How experts nurses use intuition. *American Journal of Nursing* 87: 23–31.

Böhl, F.; Brater, M.; Maurus, A. (1997): Pflegearbeit als situatives Handeln. Ein realistiches Konzept zur Sicherung von Qualität und Effizienz. In: Pflege 10:1:18–22.

Deenny, P.; Mc Kenna, H. (1997): Der Trugschluß mit der Pflegeplanung. Dt. Übersetzung. In: Pflegezeitschrift 4: 178–179.

Freire, P. (1985): *The politics of education: Culture, power and liberation*. New York: Macmillan.

Gleick, J. (1987): *Chaos*. New York: Cardinal.

Habermas, J. (1976): *Communication and the evolution of society*. Boston: Beacon Press. Aus dem Deutschen (1981), Theorie des kommunikativen Handelns. Frankfurt: Suhrkamp.

Hiraki, A. (1992): Tradition, rationality and power in introductory nursing textbooks: A critical hermeneutics study. *Advances in Nursing Science* 13: 1–12.

Höhmann, U.; Weinrich, H.; Gättschenberger, G. (1996): Die Bedeutung des Pflegeplanes für die Qualitätssicherung in der Pflege; Bundesministerium f. Arbeit u. Sozialordunng, Bonn.

Hurst, K., Dean, A., Trickey, S. (1991): The recognition and non-recognition of problem-solving stages in nursing practice. *Journal of Advanced Nursing* 16: 1444–1455.

Pyles, S., Stern, P. (1983): Discovery of nursing Gestalt in critical care nursing. *Image: The Journal of Nursing Scholarship* 15: 51–57.

Rew, L. (1988): Intuition in decision-making. *Image: The Journal of Nursing Scholarship* 20: 150–154.

Rew, L., Barrow, M. (1989): Nurses' intuition. *AORN Journal* 50: 353–358.

Schraeder, B., Fischer, D. (1987): Using intuitive nursing in he neo-natal intensive care nursery. *Holistic Nursing Practice* 1: 45–51.

Schon, D. (1983): *The reflective practitioner.* New York: Basic Books.

Schöniger, V., Zegelin-Abt, A. (1998): Hat der Pflegeprozeß ausgedient? Die Schwester / Der Pfleger 4: 305–310.

Smith, P. (1991): The nursing process: Raising the profile of emotional care in nurse training. *Journal of Advanced Nursing* 16: 74–81.

Stratmeyer, P. (1997): Ein historischer Irrtum der Pflege? Plädoyer für einen kritisch-distanzierten Umgang mit dem Pflegeprozeß. In: Mabuse 106: 34–38.

Walsh, M.; Ford, P. (1997): Pflegerituale, Wiesbaden.

Anhang

Diagnose: Rituelle Handlung

Die Benutzung von Alkoholtupfern zum Zwecke der Hautdesinfektion ist eine medizinisch unsinnige rituelle Handlung, die mehr Schaden anrichtet als Nutzen stiftet. Zu diesem für viele Ärzte und Krankenschwestern wenig schmeichelhaften Schluß kamen Jennifer Liauw und G. J. Archer vom Stepping Hill Hospital in Stockport, Großbritannien.

Im Fachblatt The Lancet erinnerten die beiden Wissenschaftler jetzt daran, daß bereits Ende der sechziger Jahre zweifelsfrei feststand, daß die Desinfektion der Haut mit Hilfe eines alkoholgetränkten Tupfers nicht gelingt. Wissenschaftliche Studien haben im Zusammenhang mit intravenösen Spritzen oder Blutentnahmen außerdem bewiesen, daß der Verzicht auf die wenige Sekunden dauernde Routinehandlung weder zu lokalen Hautreizungen noch zu einem Anstieg der Häufigkeit allgemeiner bakterieller Infektionen führt. Dessen ungeachtet werden aber weiterhin weltweit täglich Millionen von Tupfern und Tausende Liter Alkohol sinnlos vergeudet. Bei der Befragung von 90 Mitarbeitern des Stepping Hill Hospitals fanden die Autoren der Studie heraus, daß noch immer bis zu 95 Prozent der medizinischen Hilfskräfte und 78 Prozent der Ärzte Alkoholtupfer verwenden.

Die beiden Forscher erinnerten in diesem Zusammenhang daran, daß die Verwendung von Mulltupfern die Infektionsgefahr mit dem Aids-Virus stark erhöht: Da die für Flüssigkeiten durchlässigen rechteckigen Mullstückchen nach einer Injektion oder Blutentnahme auch zur Blutstillung verwendet werden, kommen Ärzte und Schwestern auf diese Weise unnötigerweise mit möglicherweise infiziertem Patientenblut in Kontakt.

Am meisten erstaunte die beiden Forscher bei der Auswertung ihrer Fragebögen die Tatsache, daß einige Ärzte und Krankenschwestern bereitwillig einräumten, daß sie nicht an die desinfizierende Wirkung der Alkoholtupfer glauben und daher keine Ahnung haben, warum sie die Tupfer überhaupt in der täglichen Praxis benutzen.

Quelle: Frankfurter Rundschau vom 6. 1. 1996, Seite 8
Autor: Jochen Kubitschek

Weiterführende Literatur

- Benner, P. (1994): Stufen zur Pflegekompetenz. Verlag Hans Huber, Bern.
- Benner, P., Wrubel, J. (1997): Pflege, Stress und Bewältigung: Gelebte Erfahrung von Gesundheit und Krankheit. Verlag Hans Huber, Bern.
- Benner, P. (1999): Pflegeexperten. Verlag Hans Huber, Bern.
- Bienstein, C. (1995): Das Aufweckritual. In: C. Bienstein, A. Zegelin (Hrsg.), *Pflegekalender 1996*. Wiesbaden: Ullstein Mosby.
- Diercks, B.: Rituale in der Pflege – Sinn oder Unsinn? Die Diakonieschwester 94 (1998) 6: 144–147.
- Döschl, Sr. M. Elisa (1995): Franzbranntwein – ein Genußmittel? *Pflege aktuell* 10.
- Freire, P. (1973): Pädagogik der Unterdrückten. Rowohlt, Reinbek.
- Habermas, J. (1981): Theorie des kommunikativen Handelns. Suhrkamp, Frankfurt.
- Hofer, E. M.: Lästiger Schreibkram. Lazarus 13 (1998) $^1/_2$: 14–15.
- Imber-Black, E. et al. (1995): Rituale in Familien und Familientherapie. Heidelberg: Carl Auer.
- Kämmer, K.: Rituale helfen beim Abschiednehmen. Pflegen Ambulant 8 (1997) 3: 23–25.
- Käppeli, S.: Rituale ersetzen sinnvolles Handeln. Altenpflege 17 (1992) 2: 97.99 .
- König, B.: Rituale sind Brücken zwischen innen und aussen. Nova 28 (1997) 11: 31–33.
- Kornowski-Föllmi, F.: Rituale – alter Kaffee von gestern oder Chancen für morgen? Nova 28 (1997) 11: 34–36.
- Kramer, W.: Kirchliche Rituale zu Tod und Trauer. Nova 28 (1997) 11: 37–38.
- Kutschke, A.: Wenn der Sandmann keinmal klingelt 1. Forum Sozialstation 22 (1998) 90: 44–46.
- Kutschke, A.: Wenn der Sandmann keinmal klingelt 3. Forum Sozialstation 22 (1998) 92: 46–48.
- Neander, K. D. (1989): Welchen Einfluß hat die Methode «Eisen und Fönen» auf die Hautdurchblutung als Dekubitusprophylaxe? *Krankenpflege* 10.
- Powers, P. (1999): Der Diskurs der Pflegediagnosen. Huber, Bern .
- Schumacher, D. (1994): Wie oft muß das Waschwasser gewechselt werden? *Pflege aktuell 3*.
- Seit, E.; Schäfer, R.: Der Durchzug (das Stecklaken) – gefährlicher Luxus? Die Schwester/Der Pfleger, 38 (1999) 1: 38–42.
- Weidmann, R. (1996): Rituale im Krankenhaus. Berlin/Wiesbaden: Ullstein Mosby.
- Weiler, U.: Nabelpflege bei Neugeborenen – tausend und eine Möglichkeit. Die Schwester/DerPfleger, 37 (1998) 11: 937–945.
- Wüller, H.: Trauerbewältigung durch Rituale. Heilberufe 50 (1998) 1: 32–33.
- Zegelin, A., Gerlach, A. (1995, 1996): Thromboseprophylaxe, Teil 1–3. *Pflege aktuell* 11, 12, 1.
- Zegelin, A. (1996): Pflegerituale. *Die Schwester/der Pfleger* 35 (4): 338–342.

Sachwortverzeichnis

Matthias Soyka

Rückengerechter Patiententransfer

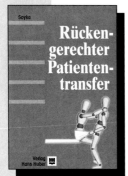

Ein ergonomisches Training

2000. Etwa 248 Seiten, 100 Abb., 8 Tab., Kt
etwa DM 44.– / Fr. 39.60 / öS 321.–
(ISBN 3-456-83329-6)

Ein reich illustriertes Handbuch mit konkreten
Hinweisen zur sicheren Mobilisation und zum
rückengerechten Transfer von Patienten. Ein Buch
zur Prävention von Rückenschäden bei Pflegenden,
damit die Pflege nicht weiter auf dem Rücken von
Pflegenden ausgetragen wird.

Mary A. Miller / Dorothy E. Babcock

Kritisches Denken in der Pflege

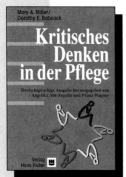

2000. 376 Seiten, 24 Abb., 27 Tab., Kt
DM 68.– / Fr. 59.– / öS 496.– (ISBN 3-456-83264-8)

In einem zunehmend komplexer werdenden
Gesundheitswesen gewinnen kognitive Fähigkeiten
immer mehr an Bedeutung. «Kritisches Denken in
der Pflege», das Fachbuch der amerikanischen
Pflegewissenschaftlerinnen Mary Miller und
Dorothy Babcock, beschreibt und untersucht das
«Critical Thinking»-Konzept, welches – wie kein
anderes – die Bildungsdiskussion in den USA
beeinflußt hat. Es zeigt, wie kritisches Denken auf
alltägliche Situationen in der Pflegepraxis angewendet werden kann, in denen Pflegende mit Klienten, Familien,
Kollegen, Pflegedienst- und Verwaltungsleitern konfrontiert sind.

Verlag Hans Huber
Bern Göttingen Toronto Seattle

http://Verlag.HansHuber.com

Hans S. Reinecker

Zwänge

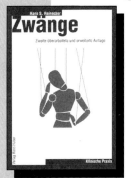

Diagnose, Theorien, Behandlung

2., überarbeiteten und erweiterten Auflage 1994.
189 Seiten, 12 Abb., 11 Tab., Kt
DM 39.80 / Fr. 35.90 / öS 291.– (ISBN 3-456-82528-5)

Das Buch bietet eine knappe und klare Darstellung
von Diagnose, neueren Theorien und Behandlungs-
möglichkeiten der Zwänge aus klinisch-psychologi-
scher Perspektive. Zwänge stellen für den Betroffenen und seine soziale Umgebung eine schwere
Beeinträchtigung dar. Als wichtigste Erscheinungs-
formen müssen Zwangshandlungen (Waschen,
Kontrollieren) und Zwangsgedanken (Vorstellungen,
Bilder) unterschieden werden.

Hans Zeier

Biofeedback

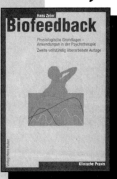

**Physiologische Grundlagen – Anwendungen
in der Psychotherapie**

2., vollständig überarbeitete Auflage 1997. 152 Seiten,
15 Abb., 3 Tab., Kt DM 39.80 / Fr. 35.90 / öS 291.–
(ISBN 3-456-82918-3)

Welche Körperfunktionen lassen sich relativ
problemlos messen, was ist dabei besonders zu
beachten und wie kann man diese physiologischen
Daten beim Biofeedbacktraining einsetzen?

Verlag Hans Huber http://Verlag.HansHuber.com
Bern Göttingen Toronto Seattle